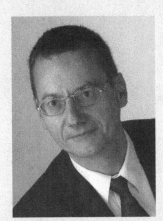

Rechtsanwalt Ralph Jürgen Bährle ist Partner der seit 1987 bestehenden Kanzlei Bährle & Partner in Mannheim. Seine Tätigkeitsschwerpunkte sind Arbeitsrecht sowie die bundesweite Beratung und Vertretung von Ergotherapeuten, Logopäden und Physiotherapeuten in allen Rechtsfragen der Heilmittelerbringer.

Rechtsanwalt Bährle war neben seiner Tätigkeit als Rechtsanwalt viele Jahre lang Dozent im Fachbereich Arbeitsrecht an einer privaten Hochschule. Im Bereich des Arbeitsrechts hat er zahlreiche Bücher und Fachbeiträge verfasst, er veröffentlicht u. a. regelmäßig Beiträge in der »pt_Zeitschrift für Physiotherapeuten« sowie in der Zeitschrift »Ergotherapie & Rehabilitation«.

Kontakt:
Ralph Jürgen Bährle, Rechtsanwalt
Rechtsanwälte Bährle & Partner, Strahlenburgstr. 23/25, D-68219 Mannheim
Telefon: (+49) 0621 / 871 03 50, Telefax: (+49) 0621 / 871 03 51
Auto / Handy. (+49) 0172 / 711 55 34
e-mail: Ralph.Baehrle@baehrle-partner.de
www.baehrle-partner.de

www.ergo-recht.de; www.ergo-recht-blog.de
www.logo-recht.de; www.logo-recht-blog.de
www.physio-recht.de; www.physio-recht-blog.de

Ralph Jürgen Bährle

Praxisrecht für Therapeuten
Rechtstipps von A bis Z

Ralph Jürgen Bährle

Praxisrecht für Therapeuten

Rechtstipps von A bis Z

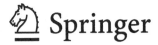 Springer

Ralph Jürgen Bährle
Rechtsanwalt
Strahlenburgstraße 23/25
68219 Mannheim

ISBN-13   978-3-642-11654-4   Springer-Verlag Berlin Heidelberg New York

Bibliografische Information der Deutschen Nationalbibliothek
Die Deutsche Nationalbibliothek verzeichnet diese Publikation in der Deutschen Nationalbibliografie;
detaillierte bibliografische Daten sind im Internet über http://dnb.d-nb.de abrufbar.

Springer Medizin

Springer-Verlag GmbH
ein Unternehmen von Springer Science+Business Media

springer.de

© Springer-Verlag Berlin Heidelberg 2011

Printed in Germany

Planung: Marga Botsch, Heidelberg
Projektmanagement: Natalie Brecht, Heidelberg
Lektorat: Maria Schreier, Laumersheim
Satz: Fotosatz-Service Köhler GmbH – Reinhold Schöberl, Würzburg
Layout und Umschlaggestaltung: deblik Berlin
SPIN: 11862925

Gedruckt auf säurefreiem Papier   22/2122/cb – 5 4 3 2 1 0

Vorwort

Ein Buch für Therapeuten mit Rechtstipps von A bis Z?

Kein leichtes Unterfangen – was wird erläutert, was ist wichtig, was ist weniger relevant? Wie umfassend soll das Werk in die Tiefe gehen? In diesem Buch werden Rechts- und Sachfragen für Nichtjuristen verständlich – aber nicht oberflächlich – dargestellt.

Therapeuten geraten – wie andere Berufsgruppen in Deutschland auch – immer mehr unter Druck: finanziell, durch vermehrten Wettbewerb, durch häufige Veränderungen der Rahmenbedingungen im Gesundheitswesen. Für die Zukunft ist es nicht völlig ausgeschlossen, dass die im Heilmittelkatalog aufgeführten Leistungen eingeschränkt oder gänzlich gestrichen werden … Umso wichtiger ist es, dass jeder Therapeut sich mit den finanziellen, juristischen und steuerlichen Belangen seines Berufs auseinandersetzt.

Dieses Handbuch soll jedem Therapeuten Orientierung, Anleitung und Hilfe bei evt. einzuleitenden Schritten geben. Ich hoffe, dass Sie als Leser dem Buch viele Anregungen und Tipps für die Praxis entnehmen können. Doch die oftmals erforderliche Beratung durch einen Rechtsanwalt, Steuerberater und/oder Unternehmensberater lässt sich dadurch nicht ersetzen. Auch wenn sich viele Fragen anhand des Buches beantworten lassen, sind die Einzelfallsituationen in der Praxis oftmals so speziell, dass sie nicht Gegenstand dieses Buches sein können.

Ich bin offen und dankbar für Ihr Feedback:

- Was fehlt?
- Was ist zu kurz/zu lang behandelt?
- Ist alles verständlich dargestellt?
- Ist alles richtig erklärt?
- Fehlen Ihnen Beispiele, Checklisten, Muster?
- Möchten Sie über den Verlag auf Beispiele, Checklisten, Muster, Gesetzestexte, Rechtsprechung im Internet zugreifen können?

Ihre praxisbezogenen Fragen und Anregungen geben mir Hinweise, welche Themen für Sie relevant sind und in der nächsten Auflage des Buches hinzugefügt werden sollten, um es noch ausführlicher werden zu lassen.

Ich wünsche allen Lesern viel Erfolg in ihrer Praxis – und im alltäglichen Umgang mit Gesetzen, Verordnungen und Rahmenverträgen.

Rechtsanwalt Ralph Jürgen Bährle
Mannheim, im Juni 2010

Abkürzungen

AGG	Allgemeines Gleichbehandlungsgesetz
Abs.	Absatz
AO	Abgabenordnung
ArbZG	Arbeitszeitgesetz
BAG	Bundesarbeitsgericht
BBiG	Berufsbildungsgesetz
BDSG	Bundesdatenschutzgesetz
BEEG	Bundeselternzeit- und Elterngeldgesetz
BetrVG	Betriebsverfassungsgesetz
BFH	Bundesfinanzhof
BG	Berufsgenossenschaft
BGB	Bürgerliches Gesetzbuch
BGH	Bundesgerichtshof
BLZ	Bankleitzahl
BO	Berufsordnung
BSG	Bundessozialgericht
BUrlG	Bundesurlaubsgesetz
BVerwG	Bundesverwaltungsgericht
d. h.	das heißt
DiätAssG	Diätassistentengesetz
EFZG	Entgeltfortzahlungsgesetz
ErgTHG	Ergotherapeutengesetz
EStG	Einkommensteuergesetz
etc.	et cetera
GdbR	Gesellschaft bürgerlichen Rechts
GewO	Gewerbeordnung
GewStG	Gewerbesteuergesetz
ggf.	gegebenenfalls
GKV	Gesetzliche Krankenversicherung
GmbH	Gesellschaft mit beschränkter Haftung
GmbHG	GmbH- Gesetz
GOÄ	Gebührenordnung für Ärzte
HeilM-RL	Heilmittelrichtlinien
HMK	Heilmittelkatalog
HMR	Heilmittelrichtlinien
HPG	Heilpraktikergesetz
HWG	Heilmittelwerbegesetz
i. d. R.	in der Regel
Kap.	Kapitel
KSchG	Kündigungsschutzgesetz
LogoPG	Gesetz über den Beruf des Logopäden
LSG	Landessozialgericht
m	Meter
MB/KK	Musterbedingungen Krankenkassen/ Krankenversicherung
MBO	Musterberufsordnung
MphG	Masseur- und Physiotherapeutengesetz
MuSchG	Mutterschutzgesetz

n. F.	neue Fassung
NachwG	Nachweisgesetz
OLG	Oberlandesgericht
PartGG	Partnerschaftsgesellschaftsgesetz
PflegeZG	Pflegezeitgesetz
PKV	Private Krankenversicherung
PodG	Podologengesetz
PsychThG	Psychotherapeutengesetz
SGB	Sozialgesetzbuch
SGB I	Erstes Buch Sozialgesetzbuch (Allgemeiner Teil)
SGB III	3. Buch Sozialgesetzbuch (Arbeitsförderung)
SGB IV	Viertes Buch Sozialgesetzbuch (Gemeinsame Vorschriften)
SGB IX	Neuntes Buch Sozialgesetzbuch (Rehabilitation)
SGB V	Fünftes Buch Sozialgesetzbuch (Krankenversicherung)
SGB VI	Sechstes Buch Sozialgesetzbuch (Rentenversicherung)
SGB VII	Siebtes Buch Sozialgesetzbuch (Unfallversicherung)
SGB X	Zehntes Buch Sozialgesetzbuch (Verwaltungsverfahren)
SGB XI	Elftes Buch Sozialgesetzbuch (Pflegeversicherung)
sog.	so genannte/s
StGB	Strafgesetzbuch
TzBfG	Teilzeit- und Befristungsgesetz
u. a.	unter anderem
u. U.	unter Umständen
u. v. m.	und vieles mehr
UStG	Umsatzsteuergesetz
UWG	Gesetz gegen unlauteren Wettbewerb
VVG	Versicherungsvertragsgesetz
z. B.	zum Beispiel
z. Zt.	zur Zeit

Inhaltsverzeichnis

1 Arbeitsrecht

» Meine Arbeit ist meine eigene Psychotherapie, für die ich obendrein noch Geld bekomme. «
(Paul Flora [*1922], österreichischer Grafiker und Karikaturist)

Das Arbeitsrecht ist ein komplexes System aus wenigen gesetzlichen Regelungen und vielen arbeitsgerichtlichen Urteilen. Solange die Zusammenarbeit zwischen Arbeitgeber und Mitarbeiter klappt, kümmert sich in der Regel keiner der beiden um arbeitsrechtliche Regelungen oder Zusammenhänge. Erst bei Störungen in der Zusammenarbeit wird das Arbeitsrecht bemüht und die Zusammenarbeit »verrechtlicht«. Das Arbeitsrecht gilt nur im Verhältnis zwischen Arbeitgeber und Arbeitnehmer. Es gilt nicht gegenüber freien Mitarbeitern.

1.1 Abmahnung

Die Abmahnung im Arbeitsrecht ist vergleichbar mit der gelben Karte im Fußball. Mit einer Abmahnung

▸ Abmahnung ist die gelbe Karte des Arbeitsrechts

- weist der Abmahnende den Abgemahnten auf ein Fehlverhalten hin,
- verlangt er arbeitsvertragskonformes Verhalten und
- droht er für weitere Verstöße arbeitsrechtliche Konsequenzen an.

Grundsätzlich kann eine Abmahnung auch mündlich ausgesprochen werden, sie wird aber in aller Regel aus Beweiszwecken **schriftlich** verfasst und dem Abgemahnten ausgehändigt. Die Abmahnung sollte **zeitnah zum Fehlverhalten** ausgesprochen werden. Gesetzliche Fristen – wie z.B. bei einer Kündigung – gibt es allerdings nicht.

■ Abmahnungsrecht

Das Abmahnungsrecht steht **Arbeitgeber** und **Arbeitnehmer** gleichermaßen zu. In der **betrieblichen Praxis** werden jedoch wesentlich mehr Abmahnungen durch den Arbeitgeber, als durch den Arbeitnehmer ausgesprochen. Ein Arbeitnehmer mahnt den Arbeitgeber in der betrieblichen Praxis selten ab, und in der Regel nur dann, wenn die **Vergütung** ganz oder teilweise nicht oder unpünktlich gezahlt wird. Aber selbst in diesen Fällen schreibt ein Arbeitnehmer in der Regel eine »**Mahnung**« und keine »Abmahnung« im arbeitsrechtlichen Sinn. Denn meist fehlt es im Schreiben des Arbeitnehmers an dem Hinweis, dass er beabsichtigt zu kündigen, wenn die Vergütung im nächsten Monat wieder nicht pünktlich gezahlt wird. Da die Abmahnung des Arbeitgebers durch den Arbeitnehmer eher selten ist, liegt der **Schwerpunkt** der folgenden Ausführungen auf der **Abmahnung des Arbeitnehmers durch den Arbeitgeber**.

■ Schöpfung der Rechtsprechung

Die Abmahnung ist gesetzlich nicht geregelt, sondern wurde von der **Rechtsprechung der Arbeitsgerichte** entwickelt. Sie dient dem Schutz – überwiegend der Arbeitnehmer – vor einer überraschenden Kündigung und ist im Geltungsbereich des Kündigungsschutzgesetzes (lesen Sie hierzu bitte ▸ Kap. 1.14) zur Vorbereitung einer verhaltensbedingten Kündigung des Arbeitnehmers durch den Arbeitgeber zwingend erforderlich.

Fallen Arbeitnehmer und Arbeitgeber unter den Geltungsbereich des Kündigungsschutzgesetzes, kann der Arbeitgeber den Arbeitnehmer nur dann **verhaltensbedingt** kündigen, wenn er den Arbeitnehmer vor Ausspruch der Kündigung mindestens einmal wegen eines gleichartigen Verstoßes abgemahnt hatte. Das **Kündigungsschutzgesetz** findet Anwendung, wenn

- der Arbeitnehmer länger als **6 Monate** beschäftigt ist **und**
- der Arbeitgeber regelmäßig **mehr als 10 Arbeitnehmer** beschäftigt (lesen Sie hierzu bitte ▸ Kap. 1.14).

Außerhalb des Kündigungsschutzgesetzes ist die Abmahnung zur Vorbereitung einer Kündiung nicht zwingend erforderlich. Sie kann in diesen Fällen aber auch eingesetzt werden, um dem Arbeitnehmer sehr deutlich zu machen, dass weiteres beanstandbares Verhalten eine Kündigung zur Folge haben wird.

► Keine Abmahnung nötig, wenn Arbeitnehmer sich nicht ändern will oder kann

Das Bundesarbeitsgericht hält eine Abmahnung bei jedem steuerbaren Verhalten des Arbeitnehmers für notwendig. Eine **Abmahnung** ist nur dann **entbehrlich**, wenn

- entweder das Fehlverhalten des Arbeitnehmers so schwerwiegend war, dass dadurch das Vertrauensverhältnis zum Arbeitgeber bereits durch den einmaligen Verstoß zerstört und dem Arbeitgeber eine Fortsetzung des Arbeitsverhältnisses nicht zuzumuten ist; z.B. ist dies bei schweren Straftaten zum Nachteil des Arbeitgebers oder von Patienten der Fall; oder
- der Arbeitnehmer überhaupt nicht in der Lage ist, sich vertragsgerecht zu verhalten, oder
- der Arbeitnehmer deutlich zum Ausdruck gebracht hat, dass er sich nicht vertragsgerecht verhalten will.

■ Funktionen der Abmahnung

Wegen ihrer Bedeutung und ihren Auswirkungen auf eine nachfolgende Kündigung muss eine Abmahnung einigen von der Rechtsprechung entwickelten **formalen Kriterien** genügen, um wirksam zu sein. Sie muss immer folgende **drei Bestandteile** enthalten:

- **Umschreibung des missbilligten Verhaltens**, verbunden mit dem Hinweis, dass dieses Verhalten nicht geduldet wird,
- **Aufforderung, das Verhalten zu ändern** sowie die Beschreibung des erwarteten ordnungsgemäßen Verhaltens,
- **Androhung von Rechtsfolgen** für den Wiederholungsfall.

❯ Wegen der **Hinweisfunktion der Abmahnung** ist es unbedingt erforderlich, dass der Abgemahnte von der Abmahnung Kenntnis nimmt. Der Empfang sollte daher unbedingt durch eine **Unterschrift** des Arbeitnehmers bestätigt werden. **Achtung:** Der Arbeitgeber hat keinen Anspruch darauf, dass der Arbeitnehmer die Richtigkeit der Vorwürfe bestätigt!

► Formulieren Sie jede Abmahnung sorgfältig

Der Arbeitgeber kann frei entscheiden, ob er eine aus seiner Sicht notwendige Abmahnung mittels eines **Formulars** oder mittels eines auf den konkreten Sachverhalt **formulierten Schreibens** ausspricht. Der Arbeitgeber sollte aber auf jeden Fall darauf achten, dass die drei genannten Kriterien in der Abmahnung enthalten sind. Entspricht die Abmahnung nicht den von der Rechtsprechung entwickelten Kriterien, ist sie unwirksam und kann zur Vorbereitung einer Kündigung nicht genutzt werden.

Praxistipp

Der häufigste in der Praxis vorkommende Fehler beim Erstellen einer Abmahnung unterläuft bei der **Umschreibung des missbilligten Verhaltens**. Viele Abmahnende geben ihre Meinung über das Verhalten des Arbeitnehmers wieder statt den Verstoß gegen die arbeitsvertraglichen Pflichten objektiv zu beschreiben und genau zu sagen, welches Verhalten zukünftig erwartet wird. Beschreiben Sie den **Sachverhalt**, aus dem sich ein Verstoß gegen arbeitsvertragliche Pflichten ergibt, umfassend mit Datum, ggf. Ort und Uhrzeit und allen Merkmalen des Geschehens so genau wie möglich.

Beispiel

Die Inhaberin der Physio-Praxis Wagner ärgert sich seit Wochen über ihre Mitarbeiterin Dreher. Frau Dreher kommt häufig zu spät zur Arbeit und schiebt die Schuld auf die Unzuverlässigkeit der öffentlichen Verkehrsmittel. Die Praxisinhaberin entschließt sich beim 5. Zuspätkommen in diesem Monat zu einer **Abmahnung**. Sie schreibt der Mitarbeiterin Dreher:

»Ich habe genug von Ihrer Unpünktlichkeit. Sie sind diesen Monat schon 5-mal zu spät gekommen. Ich mahne Sie hiermit deswegen ab. Kommen Sie nochmals zu spät, werde ich entsprechend reagieren.«

→ Das Verhalten ist nicht genau genug umschriebe. Die Abmahnung ist allein deswegen unwirksam. Es fehlt aber auch der unmissverständliche Hinweis, dass im Wiederholungsfall mit weiteren arbeitsrechtlichen Maßnahmen zu rechnen ist.

Vorschlag für die Formulierung einer Abmahnung

Sehr geehrte Frau/sehr geehrter Herr,

Ihre Arbeitszeit beginnt täglich um 8:00 Uhr. Tatsächlich sind Sie in den vergangenen 3 Wochen insgesamt 5-mal zu spät zur Arbeit erschienen. Dies kann ich nicht länger dulden. Ich mahne Sie hiermit ab, weil Sie am Montag, den ...... erst um ...... Uhr, also ...... Minuten zu spät. Durch Ihr unpünktliches Erscheinen am Arbeitsplatz verletzten Sie Ihre Pflichten aus dem Arbeitsvertrag. Ich mahne Sie hiermit wegen der genannten Unpünktlichkeit ausdrücklich ab.
Ich fordere Sie hiermit ausdrücklich auf, Ihre Arbeit regelmäßig pünktlich um 8:00 Uhr aufzunehmen.
Sollte sich an Ihrem Verhalten nichts ändern, und sollten Sie erneut unpünktlich zur Arbeit erscheinen, werde ich das Arbeitsverhältnis kündigen.

Mit freundlichen Grüßen
Praxisinhaber/-in

Gerade im Bereich **Unpünktlichkeit** kommen häufig Vertragsverletzungen vor. So kann ein Mitarbeiter z.B. seine Arbeit in der Praxis zu spät aufnehmen, zu früh die Praxis verlassen, bei Hausbesuchen die Tätigkeit nicht zum vereinbarten Termin aufnehmen, zwischen Ende des Hausbesuchs und Aufnahme der Arbeit in der Praxis trödeln, trotz eines ausgefallenen Hausbesuchs nicht gleich in die Praxis zurückkehren usw. Arbeitgeber neigen dann dazu, diese verschiedenen Verstöße in einer Abmahnung zu rügen. Hiervon kann nur abgeraten werden. Für **jeden Verstoß** gegen den Arbeitsvertrag sollte immer **eine Abmahnung** ausgesprochen werden.

▶ Pro Verstoß eine Abmahnung

🛇 **Bündeln Sie nie mehrere Verstöße in einer Abmahnung!** Wird nur einer der erhobenen Vorwürfe für unberechtigt erklärt, ist die gesamte Abmahnung hinfällig, auch dann wenn die Mehrzahl der Verstöße zu Recht gerügt wurde.

Entspricht eine Abmahnung nicht den von der Rechtsprechung entwickelten Kriterien, kann sie in einem **Arbeitsgerichtsprozess** für unwirksam erklärt werden. Der Arbeitnehmer ist nicht verpflichtet, seine Bedenken gegen die Wirksamkeit einer Abmahnung unverzüglich gerichtlich geltend zu machen. Deswegen kann es vorkommen, dass erst in einem **Rechtsstreit** über die Wirksamkeit einer vom Arbeitgeber ausgesprochenen Kündigung über die Berechtigung und Wirksamkeit einer Abmahnung gestritten wird.

■ **Geltungsdauer der Abmahnung**

► Wirkung geht durch Zeitlauf verloren

Abmahnungen behalten ihre kündigungsrechtliche Wirkung nicht auf Dauer. Deswegen müssen Abmahnungen nach einer gewissen Zeit, wenn die **kündigungsrechtliche Wirkung** nicht mehr besteht, auch wieder aus der Personalakte entfernt werden. Nach welcher Zeit eine Abmahnung durch Zeitablauf ihre Wirkung verliert, hängt von den Umständen des konkreten Einzelfalls ab. Leider gibt es keine Listen mit Verfallsfristen. Ob eine Abmahnung aus der Personalakte zu entfernen ist, lässt sich anhand **folgender Punkte** annähernd bestimmen:

═ Wurde der Arbeitnehmer seit der letzten Abmahnung über einige Jahre – je nach Schwere der Vertragsverletzung zwischen 3 und 5 Jahren – nicht mehr auffällig, verliert die Abmahnung ihre Wirkung.

═ Wurde der Arbeitnehmer immer wieder – unter Umständen auch mit Abständen von mehreren Monaten – mit Vertragsverletzungen auffällig, verlängert sich die Wirkungsdauer erteilter Abmahnungen.

═ Erst wenn eine Pause bei den Vertragsverletzungen eintritt, beginnt die Verfallsfrist.

■ **Abwehrmaßnahmen des Arbeitnehmers**

Der Arbeitnehmer kann sich gegen aus seiner Sicht unberechtigte Abmahnungen auf **nachfolgende Art und Weise** zur Wehr setzen.

■■ **Gegenvorstellung**

► Arbeitnehmer kann seine Darstellung zur Personalakte geben

Der Arbeitnehmer hat die Möglichkeit, eine schriftliche Gegendarstellung zur Abmahnung zu verfassen, in der er zum Inhalt der Abmahnung Stellung nimmt. Aufgrund der ihm obliegenden Fürsorgepflicht und gemäß § 83 Abs. 2 BetrVG ist der Arbeitgeber grundsätzlich verpflichtet, eine derartige Gegenvorstellung zur Personalakte zu nehmen. Die Gegenvorstellung bietet dem Arbeitnehmer insoweit Schutz, als die erteilte Abmahnung zukünftig nur zusammen mit seiner Gegenvorstellung zur Kenntnis genommen wird.

■■ **Beschwerde an den Betriebsrat**

► Arbeitnehmer kann Betriebsrat einschalten

Nach § 84 Abs. 1 BetrVG kann der abgemahnte Arbeitnehmer sich beim Betriebsrat (sofern vorhanden) beschweren. Der Betriebsrat kann die Beschwerde aufgreifen und für den Arbeitnehmer beim Arbeitgeber vorstellig werden. Der Betriebsrat hat jedoch keine Möglichkeit, wegen der beanstandenden Abmahnung die Einigungsstelle anzurufen.

■■ **Klage auf Beseitigung der Abmahnung**

► Arbeitnehmer kann beim Arbeitsgericht Abmahnung prüfen lassen

Der Arbeitnehmer wird durch eine unberechtigte Abmahnung in seinem Persönlichkeitsrecht verletzt. Die Fürsorgepflicht des Arbeitgebers gebietet es daher, das berufliche Fortkommen des Arbeitnehmers nicht durch unzutreffende Abmahnungen zu beeinträchtigen. Deswegen kann der Arbeitnehmer gegen eine Abmahnung beim Arbeitsgericht klagen und die Entfernung der unberechtigten Abmahnung aus der Personalakte verlangen. Dasselbe gilt für Abmahnungen, die durch Zeitablauf für eine Beurteilung des Arbeitnehmers überflüssig geworden sind und ihre Wirkung verloren haben, weil sie schon zu lange zurückliegen. Auch die Entfernung solcher Abmahnungen aus der Personalakte kann ein Arbeitnehmer gerichtlich durchsetzen.

■■ Überprüfung im Kündigungsschutzprozess

Wie bereits erwähnt, muss der Arbeitnehmer sich nicht sofort gegen eine in seinen Augen unberechtigte Abmahnung wehren. Er kann die unberechtigte Abmahnung zunächst nur zur Kenntnis nehmen und erst nach Ausspruch einer Kündigung durch den Arbeitgeber die Unrichtigkeit der vorangegangen Abmahnung im Rahmen einer Kündigungsschutzklage vor dem Arbeitsgericht geltend machen. Im Rahmen des Kündigungsschutzprozesses wird dann nicht nur die Berechtigung der Kündigung, sondern auch die Berechtigung der Abmahnung überprüft.

▶ Arbeitnehmer kann die Abmahnung auch erst im Kündigungsschutzprozess prüfen lassen

1.2 Arbeitsvertrag

Sind sich der Bewerber und der Arbeitgeber einig, dass und zu welchen Bedingungen sie zukünftig miteinander arbeiten wollen, kommt in diesem Moment ein Vertrag zustande. Soll die Beschäftigung in einem Arbeitsverhältnis erfolgen, schließen die Beteiligten einen **Arbeitsvertrag**. Soll die Beschäftigung im Rahmen einer freien Mitarbeit erfolgen, wird ein **Dienstvertrag** geschlossen (lesen Sie hierzu bitte ▶ Kap. 2).

■ Form des Arbeitsvertrags

Ein Arbeitsvertrag kann **formfrei** geschlossen werden. Auch ein nur mündlich geschlossener Arbeitsvertrag ist in vollem Umfang gültig. Weil es aber bei mündlich geschlossenen Verträgen immer wieder Unklarheit darüber gibt, was zwischen Arbeitgeber und Arbeitnehmer vereinbart wurde, gibt das **Nachweisgesetz (NachwG)** jedem Arbeitnehmer einen **Rechtsanspruch** auf einen schriftlichen Nachweis der vereinbarten Arbeitsbedingungen. Der Arbeitgeber ist verpflichtet, dem Arbeitnehmer innerhalb eines Monats schriftlich mitzuteilen, welche Arbeitsbedingungen gelten. Diese Nachweispflicht entfällt für den Arbeitgeber nur dann, wenn er mit dem Arbeitnehmer einen **schriftlichen Arbeitsvertrag** abschließt. Der schriftliche Arbeitsvertrag hat die Punkte zu regeln, die das Nachweisgesetz für den schriftlichen Nachweis fordert. In ▶ Übersicht 1.1 ist aufgelistet, was der schriftliche Nachweis der Arbeitsbedingungen oder ein schriftlicher Arbeitsvertrag nach **§ 2 NachwG** mindestens enthalten muss.

▶ Arbeitgeber müssen die Arbeitsbedingungen schriftich festhalten und dem Arbeitnehmer eine Bestätigung aushändigen

---

Übersicht 1.1. Arbeitsvertragsinhalt nach § 2 NachwG

1. Name und Anschrift der Vertragsparteien
2. Zeitpunkt des Beginns des Arbeitsverhältnisses
3. Bei befristeten Arbeitsverhältnissen die vorhersehbare Dauer des Arbeitsverhältnisses
4. Arbeitsort, oder falls der Arbeitnehmer nicht nur an einem bestimmten Arbeitsort tätig sein soll, ein Hinweis darauf, dass der Arbeitnehmer an verschiedenen Orten beschäftigt werden kann
5. Kurze Charakterisierung oder Beschreibung der vom Arbeitnehmer zu leistenden Tätigkeit
6. Zusammensetzung und Höhe des Arbeitsentgelts einschließlich der Zuschläge, Zulagen, Prämien und Sonderzahlungen sowie anderer Bestandteile des Arbeitsentgelts und deren Fälligkeit
7. Vereinbarte Arbeitszeit

▼

▶ Arbeitsvertragsinhalt

8. Dauer des jährlichen Erholungsurlaubs

9. Fristen für die Kündigung des Arbeitsverhältnisses

10. In allgemeiner Form gehaltener Hinweis auf die Tarifverträge, Betriebs- oder Dienstvereinbarungen, die auf das Arbeitsverhältnis Anwendung finden

11. Bei geringfügig Beschäftigten im Sinne des § 8 Absatz 1 Nr. 1 SGB IV: Hinweis, dass der Arbeitnehmer in der gesetzlichen Rentenversicherung die Stellung eines versicherungspflichtigen Arbeitnehmers erwerben kann, wenn der nach § 5 Absatz 2 Satz 2 SGB VI auf die Versicherungsfreiheit in der Rentenversicherung durch eine Erklärung gegenüber dem Arbeitgeber verzichtet

Bei den unter Ziffer 6 bis 9 genannten Regelungspunkten genügt ein **Hinweis** auf einen anzuwendenden Tarifvertrag, Betriebs- oder Dienstvereinbarungen, wenn derartige Regelungen Anwendung finden. Bei den Kündigungsfristen darf auf die **gesetzlichen Fristen** verwiesen werden, wenn diese gelten sollen.

▶ Arbeitsvertrag unterschreiben immer beide

Ein Arbeitsvertrag wird von Arbeitgeber und Arbeitnehmer unterschrieben, der **Nachweis der Arbeitsbedingungen** dagegen nur vom Arbeitgeber. Von einem Arbeitsvertrag erhält jede Vertragspartei ein von beiden Seiten unterschriebenes Exemplar.

■ Grenzen der Vertragsfreiheit

An die vereinbarten Arbeitsbedingungen haben sich beide Vertragsparteien zu halten. Die Bedingungen des Arbeitsverhältnisses dürfen Arbeitgeber und Arbeitnehmer grundsätzlich frei aushandeln. Es gilt der **Grundsatz der Vertragsfreiheit**. Sie dürfen jedoch **nichts Unzulässiges** vereinbaren. Vereinbarungen, die gegen ein Gesetz, tarifvertragliche Vorschriften oder höchstrichterliche Rechtsprechung verstoßen, sind nichtig. Nichtige Vorschriften sind für beide Seiten unverbindlich. Sie können – sofern der Vertrag eine entsprechende Vereinbarung enthält – durch gültige Regelungen ersetzt werden, die dem von den Vertragsparteien angestrebten Ergebnis am nächsten kommen.

Beispiel

Im Arbeitsvertrag ist vereinbart, dass der Physiotherapeut Abele einen **Jahresurlaubsanspruch von 3 Wochen** hat.

→ Diese Regelung verstößt gegen das Bundesurlaubsgesetz, das jedem Arbeitnehmer einen **Mindesturlaubsanspruch von 4 Wochen** pro Jahr gibt. Physiotherapeut Abele kann daher trotz der arbeitsvertraglichen Vereinbarung 4 Wochen Jahresurlaub verlangen. Denn die arbeitsvertragliche Vereinbarung ist wegen Verstoßes gegen das Bundesurlaubsgesetz unwirksam, an ihre Stelle tritt die gesetzliche Regelung.

■ Verhalten bei Vertragsänderungen

Ändern sich im Laufe des Beschäftigungsverhältnisses **einzelne Arbeitsbedingungen**, z.B. aufgrund gesetzlicher Änderungen, neuer tarifvertraglicher Regelungen oder neuer Vereinbarungen zwischen Arbeitgeber und Arbeitnehmer,

▬ hat der Arbeitgeber die geänderten Arbeitsbedingungen innerhalb eines Monats nach der Änderung dem Arbeitnehmer schriftlich mitzuteilen (§ 3 NachwG), sollte ein bestehender schriftlicher Arbeitsvertrag geändert oder ergänzt werden.

Der Arbeitgeber kann aber in diesem Fall auch einseitig den Nachweis nach § 3 NachwG erstellen und dem Arbeitnehmer aushändigen. Der **Änderungs- oder Ergänzungsnachweis** wird Bestandteil des ursprünglichen Arbeitsvertrags. Diese Vorgehensweise wird meist gewählt, wenn es eine **Vergütungserhöhung** gibt. In der Regel teilt der Arbeitgeber dann dem Arbeitnehmer mit, ab welchem in der Zukunft liegenden Monat er eine höhere als die bisherige Vergütung erhält.

1.3 Arbeitszeit

Die vom Arbeitnehmer geschuldete Arbeitszeit wird zwischen Arbeitgeber und Arbeitnehmer frei vereinbart. **Grenzen** werden durch das **Arbeitszeitgesetz (ArbZG)** gezogen. Weitere Grenzen können sich aus **Tarifverträgen** ergeben, sofern solche auf das Arbeitsverhältnis Anwendung finden. In Tarifverträgen können Regelungen des Arbeitszeitgesetzes auch abgeändert werden, dann gelten die tarifvertraglichen Regelungen anstelle der gesetzlichen Regelungen. Vereinbarungen zur Arbeitszeit, die gegen das Arbeitszeitgesetz oder tarifvertragliche Regelungen verstoßen, sind nichtig. An ihre Stelle treten die Regelungen des Arbeitszeitgesetzes oder des anzuwendenden Tarifvertrags. Der Arbeitgeber ist unter dem Gesichtspunkt der **Fürsorgepflicht** verpflichtet, darauf zu achten, dass die Bestimmungen des Arbeitszeitgesetzes und anzuwendender Tarifverträge eingehalten werden.

▶ Arbeitszeitgesetz regelt Höchstarbeitszeit

> ┌─ **Definition** ─────────────────────────────
> **Arbeitszeit** ist die Zeit vom Beginn bis zum Ende der Arbeit ohne die Ruhepausen (§ 2 ArbZG).

▶ Arbeitszeit

■ Vollzeit- und Teilzeitarbeitsverhältnisse

Ausgehend von der Arbeitszeit unterscheidet man **Vollzeit- und Teilzeitarbeitsverhältnisse**:

- **Vollzeitarbeitnehmer** ist jeder Arbeitnehmer, der die volle betriebsübliche wöchentliche Arbeitszeit durchgehend erbringen muss. Betriebsüblich ist die Arbeitszeit, die alle Vollzeitbeschäftigten in der Praxis arbeiten.
- **Teilzeitarbeitnehmer** ist jeder Arbeitnehmer, der durchschnittlich weniger als die betriebsübliche wöchentliche Arbeitszeit arbeitet (lesen Sie hierzu bitte ▶ Kap. 1.19).

Die **werktägliche Arbeitszeit** eines Arbeitnehmers darf 8 Stunden nicht überschreiten. Die Arbeitszeit darf jedoch auf bis zu 10 Stunden werktäglich verlängert werden, wenn innerhalb von 6 Kalendermonaten oder innerhalb von 24 Wochen im Durchschnitt 8 Stunden werktäglich nicht überschritten werden (§ 3 ArbZG).

Das Arbeitszeitgesetz (§ 3 ArbZG) geht von einer Arbeitswoche Montag bis Samstag aus. Die gesetzlich zulässige **wöchentliche Höchstarbeitszeit** beträgt deswegen insgesamt **48 Stunden**. Sie kann vorübergehend auf wöchentlich 60 Stunden ausgedehnt werden, wenn durch Freizeitausgleich innerhalb von 6 Kalendermonaten oder 24 Wochen sichergestellt ist, dass der Arbeitnehmer im Durchschnitt nur 8 Stunden täglich gearbeitet hat (§ 3 ArbZG).

▶ Höchstarbeitszeit 48 Stunden in einer 6-Tage-Woche

■ Arbeitszeitregelungen

Welche Arbeitszeit der Arbeitnehmer zu erbringen hat, wird im Arbeitsvertrag vereinbart. Als Gegenleistung für seine Arbeitsleistung in der vereinbarten Arbeitszeit erhält der Arbeitnehmer die vereinbarte Vergütung.

■■ Mehrarbeit und Überstunden

▶ Überstunden werden anders definiert als Mehrarbeit

Arbeitet der Arbeitnehmer mehr als vertraglich vereinbart, so leistet er **Mehrarbeit**. Auch ein Teilzeitbeschäftigter kann Mehrarbeit leisten – nämlich dann, wenn er mehr Stunden als vertraglich vereinbart arbeitet. Mehrarbeit ist entsprechend den im Arbeitsvertrag getroffenen Vereinbarungen zu vergüten. Falls keine ausdrücklichen Vereinbarungen für Mehrarbeit getroffen wurden, erhält der Mitarbeiter für die Mehrarbeit die Grundvergütung.

Arbeitnehmer, die mehr als die betrieblich übliche Wochenarbeitszeit arbeiten, machen Überstunden. Ob es für Überstunden Zuschläge auf die Grundvergütung gibt, hängt von den Vereinbarungen im Arbeitsvertrag ab. Sind Zuschläge nicht ausdrücklich vereinbart, hat der Arbeitnehmer nur Anspruch auf die Grundvergütung.

Beispiel

In der Physiotherapiepraxis Schneider werden durchschnittlich 40 Stunden wöchentlich gearbeitet (= betriebsübliche wöchentliche Arbeitszeit). Schneider hat folgende vertragliche Vereinbarungen mit seinen Mitarbeitern getroffen:
- Physiotherapeutin Lehmann arbeitet 40 Stunden wöchentlich:
  → Physiotherapeutin Lehmann ist **Vollzeitbeschäftigte**.
  → Arbeitet sie mehr als 40 Stunden in der Woche, sind alle über die 40. Arbeitsstunde hinausgehenden Arbeitszeiten **Überstunden**.
- Physiotherapeut Braun arbeitet 36 Stunden wöchentlich:
  → Physiotherapeut Braun ist ein **Teilzeitbeschäftigter**.
  → Arbeitet er mehr als 36 Stunden, ist jede über die 36. Arbeitsstunde hinausgehende Arbeitsminute **Mehrarbeit**. Erst die über 40 Stunden hinausgehende Arbeitszeit gilt als Überstunden.
- Physiotherapeutin Adler arbeitet in jeder ungeraden Woche 40 Stunden, in jeder geraden Woche überhaupt nicht:
  → Physiotherapeutin Adler ist eine **Teilzeitbeschäftigte**, weil sie im Monatsdurchschnitt 20 Stunden wöchentlich arbeitet.
  → Arbeitet Physiotherapeutin Adler im Monatsdurchschnitt mehr als 20 Stunden wöchentlich, leistet sie **Mehrarbeit**. Bei ihr liegen **Überstunden** vor, wenn sie im Monatsdurchschnitt mehr als 40 Stunden wöchentlich arbeitet.

■■ Ruhepausen

▶ Ruhepausen mindestens 30 Minuten bei mehr als 6 Stunden Arbeitszeit

Der Arbeitgeber ist verpflichtet, dem Arbeitnehmer **Ruhepausen** zu gewähren. Die Ruhepausen müssen im Voraus feststehen. Bei einer **Arbeitszeit** von
- mehr als **6 Stunden** besteht Anspruch auf eine Ruhepause von mindestens **30 Minuten**,
- mehr als **9 Stunden** besteht Anspruch auf eine Ruhepause von **45 Minuten** (§ 4 ArbZG).

Länger als 6 Stunden darf ein Arbeitnehmer nicht ohne Ruhepause beschäftigt werden.

❯ Als **Ruhepause** gilt die Unterbrechung der Arbeit für mindestens **15 Minuten**.

Die gesetzlich vorgeschriebenen Ruhepausen dürfen in mehrere Pausen von mindestens 15 Minuten aufgeteilt werden, müssen aber nicht. Der Arbeitgeber kann die Ruhepause auch am Stück gewähren, z.B. durch eine lange Mittagspause.

■ ■ Ruhezeit

Von den Ruhepausen zu unterscheiden ist die **Ruhezeit** – der Zeitraum zwischen dem Arbeitsende des Tages und dem Arbeitsbeginn am Folgetag.

▶ Ruhezeit beginnt erst nach Arbeitsende

❱ Arbeitnehmer müssen nach Beendigung der täglichen Arbeitszeit eine **ununterbrochene Ruhezeit** von mindestens **11 Stunden** haben (§ 5 ArbZG).

In Krankenhäusern und anderen Einrichtungen zur Behandlung, Pflege und Betreuung von Personen, z.B. Alten- und Pflegeheimen gelten **Ausnahmen**:

━ Die **Ruhezeit** kann um bis zu eine Stunde **verkürzt** werden. Jede Verkürzung der Ruhezeit muss in diesen Fällen aber innerhalb eines Kalendermonats oder innerhalb von 4 Wochen durch Verlängerung einer anderen Ruhezeit auf mindestens 12 Stunden ausgeglichen werden.

━ **Kürzungen der Ruhezeit** können durch Inanspruchnahmen während der Rufbereitschaft, die nicht mehr als die Hälfte der Ruhezeit betragen, zu anderen Zeiten ausgeglichen werden.

Ein Arbeitnehmer befindet sich dann in **Rufbereitschaft**, wenn er sich auf Anordnung des Arbeitgebers außerhalb der Arbeitszeit an einem Ort, den er dem Arbeitgeber mitteilen muss, aufhält und jederzeit auf Abruf die Arbeit aufnehmen muss. Seinen Aufenthaltsort während der Rufbereitschaft hat der Arbeitnehmer so zu wählen, dass er seine Arbeitsstätte in angemessen kurzer Zeit erreichen kann. Die Verpflichtung zur Rufbereitschaft kann sich aus dem abgeschlossenen Arbeitsvertrag oder einem Tarifvertrag ergeben. Zeiten der Rufbereitschaft gehören nicht zur Arbeitszeit im Sinne von § 2 Absatz 1 ArbZG.

▶ Rufbereitschaft: immer auf dem Sprung, die Arbeit aufzunehmen

■ ■ Sonn- und Feiertagsruhe

❱ An **Sonn- und Feiertagen** gilt grundsätzlich ein **Beschäftigungsverbot** (§ 9 ArbZG).

Dieses Beschäftigungsverbot wird jedoch durch zahlreiche **Ausnahmen** für bestimmte Branchen durchbrochen. Es gilt z.B. nicht in Krankenhäusern und anderen Einrichtungen zur Behandlung, Pflege und Betreuung von Personen. Arbeitnehmer, die aufgrund der Ausnahmeregelung in § 10 ArbZG nicht zwingend der **Sonn- und Feiertagsruhe** unterliegen, haben einen Anspruch darauf, an mindestens 15 Sonntagen im Jahr nicht beschäftigt zu werden (§ 11 ArbZG). Für Sonn- und Feiertage, an denen der Arbeitnehmer arbeiten muss, ist ihm ein **Ersatzruhetag** zu gewähren. Ob für geleistete Sonn- und Feiertagsarbeit Zuschläge auf die vereinbarte Vergütung zu zahlen sind, hängt von den Vereinbarungen im Arbeitsvertrag ab.

▶ 15 Sonntage im Jahr sind immer frei

1.4 Beginn des Arbeitsverhältnisses

Zwischen der Unterzeichnung des Arbeitsvertrags und dem vereinbarten Arbeitsbeginn liegen im Allgemeinen einige Wochen. In diesem Zeitraum müssen beide Seiten den Arbeitsvertrag nicht erfüllen, haben aber alles zu unterlassen, was die vereinbarte Zusammenarbeit stören könnte. Mit der **Unterzeichnung**

▶ Arbeitsvertrag tritt schon mit Vertragsunterzeichnung in Kraft

▶ Tatsächlicher Beginn des Arbeitsverhältnisses erst mit Arbeitsaufnahme

des Arbeitsvertrags begründen Arbeitgeber und Arbeitnehmer bereits das Arbeitsverhältnis, mit Leben erfüllt wird es ab dem Tag des vereinbarten Beginns.

Der **rechtliche Beginn** des Arbeitsverhältnisses ergibt sich aus den Vereinbarungen der Arbeitsvertragsparteien. Das Arbeitsverhältnis beginnt **tatsächlich** mit der Aufnahme der vereinbarten Arbeitstätigkeit durch den Arbeitnehmer. Der rechtliche Beginn des Arbeitsverhältnisses kann mit dem tatsächlichen Beginn zusammenfallen, muss aber nicht.

Beispiel

Im Arbeitsvertrag hat Ergotherapeut Knerr vereinbart, dass das Arbeitsverhältnis am 1. Mai beginnt. Die Praxis seines Arbeitgebers ist an diesem Tag geschlossen. Ergotherapeut Knerr tritt seine Arbeit daher erst am 2. Mai an.

→ **Rechtlich** beginnt das Arbeitsverhältnis am 1. Mai, **tatsächlich** erst am 2. Mai.

▶ Rechtlicher Beginn des Arbeitsverhältnisses für Rechte und Pflichten entscheidend

Für alle beiderseitigen Rechte und Pflichten in einem Arbeitsverhältnis ist der **rechtliche Beginn** des Arbeitsverhältnisses maßgebend. Hat das Arbeitsverhältnis rechtlich begonnen, muss ab diesem Zeitpunkt z.B.

- der **Arbeitgeber**
  - die vereinbarte Vergütung zahlen und
  - den Arbeitnehmer tatsächlich beschäftigen;
- der **Arbeitnehmer**
  - die vereinbarte Arbeitsleistung innerhalb der vereinbarten Arbeitszeit erbringen oder
  - sich krank melden, wenn er wegen Krankheit die Arbeitsleistung nicht erbringen kann.

▶ Vergütung auch dann, wenn beim rechtlichen Beginn Feiertag oder Sonntag ist

Fallen rechtlicher und tatsächlicher Beginn des Arbeitsverhältnisses auseinander, kann dies je nach den Umständen des Einzelfalls **Auswirkungen auf die Vergütung** haben:

- Verschiebt sich der tatsächliche Arbeitsbeginn – wie im Beispiel – wegen eines Feiertags oder aus Gründen, die der **Arbeitgeber** zu verantworten hat, dann muss der Arbeitgeber die vereinbarte Vergütung vom Tag des rechtlichen Beginns an bezahlen.
- Hat dagegen der **Arbeitnehmer** zu verantworten, dass er tatsächlich später als vereinbart anfängt, kann der Arbeitgeber berechtigt sein, die Vergütung erst ab dem Tag der tatsächlichen Arbeitsaufnahme zu zahlen.

Beispiel

Ergotherapeut Knerr kann seine Arbeit nicht wie geplant am 2. Mai antreten, weil er wegen Insolvenz der Fluglinie an seinem Urlaubsort festsitzt. Ergotherapeut Knerr nimmt seine Arbeit tatsächlich erst am 5. Mai auf.

→ **Rechtlich** hat das Arbeitsverhältnis am 1. Mai begonnen. Der Arbeitgeber muss den 1. Mai bezahlen, weil an diesem Tag die Arbeit wegen eines gesetzlichen Feiertags ausgefallen ist (§ 2 EFZG). Die Zeit vom 2. Mai bis einschließlich 4. Mai muss der Arbeitgeber nicht bezahlen, weil Knerr keine Arbeitsleistung erbracht, sondern **tatsächlich** erst ab 5. Mai gearbeitet hat.

▶ Sonderfälle bei Beginn des Arbeitsverhältnisses

In den meisten Fällen fallen rechtlicher und tatsächlicher Beginn des Arbeitsverhältnisses zusammen. Ist dies jedoch ausnahmsweise nicht der Fall, gelten **folgende Grundsätze:**

- Liegt der tatsächliche Beginn des Arbeitsverhältnisses **nach** dem rechtlichen Beginn, ist der rechtliche Beginn maßgebend.

Nimmt der Arbeitnehmer die Arbeit tatsächlich vor dem vereinbarten Termin auf, ist der **Tag der Arbeitsaufnahme** auch der rechtliche Beginn des Arbeitsverhältnisses.

1.5   Beendigung des Arbeitsverhältnisses

Ein Arbeitsverhältnis kann **beendet** werden durch:
- Ablauf der vereinbarten Befristung,
- Eintritt einer vereinbarten Bedingung,
- Kündigung durch Arbeitgeber oder Arbeitnehmer,
- Aufhebungsvertrag,
- gerichtlichen Vergleich nach Ausspruch einer Kündigung,
- Tod des Arbeitnehmers.

■ Ablauf einer vereinbarten Befristung

Befristete Arbeitsverhältnisse enden, sofern sie nicht verlängert werden, mit Ablauf der vereinbarten Befristung **automatisch**. Weder Arbeitnehmer noch Arbeitgeber müssen irgendeine Handlung vornehmen. Es ist also weder eine Kündigung noch ein Aufhebungsvertrag erforderlich, um ein befristetes Arbeitsverhältnis zum vereinbarten Ablaufdatum zu beenden (lesen Sie hierzu bitte ► Kap. 1.6).

► Befristete Arbeitsverhältnisse enden »automatisch«

■ Eintritt eines vereinbarten Ereignisses

Haben die Vertragsparteien vereinbart, dass das Arbeitsverhältnis bei **Eintritt eines bestimmten Ereignisses** endet, so liegt darin auch eine Befristung des Arbeitsverhältnisses. Mit Eintritt des vereinbarten Ereignisses endet das Arbeitsverhältnis, ohne dass Arbeitgeber oder Arbeitnehmer kündigen oder einen Aufhebungsvertrag schließen müssen.

► »Automatisches« Ende bei Eintritt eines vereinbarten Ereignisses

Beispiel

Physiotherapeutin Lena Frey hat sich um einen Studienplatz in Medizin beworben. Sie hat mit dem Arbeitgeber vereinbart, dass ihr Arbeitsverhältnis 4 Wochen nach der Zusage des Studienplatzes enden soll.

→ Sobald Physiotherapeutin Frey die Zusage für ihren Studienplatz hat und diese dem Arbeitgeber vorzeigt, läuft die **Vier-Wochen-Frist**. Das Arbeitsverhältnis endet nach Ablauf dieser Frist, ohne dass Arbeitgeber oder Arbeitnehmer kündigen müssen.

In vielen Arbeitsverträgen ist eine Regelung enthalten, dass das Arbeitsverhältnis bei Erreichen des Rentenalters und/oder Bezug einer gesetzlichen Altersrente **ohne Kündigung** enden soll. Derartige Vereinbarungen sind grundsätzlich erlaubt. Nach **§ 41 SGB VI** ist jedoch bei derartigen Vereinbarungen **Folgendes** zu beachten:

► Beendigung des Arbeitsverhältnisses bei Erreichen des Rentenalters

- Sieht die Regelung vor, dass das Arbeitsverhältnis zu einem Zeitpunkt endet, zu dem der Arbeitnehmer eine gesetzliche Altersrente vor Erreichen der Regelaltersgrenze – derzeit liegt diese bei 67 Jahren – beanspruchen kann, endet das Arbeitsverhältnis gleichwohl erst mit **Erreichen der Regelaltersgrenze**, wenn die Vereinbarung nicht innerhalb der letzten 3 Jahre vor dem vorzeitigen Rentenbeginn abgeschlossen oder vom Arbeitnehmer bestätigt wurde.
- Sieht die Regelung vor, dass das Arbeitsverhältnis mit Vollendung des 65. Lebensjahres endet, wird diese **Klausel** wegen der Anhebung des Regel-

rentenalters auf 67 Jahre **angepasst**. Das Arbeitsverhältnis endet nicht mit Vollendung des 65. Lebensjahres, sondern erst mit Vollendung des 67. Lebensjahres, sofern die Arbeitsvertragsparteien nicht etwas anderes vereinbaren. Eine derartige Vereinbarung kann frühestens 3 Jahre vor der Regelaltersgrenze geschlossen werden.

■ Kündigung durch den Arbeitgeber oder Arbeitnehmer

► Kündigung führt zu Ende des Arbeitsvertrags

Durch eine **Kündigung** wird das Arbeitsverhältnis zu einem bestimmten Termin beendet. Eine Kündigung ist eine einseitige empfangsbedürftige Willenserklärung. Sie wird mit ihrem **Zugang beim Empfänger** wirksam. Der Empfänger muss, wenn er mit der Kündigung nicht einverstanden ist, innerhalb von **3 Wochen nach Zugang** dagegen klagen. Unterlässt er die Klage, wird die Kündigung rechtswirksam – unabhängig davon, ob der Kündigende das Recht hatte, zu kündigen oder nicht (lesen Sie hierzu bitte ► Kap. 1.13, 1.14).

► Rechtswirksam nach 3 Wochen, wenn nicht geklagt wird

■ Aufhebungsvertrag

► Voraussetzung: Einverständnis beider Vertragsparteien

Mittels eines Aufhebungsvertrags können Arbeitgeber und Arbeitnehmer das Arbeitsverhältnis grundsätzlich **jederzeit** und zu jedem beliebigen Zeitpunkt einvernehmlich beenden. Ein Aufhebungsvertrag kommt aber nur zustande, wenn **beide Vertragsparteien** damit **einverstanden** sind. Gegen den Willen des anderen kann kein Aufhebungsvertrag geschlossen werden. Welche einzelnen Regelungen in einem Aufhebungsvertrag enthalten sein sollten, ergibt sich aus den Umständen des konkreten Einzelfalls.

Ein Aufhebungsvertrag kann auf **Veranlassung** des Arbeitgebers, aber auch des Arbeitnehmers geschlossen werden. Ein Arbeitnehmer kann z.B. dann ein Interesse am Abschluss eines Aufhebungsvertrags haben, wenn er kurzfristig eine besser dotierte Stelle annehmen kann.

Beispiel

Physiotherapeutin Susanne Brehm ist derzeit als Teilzeitkraft tätig. Sie könnte in 14 Tagen in einer anderen Stadt eine Vollzeitstelle antreten.

→ Als Arbeitnehmerin hat Physiotherapeutin Brehm auch Kündigungsfristen einzuhalten. Die Kündigungsfrist nach Ablauf der Probezeit nach § 622 BGB beträgt mindestens **4 Wochen zum 15. oder Ende eines Kalendermonats**. Bei Einhaltung der Kündigungsfrist kann Brehm die Vollzeitstelle nicht rechtzeitig antreten. Sie kann aber mit ihrem bisherigen Arbeitgeber das Arbeitsverhältnis ohne Einhaltung von Kündigungsfristen vorzeitig mittels Aufhebungsvertrag beenden.

► Kein Anspruch auf Abfindungszahlung

Ein Aufhebungsvertrag tritt in vielen Fällen an die Stelle einer Kündigung. Geht die Veranlassung für die Beendigung des Arbeitsverhältnisses vom **Arbeitgeber** aus, erwarten Arbeitnehmer, dass der Arbeitgeber eine **Abfindung** zahlt. Dies kann, muss aber nicht sein. Ein Arbeitgeber wird nur dann zur Zahlung einer Abfindung bereit sein, wenn er entweder einen Kündigungsschutzprozess vermeiden oder von ihm einzuhaltende verlängerte Kündigungsfristen verkürzen will. Einen gesetzlich begründeten Anspruch, dass bei Abschluss eines Aufhebungsvertrags zwingend eine Abfindung an den Arbeitnehmer gezahlt werden muss, gibt es aber nicht.

■ Gerichtlicher Vergleich nach Ausspruch einer Kündigung

► Häufig wird in einem Prozess ein Vergleich geschlossen

Sowohl Arbeitgeber als auch Arbeitnehmer können gegen eine von der anderen Vertragspartei ausgesprochene Kündigung vor dem Arbeitsgericht klagen und die ausgesprochene Kündigung auf **Rechtswirksamkeit** überprüfen lassen.

Viele Prozesse über die Wirksamkeit von Kündigungen enden mit einem **Vergleich**, in dem festgestellt wird, dass das Arbeitsverhältnis beendet ist. Der Vergleich beendet das Arbeitsverhältnis dann zu dem im Vergleich genannten Termin. Dieser Termin kann in der **Vergangenheit**, aber auch in der **Zukunft** liegen, je nachdem, zu welchem Kündigungstermin die ausgesprochene Kündigung wirksam werden sollte, und in welchem Stadium des Prozesses der Vergleich geschlossen wird.

Beispiel

Andrea Leise war als Physiotherapeutin seit 10 Jahren in einem Krankenhaus beschäftigt. Ihr wurde jetzt zum 30.11.2010 gekündigt. Sie klagt gegen die Kündigung. Folgende **zwei Fälle** können eintreten:

- Im Gütetermin vor dem Arbeitgericht, der im Mai 2010 stattfindet, einigt sie sich mit dem Arbeitgeber auf eine Beendigung des Arbeitsverhältnisses zum 31.12.2010.
  → Das Arbeitsverhältnis endet – vom Gütetermin aus gesehen – in der **Zukunft**.
- Im Gütetermin konnte keine Einigung gefunden werden. Es finden noch weitere Termine bei Gericht statt. Im Termin Dezember 2010 einigen sich Arbeitgeber und Arbeitnehmer auf ein Arbeitsende zum 30.11.2010.
  → Vom 2. Gerichtstermin aus gesehen endet das Arbeitsverhältnis in der **Vergangenheit**.

In einem gerichtlichen Vergleich können – wie in einem Aufhebungsvertrag – auch noch andere zwischen den Parteien **strittigen Punkte** geregelt werden, um weitere Rechtsstreitigkeiten zu vermeiden. Es können auch Regelungen über Ansprüche getroffen werden, die noch gar nicht eingeklagt sind.

Gegen einen gerichtlichen Vergleich sind – im Gegensatz zu einem Gerichtsurteil – **keine Rechtsmittel** möglich. Der Vergleich wird also mit seinem Abschluss wirksam. Etwas anderes gilt nur, wenn das Gericht einer oder beiden Seiten ein Widerrufsrecht einräumt. Dann kann durch eine **Widerrufserklärung**, die dem Gericht innerhalb der gesetzten Frist zugehen muss, der Vergleich aufgehoben werden. Im Falle des Widerrufs geht der Prozess weiter, und das Gericht entscheidet über die Wirksamkeit der Kündigung durch Urteil.

■ Tod des Arbeitnehmers

Da der Arbeitnehmer die vereinbarte Arbeitsleistung selbst zu erbringen hat, endet das Arbeitsverhältnis, wenn der Arbeitnehmer stirbt. Anders ist es, wenn der **Arbeitgeber** stirbt: Dann treten dessen Erben an seine Stelle. Das Arbeitsverhältnis endet also nicht, sondern wird unverändert mit den Erben des Arbeitgebers fortgesetzt.

Bis zum Tod des Arbeitnehmers hat der Arbeitgeber seine Pflichten zu erfüllen, also die vereinbarte Vergütung weiterzuzahlen.

▶ Tod des Arbeitnehmers beendet Arbeitsverhältnis

1.6 Befristete Arbeitsverhältnisse

Befristete Arbeitsverträge sind grundsätzlich im Rahmen des § 14 Teilzeit- und Befristungsgesetz (TzBfG) erlaubt. Es werden **vier Gruppen von befristeten Arbeitsverträgen** unterschieden (▶ Übersicht 1.2).

▶ Befristete Arbeitsverträge sind gesetzlich geregelt

> **Übersicht 1.2. Formen befristeter Arbeitsverträge**
>
> - Befristete Arbeitsverträge ohne sachlichen Grund bei Neueinstellungen
> - Befristete Arbeitsverträge ohne sachlichen Grund bei Neugründung
> - Befristete Arbeitsverträge ohne sachlichen Grund mit Arbeitnehmern über 52 Jahren
> - Befristete Arbeitsverträge mit sachlichem Grund

1.6.1 Form der Befristungsabrede, Zweck- und Datumsbefristung

■ Befristungsabrede

▶ Befristung kann nur schriftlich wirksam vereinbart werden

Allen befristeten Arbeitsverträgen ist gemeinsam, dass die Befristung der **Schriftform** bedarf (§ 14 Absatz 5 TzBfG). Dies bedeutet, dass die Vereinbarung, von wann bis wann das Arbeitsverhältnis befristet ist, von Arbeitgeber und Arbeitnehmer unterschrieben werden muss, um wirksam zu sein. Dieses gesetzliche Schriftformerfordernis bezieht sich ausschließlich auf die **Befristungsabrede**, nicht auf den gesamten Arbeitsvertrag. Die übrigen Arbeitsbedingungen können also auch mündlich vereinbart werden. Der Arbeitgeber muss sie dann durch einen Nachweis nach dem Nachweisgesetz bestätigen.

> ❯ Die **Befristungsabrede** muss vor Aufnahme des Arbeitsverhältnisses schriftlich vereinbart sein. Eine nachträgliche schriftliche Befristung genügt nicht den Anforderungen und führt zur Unwirksamkeit der Befristung. Der Arbeitsvertrag als solcher bleibt wirksam und ist unbefristet.

■ Datums- und Zweckbefristung

Im Hinblick auf die Befristungsabrede kennt das **Arbeitsrecht zwei Formen**.

■■ Kalendermäßige Befristung

▶ Ein Enddatum wird angegeben

Beginn und Ende der Befristung werden in diesem Fall durch ein **Kalenderdatum** eindeutig bestimmt. Die kalendermäßige Befristung kommt bei befristeten Arbeitsverträgen mit und ohne sachlichen Grund vor. Bei einer kalendermäßigen Befristung ist das Ende der Befristung immer eindeutig für jede Person bestimmbar.

Beispiel
Formulierung: »Das Arbeitsverhältnis beginnt am 01.10.2010 und endet mit Ablauf des 30.09.2012.«

■■ Zweckbefristung

▶ Ein Ereignis beendet den Vertrag

Der Beginn der Befristung wird in der Regel durch ein Kalenderdatum bestimmt, das Ende der Befristung ergibt sich durch Erreichen des im Arbeitsvertrag **bestimmten Zwecks**. Zweckbefristungen kommen nur bei befristeten Arbeitsverträgen mit sachlichem Grund vor. Je nach zu erreichendem Zweck kann es in der Praxis zum Streit darüber kommen, ob der Zweck wirklich erreicht ist und das Arbeitsverhältnis deshalb endet. Zur Vermeidung derartiger Streitigkeiten sollte immer eine kalendermäßige Befristung ergänzend aufgenommen werden.

Beispiel

Formulierung: »Das Arbeitsverhältnis beginnt am 01.10.2010. Es endet mit Rückkehr der Ergotherapeutin Ottmann aus der Elternzeit, spätestens jedoch am 30.09.2013.«

1.6.2 Gesetzlich erlaubte Gründe für eine Befristung

■ Befristete Arbeitsverträge ohne sachlichen Grund bei Neueinstellung

Bis zu einer Dauer von 2 Jahren darf bei einer **Neueinstellung** ein kalendermäßig befristeter Arbeitsvertrag auch **ohne sachlichen Grund** abgeschlossen werden (§ 14 Absatz 2 TzBfG). Will ein Arbeitgeber einen Mitarbeiter bis zu einer Dauer von 2 Jahren einstellen, kann er dies unter Berufung auf § 14 Absatz 2 TzBfG tun, ohne angeben zu müssen, warum er den Arbeitnehmer nicht unbefristet einstellen will.

Wurde im Rahmen des § 14 Absatz 2 TzBfG der Arbeitsvertrag für weniger als 2 Jahre befristet, dann kann dieser Vertrag bis zu dreimal und bis zu einer **Gesamtdauer von 2 Jahren** verlängert werden.

> ▶ Bei Neueinstellung kein sachlicher Grund erforderlich

Beispiel

Ergotherapeutin Liebig hat bisher keine Mitarbeiter. Sie möchte sich aber entlasten und daher eine Ergotherapeutin einstellen. Liebig ist sich aber nicht sicher, ob sich das Arbeitsverhältnis finanziell auf Dauer trägt.

→ In diesem Fall könnte Ergotherapeutin Liebig einen Mitarbeiter oder eine Mitarbeiterin zunächst befristet für die Dauer von 6 Monaten einstellen. Ist danach nicht klar, ob sich die Anstellung »rechnet«, könnte Liebig das Arbeitsverhältnis verlängern, z.B. um weitere 6 Monate. Ist Liebig sich dann immer noch nicht sicher, sind grundsätzlich noch zwei weitere Verlängerungen der Befristung mit einer maximalen Dauer von insgesamt 12 Monaten denkbar. Dann wäre der **Befristungshöchstzeitraum von 2 Jahren** für befristete Verträge ohne sachlichen Grund vollständig ausgeschöpft.

🛈 Beachten Sie: Eine Befristung ohne sachlichen Grund ist nur bei **Neueinstellungen** erlaubt. Eine Neueinstellung liegt nicht vor, wenn vor Abschluss des befristeten Arbeitsvertrags mit demselben Arbeitgeber ein befristetes oder unbefristetes Arbeitsverhältnis bestanden hat. Auch ein Mitarbeiter, der vor Jahren schon ausgeschieden ist, darf nicht mehr im Rahmen eines befristeten Arbeitsvertrags ohne sachlichen Grund eingestellt werden. Der Arbeitgeber kann ihn befristet nur mit sachlichem Grund einstellen.

Tarifverträge können sowohl die **Höchstdauer der Befristung** abweichend vom Gesetz regeln als auch die **Anzahl der zulässigen Verlängerungen**. Gibt es einen Tarifvertrag, der in diesen Punkten vom Gesetz abweichende Regelungen enthält, können im Geltungsbereich dieses Tarifvertrags Arbeitnehmer und Arbeitgeber die tariflichen Regelungen vereinbaren – und damit von den gesetzlichen Regelungen abweichen.

■ Befristete Arbeitsverträge ohne sachlichen Grund bei Neugründung

In den ersten 4 Jahren nach der Gründung eines Unternehmens kann der Arbeitgeber ohne sachlichen Grund Arbeitnehmer im Rahmen eines **kalendermäßig befristeten** Vertrags bis zu einer **Höchstdauer von 4 Jahren** einstellen (§ 14 Absatz 2a TzBfG). Bis zu dieser Höchstdauer von 4 Jahren kann ein befristeter Arbeitsvertrag mehrfach verlängert werden. Eine Höchstgrenze für die

> ▶ Bei Praxisneugründung sind 4 Jahre Befristung erlaubt

Anzahl der Verlängerungen sieht das Gesetz nicht vor. Es sind also auch mehr als drei Verlängerungen erlaubt, solange die Gesamtdauer der Befristungen 4 Jahre nicht übersteigt.

Maßgebend für den **Zeitpunkt der Gründung** ist die Aufnahme der Erwerbstätigkeit, die nach § 138 Abgabenordnung der Gemeinde oder dem Finanzamt mitzuteilen ist. Nicht als Neugründungen gelten Neugründungen im Zusammenhang mit rechtlichen Umstrukturierungen des Unternehmens. Ein Unternehmen, das eine Abteilung in anderer Rechtsform weiter betreibt, kann sich daher nicht auf § 14 Absatz 2a TzBfG für den Abschluss von befristeten Verträgen berufen.

❗ Beachten Sie auch hier: Eine Befristung ohne sachlichen Grund ist nur bei **Neueinstellungen** erlaubt. Eine Neueinstellung liegt nicht vor, wenn vor Abschluss des befristeten Arbeitsvertrags mit demselben Arbeitgeber ein befristetes oder unbefristetes Arbeitsverhältnis bestanden hat.

Tarifverträge können sowohl die **Höchstdauer der Befristung** abweichend vom Gesetz regeln als auch die **Anzahl der zulässigen Verlängerungen**. Gibt es einen Tarifvertrag, der in diesen Punkten vom Gesetz abweichende Regelungen enthält, können im Geltungsbereich dieses Tarifvertrags Arbeitnehmer und Arbeitgeber die tariflichen Regelungen vereinbaren – und damit von den gesetzlichen Regelungen abweichen.

■ **Befristete Arbeitsverträge ohne sachlichen Grund mit Arbeitnehmern über 52 Jahren**

▶ Arbeitnehmer ab 53 dürfen 5 Jahre befristet eingestellt werden

Ein Arbeitnehmer, der bei Abschluss eines kalendermäßig befristeten Arbeitsvertrags das 52. Lebensjahr vollendet hat, darf ohne sachlichen Grund bis zu einer **Dauer von 5 Jahren** befristet eingestellt werden (§ 14 Absatz 3 TzBfG), sofern er unmittelbar vor Beginn des befristeten Arbeitsverhältnisses
— mindestens Monate beschäftigungslos im Sinne des § 119 Absatz 1 SGB III war oder
— Transferkurzarbeitergeld bezogen hat oder
— an einer öffentlich geförderten Beschäftigungsmaßnahme nach SGB II oder SGB III teilgenommen hat.

Bis zu einer Gesamtdauer von Jahren darf ein ursprünglich kürzer befristeter Arbeitsvertrag mehrfach verlängert werden. Auch hier sieht das Gesetz keine Höchstanzahl für die Verlängerung der Befristung vor.

■ **Befristete Arbeitsverträge mit sachlichem Grund**

▶ Weitere erlaubte sachliche Gründe sind gesetzlich geregelt

Wenn die drei zuvor beschriebenen Möglichkeiten, einen befristeten Arbeitsvertrag ohne sachlichen Grund abzuschließen, nicht genutzt werden können, weil die gesetzlich vorgegebenen Voraussetzungen nicht vorliegen, bleibt Arbeitgebern und Arbeitnehmern immer noch die Möglichkeit, einen befristeten Arbeitsvertrag mit sachlichem Grund zu vereinbaren. Das Teilzeit- und Befristungsgesetz nennt in § 14 Absatz 1 TzBfG beispielhaft einige **sachliche Gründe** (▶ Übersicht 1.3). Diese Aufzählung ist aber nicht abschließend, d.h., auch andere als die im Gesetz genannten sachlichen Gründe können eine Befristungsabrede rechtfertigen.

Übersicht 1.3. Sachliche Gründe für die Befristung (§ 14 Absatz 1 TzBfG)

- Der **betriebliche Bedarf** an der Arbeitsleistung besteht nur vorübergehend.
- Die Befristung erfolgt im **Anschluss an eine Ausbildung oder ein Studium**, um den Übergang des Arbeitnehmers in eine Anschlussbeschäftigung zu erleichtern.
- Der Arbeitnehmer wird zur **Vertretung** eines anderen Arbeitnehmers beschäftigt.
- Die **Eigenart der Arbeitsleistung** rechtfertigt die Befristung.
- Die Befristung erfolgt zur **Erprobung**.
- In der **Person des Arbeitnehmers** liegende Gründe rechtfertigen die Befristung.
- Der Arbeitnehmer wird aus **Haushaltsmitteln** vergütet, die haushaltsrechtlich für eine befristete Beschäftigung bestimmt sind, und er wird entsprechend beschäftigt.
- Die Befristung beruht auf einem **gerichtlichen Vergleich**.

▶ Sachliche Gründe, die im Gesetz ausdrücklich geregelt sind

■ ■ Besonderheiten bei Vertretung von Arbeitnehmern

Bei einem befristeten Arbeitsvertrag mit sachlichem Grund sind kalendermäßige Befristungen und Zweckbefristungen erlaubt. Eine **Zweckbefristung** kann sinnvoll sein, wenn eine Einstellung zur Vertretung eines anderen Mitarbeiters erfolgt, z.B. für die Vertretung während einer Arbeitsunfähigkeit, deren Ende bei Einstellung nicht absehbar ist.

Beispiel

Ergotherapeut Werner ist in einer Tageseinrichtung für Behinderte beschäftigt. Nach einem Unfall ist er voraussichtlich noch mehrere Monate nicht einsatzfähig. Er teilt dies dem Arbeitgeber mit und gibt für seine voraussichtliche Genesung einen Zeithorizont von 8 Monaten an.

→ Der Arbeitgeber kann für Ergotherapeut Werner eine **Ersatzkraft** im Rahmen eines befristeten Arbeitsvertrags mit sachlichem Grund (§ 14 Absatz 1 Ziffer 3 TzBfG) einstellen. Da das Ende der Arbeitsunfähigkeit von Werner nicht auf den Tag genau bestimmbar ist, wäre eine Zweckbefristung sinnvoll. Der Vertrag sollte mit der Rückkehr von Ergotherapeut Werner enden. Dem Arbeitgeber ist jedoch die **Kombination Zweck-/Kalenderbefristung** zu empfehlen, um auch für den Fall gewappnet zu sein, dass Ergotherapeut Werner – aus welchen Gründen auch immer – seine Arbeit überhaupt nicht mehr aufnimmt.

Die entsprechende **Befristungsabrede** könnte so formuliert sein:
»Der Mitarbeiter wird zur Vertretung des arbeitsunfähigen Ergotherapeuten Werner eingestellt. Das Arbeitsverhältnis ist befristet. Es endet mit der Rückkehr des Ergotherapeuten Werner an seinen Arbeitsplatz, ohne dass es einer Kündigung bedarf. Das Arbeitsverhältnis endet aber auf jeden Fall am 30.04.2011.«

Für die **Vertretung** einer schwangeren Mitarbeiterin und Mitarbeitern/Mitarbeiterinnen in **Elternzeit** schafft § 21 BEEG (Bundeselterngeld- und Elternzeitgesetz) einen eigenständigen sachlichen Grund, der die Befristung rechtfertigt. Ein sachlicher Grund für eine Befristung liegt danach vor, wenn eine Einstellung einer Ersatzkraft für die Dauer eines Beschäftigungsverbots nach dem

▶ Längere Vertretung für Elternzeit erlaubt

Mutterschutzgesetz, einer Elternzeit, einer auf Tarifvertrag, Betriebsvereinbarung oder einzelvertraglicher Vereinbarung beruhenden Freistellung zur Betreuung eines Kindes oder für diese Zeiten zusammen oder für Teile davon erfolgt. Die Zeitdauer der Befristung darf auch Zeiten der Einarbeitung umfassen (§ 21 Absatz 3 BEEG).

Beispiel

Physiotherapeutin Reger ist im 6. Monat schwanger und hat schon angekündigt, dass sie im Anschluss an die Geburt des Kindes 3 Jahre Elternzeit nehmen möchte. Da Physiotherapeutin Reger u.a. viele Hausbesuche macht, hält der Arbeitgeber es für sinnvoll, dass die Vertretung von Frau Reger bei den Hauspatienten eingeführt wird. Er beschließt, als Vertretung Physiotherapeutin Wilhelm einzustellen.

→ Der Arbeitgeber kann Physiotherapeutin Wilhelm schon jetzt einstellen, obwohl Physiotherapeutin Reger noch gar nicht in Mutterschutz ist. Die Zeit zwischen Einstellung von Wilhelm und dem Beginn der Mutterschutzfristen bei Reger ist die **Einarbeitungszeit**, die von der Befristung mit umfasst werden darf. Die Befristung endet mit Ablauf der Elternzeit von Reger. Da das Ende der Elternzeit vom Geburtstag des Kindes abhängt, kann bei Einstellung das voraussichtliche Ende der Befristung nur vom errechneten Geburtstermin ausgehen. Dem Arbeitgeber ist auch hier eine **kombinierte Zweck-/Kalenderbefristung** zu empfehlen.

■ Angabe des sachlichen Grundes

► Formulieren Sie immer genau, aus welchem Grund befristet wird

Der sachliche Grund, der die Befristung des Arbeitsverhältnisses rechtfertigt, ist in der Befristungsabrede anzugeben. Entspricht der sachliche Grund einem der in § 14 Absatz 1 TzBfG genannten, dann kann hierauf ausdrücklich hingewiesen werden.

Es ist zu empfehlen, den sachlichen Grund **genau** zu bezeichnen, also nicht einfach »zur Vertretung« anzugeben, sondern genau zu benennen, welcher Mitarbeiter vertreten werden soll. Dies gilt besonders für die Fälle, in denen ein befristeter Arbeitsvertrag mit sachlichem Grund über das ursprünglich vereinbarte Ende hinaus im Rahmen einer erneuten Befristung fortgeführt werden soll. Dies ist zulässig, birgt aber das Risiko, dass ein sog. **Kettenarbeitsverhältnis** besteht, das von der Rechtsprechung kritisch beurteilt wird, wenn der befristet eingestellte und möglicherweise über Jahre im Rahmen von befristeten Arbeitsverträgen beschäftigte Arbeitnehmer die Wirksamkeit der letzten Befristung gerichtlich klären lässt. Problematisch sind in derartigen Fällen für den Arbeitgeber dann mehrere aufeinanderfolgende pauschale Befristungsabreden wie z.B. »zur Vertretung«, die keinen Bezug zu einer Ausfallzeit eines konkreten Mitarbeiters aufweisen. Die Gerichte sehen dann einen generellen erhöhten Personalbedarf beim Arbeitgeber und erklären die letzte Befristungsabrede für unwirksam.

■ Folgen einer unwirksamen Befristung

Ist eine Befristungsabrede unwirksam, dann hat dies nicht die Nichtigkeit des gesamten Arbeitsvertrags zur Folge. Der Arbeitsvertrag besteht vielmehr als **unbefristeter Arbeitsvertrag** weiter (§ 16 TzBfG). Der Arbeitgeber kann diesen unbefristeten Arbeitsvertrag dann nur noch kündigen.

Ist ein Arbeitnehmer der Ansicht, die Befristungsabrede in seinem Vertrag sei unwirksam, kann er die Befristung **gerichtlich** überprüfen lassen. Er muss dann innerhalb von **3 Wochen nach Ende der vereinbarten Befristung** beim Arbeitsgericht Klage auf Feststellung erheben, dass das Arbeitsverhältnis aufgrund der Befristung nicht beendet ist (§ 17 TzBfG).

1.6.3 Ende des befristeten Arbeitsvertrags

Ein befristeter Arbeitsvertrag endet mit **Ablauf der vereinbarten Befristung** (§ 15 Absätze 1 und 2 TzBfG):

- Bei einer **kalendermäßigen Befristung** endet das Arbeitsverhältnis mit Ablauf des im Vertrag genannten Datums.
- Bei einer **Zweckbefristung** endet das Arbeitsverhältnis mit Erreichen des vereinbarten Zwecks, frühestens jedoch 2 Wochen nach Zugang der schriftlichen Unterrichtung des Arbeitnehmers durch den Arbeitgeber über den Zeitpunkt der Zweckerreichung.
- Bei einer **kombinierten Befristung** endet das Arbeitsverhältnis spätestens mit dem vereinbarten Kalenderdatum, auch wenn der vereinbarte Zweck bis dahin nicht erreicht ist oder nicht mehr erreicht werden kann.

> **Praxistipp**
>
> Kombinieren Sie immer eine **Zweckbefristung mit einer kalendermäßigen Befristung**, um das Risiko eines »endlosen« befristeten Vertrags auszuschalten.

Beispiel

Der Inhaber einer Ergotherapiepraxis hat für die Vertretung einer schwangeren Mitarbeiterin einen Ergotherapeuten eingestellt. Bei Abschluss des befristeten Arbeitsvertrags ging der Arbeitgeber davon aus, dass die schwangere Mitarbeiterin nach der Geburt ihres Kindes 2 Jahre Elternzeit nimmt. Fände die Geburt zum voraussichtlichen Geburtstermin statt, käme die Mitarbeiterin **nach Elternzeit von 2 Jahren am 28.12.2012** an ihren Arbeitsplatz zurück. Im Arbeitsvertrag wurde deshalb vereinbart: »Das Arbeitsverhältnis endet, wenn die schwangere Mitarbeiterin, Frau Liselotte Cremer, wieder an ihren Arbeitsplatz zurückkehrt. Das Arbeitsverhältnis endet jedoch spätestens am 31.12.2012.«

Im Mai 2012

- teilt Frau Cremer mit, dass sie erneut schwanger ist und die Mutterschutzzeit voraussichtlich am 22.12.2012 beginnt;
- kündigt Frau Cremer das Arbeitsverhältnis zum Ende der Elternzeit.

    → In beiden Fällen kann der im Arbeitsvertrag **vereinbarte Zweck** »Rückkehr von Frau Cremer an den Arbeitsplatz« nicht mehr erreicht werden. Das Arbeitsverhältnis endet aber wegen der zusätzlich vereinbarten kalendermäßigen Befristung gleichwohl am 31.12.2012. Hätte der befristete Arbeitsvertrag diese **zusätzliche kalendermäßige Befristung** nicht enthalten, hätte der Praxisinhaber die Vertretungskraft weiterbeschäftigen müssen. Der Arbeitgeber hätte das Arbeitsverhältnis nur durch Kündigung beenden können.

Bei einer **Zweckbefristung** ist der Arbeitgeber verpflichtet, dem Arbeitnehmer schriftlich den Zeitpunkt der Zweckerreichung mitzuteilen (§ 15 Absatz 2 TzBfG). Das Arbeitsverhältnis endet dann frühestens 2 Wochen nach dem Zugang dieser Mitteilung. Diese Vorschrift dient dem Schutz des Arbeitnehmers. Er soll sich auf das Ende des Arbeitsverhältnisses einstellen können und nicht von einem Tag auf den anderen ohne Arbeitsplatz dastehen. Bei einer **kombinierten Zweck-/Kalenderbefristung** kann die Mitteilung über die Zweckerreichung unterbleiben. Denn der Arbeitnehmer weiß wegen der Kalenderbefristung, wann sein Arbeitsverhältnis endet. Nur wenn der vereinbarte Zweck vor Ablauf der vereinbarten Befristung eintritt, hat der Arbeitgeber die Zweck-

▶ Zweckbefristung immer mit Kalenderbefristung kombinieren

erreichung schriftlich mitzuteilen, wenn das Arbeitsverhältnis nach Zweckerreichung beendet werden soll.

> **Praxistipp**
>
> **Vorsicht:** Arbeitet der Arbeitnehmer über das Ende der Befristung hinaus weiter und widerspricht der Arbeitgeber der Weiterarbeit nicht unverzüglich, entsteht ein unbefristetes Arbeitsverhältnis (§ 15 Absatz V TzBfG).

▪ **Ende des befristeten Arbeitsvertrags durch Kündigung**

▶ Kündigungsrecht vereinbaren

Ein befristetes Arbeitsverhältnis kann nur dann **ordentlich** – also unter Einhaltung einer Kündigungsfrist – gekündigt werden, wenn dies im Arbeitsvertrag ausdrücklich vereinbart ist (§ 15 Absatz 3 TzBfG). Eine **fristlose Kündigung** aus wichtigem Grund ist immer möglich, also auch dann, wenn hierzu im Arbeitsvertrag keine Regelung enthalten ist. Haben die Arbeitsvertragsparteien nicht ausdrücklich vereinbart, dass das befristete Arbeitsverhältnis während seiner Laufzeit ordentlich gekündigt werden kann, müssen beide Seiten bis zum Ablauf der Befristung das Arbeitsverhältnis erfüllen; es sei denn, der Kündigende kann fristlos kündigen, oder man löst das befristete Arbeitsverhältnis einvernehmlich durch Abschluss eines Aufhebungsvertrags.

> **Praxistipp**
>
> Auch in einem befristeten Arbeitsverhältnis kann eine **Probezeit** vereinbart werden. Schon alleine deswegen sollte für beide Seiten auch die Möglichkeit einer ordentlichen Kündigung des Arbeitsverhältnisses vereinbart werden.

▪ **Zusammenfassung**

In ▶ Übersicht 1.4 sind die zu beachtenden Kriterien befristeter Arbeitsverträge anhand einer Checkliste zusammengefasst.

> **Übersicht 1.4. Checkliste für befristete Arbeitsverträge**
>
> ▬ Befristete Arbeitsverträge sind **zulässig**
>   - bei **Neueinstellung** bis zu einer Dauer von 2 Jahren ohne sachlichen Grund,
>   - bei **Neugründung** bis zu einer Dauer von 4 Jahren ohne sachlichen Grund,
>   - mit **älteren Arbeitnehmern über 52 Jahre** bis zu einer Dauer von 5 Jahren ohne sachlichen Grund,
>   - in allen **anderen Fällen** mit sachlichem Grund.
> ▬ Die **Befristungsabrede** muss schriftlich getroffen werden, um wirksam zu sein; d.h., Arbeitgeber und Arbeitnehmer müssen die Befristungsabrede unterschreiben.
> ▬ Wird **nur die Befristungsabrede** schriftlich getroffen, ist der Arbeitgeber verpflichtet, dem Arbeitnehmer bei einer Befristung von mehr als 4 Wochen einen schriftlichen Nachweis der Arbeitsbedingungen auszuhändigen.
>
> ▼

- Das befristete Arbeitsverhältnis endet mit **Ablauf** der vereinbarten Befristung oder bei einer **Zweckbefristung** 2 Wochen nach der schriftlichen Mitteilung des Arbeitgebers an den Arbeitnehmer, dass der vereinbarte Zweck erreicht ist.
- Eine **ordentliche Kündigung** des befristeten Arbeitsverhältnisses ist nur möglich, wenn dies ausdrücklich im Arbeitsvertrag vereinbart ist.

1.7 Bewerbung

■ Bewerbungsverfahren

Das **Bewerbungsverfahren** ist aus **zwei Blickwinkeln** zu sehen.

■■ Sicht des sich bewerbenden Mitarbeiters

Wer sich um eine Stelle bewirbt und einem möglichen neuen Arbeitgeber seine **Bewerbungsunterlagen** schickt, muss wesentlich weniger Regeln beachten als ein Arbeitgeber, der einen neuen Mitarbeiter sucht. Der Bewerber hat grundsätzlich das Recht, sich so positiv wie möglich darzustellen. Er ist nicht verpflichtet, von sich aus über Punkte aufzuklären, die für ihn nachteilig sein könnten.

▶ Bewerbungsunterlagen dienen der positiven Darstellung des Mitarbeiters

Wird die Bewerbung nicht angenommen, kann der Bewerber die **Rückgabe seiner Unterlagen** verlangen. Der Bewerber hat aber keinen Anspruch darauf, dass ihm mitgeteilt wird, warum seine Bewerbung keinen Erfolg hatte.

■■ Sicht des einen Mitarbeiter suchenden Arbeitgebers

Der Arbeitgeber, der eine(n) neue(n) Mitarbeiter/-in sucht, wird in vielen Fällen eine Stellenanzeige in der lokalen Presse oder einer Fachzeitschrift schalten. Diese **Stellenausschreibung** ist geschlechtsneutral zu formulieren. Eine Stelle ist also immer für Männer und Frauen gleichermaßen auszuschreiben.

Darüber hinaus muss der Arbeitgeber bei der **Formulierung der Stellenanzeige** darauf achten, dass in seinen Formulierungen keine Diskriminierung wegen Alters, der ethnischen Herkunft, der Religion, der sexuellen Identität oder wegen einer Behinderung enthalten ist. Diese Pflichten ergeben sich aus dem Allgemeinen Gleichbehandlungsgesetz (AGG). Ein Arbeitgeber, der in seiner Stellenanzeige z.B. die Formulierung »Wir suchen einen Logopäden/eine Logopädin zwischen 30 und 35 Jahren« verwendet, verstößt gegen das AGG. Denn er schließt von vornherein alle Logopäden unter 30 Jahren und über 35 Jahren aus.

▶ Stellenanzeigen dürfen nicht diskriminieren

▶ AGG regelt Diskriminierungsmerkmale

Beispiel

Formulierungen für eine geschlechtsneutrale Stellenausschreibung sind:
- »Wir suchen einen Logopäden/eine Logopädin zur Verstärkung unseres Teams.«
- »Wir betreiben eine gut eingeführte Physiotherapie-Praxis. Zum 01.04.2011 haben wir eine weitere Stelle zu besetzen. Bewerben Sie sich bitte schriftlich mit aussagekräftigen Bewerbungsunterlagen.«
- »Ergotherapeut (m/w) gesucht. … Wenn Sie sich zum 01.05.2011 beruflich verändern wollen, dann bewerben Sie sich bei uns.«

Findet eine Bewerbung nicht das Interesse des Arbeitgebers, dann schickt er die Bewerbungsunterlagen an den Bewerber zurück. Die Unterlagen dürfen vom Arbeitgeber grundsätzlich **nicht aufbewahrt** werden. Möchte der Arbeitgeber dies tun, benötigt er hierzu das **Einverständnis** des Bewerbers. Diese Situation kann sich z.B. ergeben, wenn sich ein Bewerber von sich aus bewirbt, aber gerade keine Stelle zu besetzen ist.

Beispiel

In diesen Fällen kann der Arbeitgeber dem Bewerber **Folgendes** mitteilen:

»Vielen Dank für Ihre Bewerbungsunterlagen. Wir haben zurzeit keine freien Arbeitsplätze zu besetzen. Wenn Sie einverstanden sind, bewahren wir Ihre Bewerbungsunterlagen auf und melden uns bei Ihnen, wenn wir eine Stelle zu besetzen haben. Wenn Sie dies nicht möchten, rufen Sie uns an, dann senden wir Ihnen Ihre Unterlagen zurück.«

Viele Arbeitgeber neigen dazu, ihre **Absage** zu begründen. Das mag für den Bewerber hilfreich sein, ist aber im Hinblick auf das AGG gefährlich. Kann der abgelehnte Bewerber aus der Absage entnehmen, dass er wegen seines Alters, seiner ethnischen Herkunft, seines Geschlechts, seiner Religion, seiner sexuellen Identität oder wegen seiner Behinderung abgelehnt wurde, hat er möglicherweise Ansprüche gegen den Arbeitgeber wegen einer nicht erlaubten Benachteiligung nach § 15 AGG.

Ist eine Bewerbung interessant, dann beginnt ein **Einstellungsverfahren**, das mit der Einstellung des Bewerbers enden kann, aber nicht muss (lesen Sie hierzu bitte das folgende ▶ Kap. 1.8).

1.8   Einstellungsverfahren

Einen Bewerber, der das Interesse des möglichen neuen Arbeitgebers geweckt hat, wird im nächsten Schritt in der Regel zu einem **Vorstellungsgespräch** eingeladen. Dieses dient nicht nur dazu, sich gegenseitig kennenzulernen, sondern auch dazu, über die Bewerbungsunterlagen hinausgehende Informationen zu erhalten und/oder die Bewerbungsunterlagen näher zu hinterfragen.

▶ Bewerberfragebogen sind erlaubt

Manche Arbeitgeber verwenden vor oder bei Vorstellungsgesprächen einen **Bewerberfragebogen**. In einem derartigen Fragebogen ist darauf zu achten, dass dieser keine unzulässigen und keine gegen das AGG verstoßenden Fragen enthält. Fragen, die **unzulässig** sind, darf ein Bewerber im Bewerberfragebogen genauso wahrheitswidrig beantworten wie in einem Vorstellungsgespräch. **Zulässige Fragen** dagegen müssen wahrheitsgemäß beantwortet werden. Gibt der Bewerber auf eine zulässige Frage eine wahrheitswidrige Antwort und stellt sich dies nach Einstellung heraus, kann der Arbeitgeber den Arbeitsvertrag wegen **arglistiger Täuschung** anfechten. Die Anfechtung beendet das Arbeitsverhältnis rückwirkend. Erbrachte Arbeitsleistungen müssen aber bezahlt werden, da die Dauer der tatsächlichen Arbeitsleistung als faktisches Arbeitsverhältnis gilt.

▶ Zulässige Fragen müssen wahr beantwortet werden

Ein Bewerberfragebogen kann als **Beweis** für Aussagen des Bewerbers dienen, aber nur für im Fragebogen selbst gemachte Aussagen. Er ist **kein Beweis** für vom Bewerber im Vorstellungsgespräch gegebene Antworten. Den Verlauf und Inhalt eines Vorstellungsgesprächs kann ein Arbeitgeber nur beweisen, wenn er eine zweite Person zum Gespräch hinzuzieht. Diese kann dann als Zeuge in einem Streit zwischen Bewerber und Arbeitgeber aussagen, was sie gehört hat.

■   Einladung zum Vorstellungsgespräch und Kosten

▶ Vorstellungsgespräch als wichtiger

Die **Einladung zu einem Vorstellungsgespräch** kann mündlich oder schriftlich erfolgen. Bewerber, die von weit entfernt anreisen, sollte der Arbeitgeber darüber informieren, ob und in welcher Höhe er die mit dem Vorstellungsgespräch zusammenhängenden **Kosten** übernimmt. Fehlt ein entsprechender Hinweis in der Einladung, dann hat ein Bewerber einen Rechtsanspruch gegen den Arbeitgeber auf **Übernahme der Auslagen** für

- **Anreise (Fahrtkosten):** Die Anreise kann mit einem Pkw oder mit öffentlichen Verkehrsmitteln erfolgen. Im ersten Fall kann der Arbeitgeber Ersatz im Rahmen nach dem Steuerrecht gültigen aktuellen Kilometerpauschalen leisten. Bei Benutzung öffentlicher Verkehrsmittel ist der Ersatzanspruch auf die Kosten einer Bahnfahrt (Hin- und Rückfahrt) in der zweiten Klasse sowie ggf. notwendiger Taxikosten für die Fahrt zwischen Bahnhof und Ort des Vorstellungsgesprächs beschränkt.
- **Übernachtung:** Der Anspruch auf Übernahme von Übernachtungskosten entsteht aber nur dann, wenn es dem Bewerber nicht zuzumuten ist, am Tag des Vorstellungsgesprächs an- und wieder abzureisen.
- **Verpflegung:** Der Anspruch auf Übernahme von Verpflegungskosten besteht nur in engen Grenzen und meist nur im Zusammenhang mit einer notwendigen Übernachtung.

▶ Erstattungsanspruch für Reisekosten kann auch ausgeschlossen werden

Beispiel

Physiotherapeut Rainer Becker bewirbt sich von seinem Wohnort in **Hamburg** bei einer größeren Physiotherapiepraxis in **Kiel** und einer in **München**.

- Er wird zu einem Vorstellungsgespräch nach **Kiel** eingeladen. Der Termin ist mittwochs, 13:00 h.
  → Physiotherapeut Becker kann mittwochs zum Vorstellungsgespräch anreisen und danach wieder nach Hamburg zurückkehren. Er hat daher nur Anspruch auf **Übernahme der Fahrtkosten**.
- Physiotherapeut Becker wird auch zu einem Vorstellungsgespräch nach **München** eingeladen. Der Termin ist mittwochs, 9:00 h.
  → Physiotherapeut Becker muss am Vortag anreisen, um den Termin ausgeruht wahrnehmen zu können. Becker hat daher Anspruch auf **Übernahme von Fahrtkosten, Übernachtungs- und Verpflegungskosten**. Bei der Verpflegung muss der Arbeitgeber zumindest die Kosten eines Frühstücks übernehmen.

Arbeitgeber, die **keine oder nur einen Teil der Kosten** im Zusammenhang mit einem Vorstellungsgespräch übernehmen wollen, müssen hierauf ausdrücklich hinweisen. Dies sollte spätestens mit der Einladung zum Vorstellungsgespräch geschehen. Schriftform ist zu empfehlen, damit dem Bewerber klar ist, welche Kosten auf ihn zukommen.

Ein Bewerber, dessen **Arbeitsverhältnis gekündigt** ist, hat gegen seinen bisherigen Arbeitgeber einen Rechtsanspruch auf **bezahlte Freistellung** (§ 629 BGB). Erfolgt die Bewerbung aus einem **ungekündigten Arbeitsverhältnis** heraus, besteht dieser Freistellungsanspruch nicht. Der Bewerber nimmt dann in aller Regel einen **Urlaubstag** in Anspruch, um der Einladung zum Vorstellungsgespräch Folge leisten zu können. Der mögliche neue Arbeitgeber ist nicht verpflichtet, diesen Urlaubstag in irgendeiner Form abzugelten.

▶ Im gekündigten Arbeitsverhältnis muss zur Stellensuche freigegeben werden

■ Fragerecht im Allgemeinen

Ein Vorstellungsgespräch dient beiden Seiten dazu, sich Informationen über den anderen zu beschaffen und sich gegenseitig kennenzulernen, ob man zueinander passt. Beide Seiten wollen in einem Vorstellungsgespräch aber nicht unbedingt alles offen legen, sondern nur das, was für die Eingehung eines Arbeitsverhältnisses und die zukünftige Zusammenarbeit notwendig ist. Für bei-

▶ Beide Seiten dürfen Fragen stellen

de Seiten gilt: Es besteht ein **Fragerecht**, wenn ein berechtigtes, billigenswertes und schutzwürdiges Interesse an einer Frage besteht, die für das Arbeitsverhältnis von Bedeutung ist. Besteht kein Fragerecht, darf der Gefragte bei der Antwort lügen.

■   Fragerecht des Arbeitgebers

Das Fragerecht des Arbeitgebers wurde durch die Rechtsprechung der Arbeitsgerichte, des Europäischen Gerichtshofs und in jüngster Zeit durch das AGG präzisiert bzw. eingeschränkt. **Unzulässig** in Bewerberfragebogen und Vorstellungsgespräch sind **Fragen nach**

► Unzulässige Fragen u. a. Familienplanung, Religion, Behinderung

–   dem Bestehen einer Schwangerschaft, einem Kinderwunsch oder der Familienplanung,
–   der Zugehörigkeit zu einer Gewerkschaft (es sei denn, der Arbeitgeber ist eine Gewerkschaft),
–   der Religionszugehörigkeit (es sei denn, der Arbeitgeber ist eine kirchliche Einrichtung, also z.B. ein kirchlich getragenes Krankenhaus oder eine kirchlich getragene Pflegeeinrichtung),
–   einer Behinderung und danach, ob der Bewerber als Schwerbehinderter oder Gleichgestellter anerkannt ist oder ein entsprechendes Antragsverfahren läuft,
–   der ethnischen Herkunft,
–   Vorstrafen, es sei denn, sie ist für die Art des zu besetzenden Arbeitsplatzes von Bedeutung.

Beispiel
Ergotherapeut Peter soll, sofern es zu einem Arbeitsverhältnis mit ihm kommt, auch die Praxiskasse betreuen. In diesem Fall ist die Frage nach einer **Vorstrafe** im Bereich von Vermögensdelikten (also Diebstahl, Unterschlagung, Untreue) zulässig. Die Frage nach Vorstrafen wegen z.B. Geschwindigkeitsüberschreitungen ist aber nicht erlaubt.

► Fragen zum Beruf und Werdegang sind erlaubt

Erlaubt sind alle Fragen, die **berufliche Qualifikation** und den **beruflichen Werdegang** des Bewerbers betreffen. Erlaubt sind weiter alle Fragen, die sich aus den eingereichten Bewerbungsunterlagen ergeben. Geht aus diesen z.B. hervor, dass der Lebenslauf des Bewerbers **Lücken** hat, darf der Arbeitgeber nachfragen. Die Frage nach der bisherigen Vergütung ist nur dann erlaubt, wenn der Bewerber diese Vergütung jetzt auch einfordert, er seine Vergütungsvorstellung also z.B. damit umschreibt, er wolle sich finanziell nicht verschlechtern. Der mögliche neue Arbeitgeber kann dann erwarten, dass der Bewerber sagt, welche Vergütungshöhe er sich konkret vorstellt oder seine bisherige Vergütung und deren Zusammensetzung erläutert.

■   Offenbarungspflicht des Bewerbers

► Einige Sachverhalte muss ein Bewerber von sich aus ansprechen

Ein Bewerber ist grundsätzlich nicht verpflichtet, von sich aus Unvorteilhaftes anzusprechen. Es ist Aufgabe des Arbeitgebers, Schwachstellen des Bewerbers mit zulässigen Fragen herauszufinden. Nur in bestimmten – von der Rechtsprechung entwickelten – Fällen kann den Bewerber eine **Offenbarungspflicht** treffen, und er muss einen für ihn unvorteilhaften Sachverhalt von sich aus ansprechen. Die **wichtigsten Fälle**, in denen den Bewerber eine Offenbarungspflicht trifft, sind:

–   **In absehbarer Zeit zu verbüßende Haftstrafen:** Hat der Bewerber demnächst eine Haftstrafe anzutreten und kann deswegen die Arbeit nicht zum geplanten Termin aufnehmen oder muss diese wegen der Haftstrafe wieder unterbrochen werden, ist der Bewerber verpflichtet, dies dem möglichen neuen Arbeitgeber mitzuteilen.

— **Erkrankungen, die den Arbeitnehmer dauerhaft an der Erbringung der Arbeitsleistung hindern:** Über ausgeheilte oder akute Erkrankungen muss der Bewerber nicht aufklären, wohl aber über Erkrankungen, die ihn daran hindern, die vereinbarte Arbeitsleistung zu erbringen, oder über Erkrankungen, bei denen die Gefahr der Ansteckung von Patienten oder Arbeitskollegen besteht. Reagiert ein Physiotherapeut z.B. mit Hautallergien auf Massagecremes und -öle, dann hindert ihn dies an der Arbeitsausführung. Er ist daher verpflichtet, diesen Punkt im Vorstellungsgespräch von sich aus anzusprechen.

▶ Wer die geforderte Arbeit nicht leisten kann, muss dies offenlegen

— **Alle Umstände, die ihn daran hindern, die Arbeit zum vorgesehen Termin aufzunehmen oder diese vertragsgemäß auszuführen:** Weiß ein Bewerber, dass er sich zum geplanten Arbeitsbeginn in einer Reha-Maßnahme befindet oder seinen Wehr- oder Zivildienst ableisten muss, hat er den Arbeitgeber hierüber aufzuklären. Leidet ein Masseur z.B. unter Athrose in den Händen und kann seinen Beruf nur noch wenige Stunden am Tag ausüben, muss er dies offenlegen, wenn er sich auf eine Vollzeitstelle bewirbt.

■ Zusammenfassung

In der Checkliste in ▶ Übersicht 1.5 sind wichtige Hinweise für das Bewerbungs- und Einstellungsverfahren zusammengefasst.

Übersicht 1.5. Checkliste für das Bewerbungs- und Einstellungsverfahren

— **Stellenanzeigen** immer geschlechtsneutral und diskriminierungsfrei formulieren!
— **Inhalt der Stellenanzeige**
 – Wer sucht wen?
 – Welche Qualifikationen sollen vorhanden sein? Welche Gegenleistungen bietet der Arbeitgeber?
 – Ggf. Stichtag, bis zu dem eingegangene Bewerbungen berücksichtigt werden.
— **Eingehende Bewerbungen**
 – Eingang bestätigen,
 – Unterlagen sichten und auswerten.
— **Uninteressante Bewerbungen**
 – Mit Absage zurückschicken.
 – **Vorsicht** bei Angaben zum Grund der Absage: es könnte ein Verdacht auf Diskriminierung erweckt werden! Also so neutral wie möglich formulieren.
— **Interessante Bewerbungen**
 – Falls die Bewerbung nicht auf eine aktuelle Stellenanzeige erfolgt und der Arbeitgeber die Bewerbungsunterlagen zunächst aufbewahren will: Schreiben an den Bewerber, ob er mit der Aufbewahrung einverstanden ist.
 – Ggf. einen Bewerberfragebogen zusenden. Darauf achten, dass der Bewerberfragebogen keine unzulässigen Fragen enthält.
 – Zum Vorstellungsgespräch einladen.

▼

- In die Einladung einen Hinweis aufnehmen, ob und in welchem Umfang Kosten im Zusammenhang mit dem Vorstellungsgespräch vom Arbeitgeber erstattet werden.
- **Vorstellungsgespräch vorbereiten**
  - Sowohl Bewerber als auch Arbeitgeber sollten sich organisatorisch und intensiv auf das Gespräch vorbereiten. Beide sollten beim Vorstellungsgespräch ausgeruht sein und Zeit für das Gespräch haben.
  - Vorbereitung von geeigneten und erlaubten Fragen , um anhand der Antworten zu prüfen, ob und zu welchen Bedingungen Arbeitgeber und Bewerber zueinander passen.
  - Als Arbeitgeber: Vorbereitung des Raums, in dem das Vorstellungsgespräch stattfinden soll. Schaffen einer angenehmen und ruhigen Atmosphäre. Sicherstellen, dass während des Gesprächs keine Störung erfolgt und kein Unbefugter das Gespräch mithören kann.
- **Vorstellungsgespräch führen**
  - Aufwärmphase nicht vergessen!
  - Nur zulässige Fragen stellen!
  - Ggf. durch den Betrieb/die Praxis führen, um die künftige Wirkungsstätte vorzustellen.
  - Am Ende des Gesprächs: Ausblick, bis wann der Bewerber mit einer Entscheidung rechnen kann.
- **Allen Bewerbern, mit denen ein Vorstellungsgespräch geführt wurde, die sie betreffende Entscheidung zukommen lassen**
  - Abgelehnte Bewerber erhalten ihre Unterlagen zurück. Sie werden, falls der Arbeitgeber die Übernahme von Vorstellungskosten nicht ausgeschlossen hat, aufgefordert, ihre Kosten bis zu einem Stichtag in Rechnung zu stellen.
  - Der Bewerber, der eingestellt werden soll, erhält vom Arbeitgeber den Arbeitsvertrag. Seine Bewerbungsunterlagen kommen in die Personalakte.

1.9   Elternzeit

Mutterschutz und Elternzeit – diese beiden Begriffe gehören thematisch zusammen, sind aber in zwei verschiedenen Gesetzen geregelt. Zu Mutterschutz lesen Sie bitte ► Kap. 1.15.

- Wer hat Anspruch auf Elternzeit?

Die Voraussetzungen der Elternzeit und des Elterngeldes sind im Bundeselterngeld- und Elternzeitgesetz (BEEG) geregelt.

► Elterngeld erhält, wer sein Kind in Deutschland betreut

Anspruch auf **Elterngeld** haben alle in Deutschland Lebenden, die ihr Kind selbst betreuen und keiner oder keiner vollen Erwerbstätigkeit nachgehen. Das Elterngeld muss schriftlich beantragt werden. Es kann vom Tag der Geburt bis zur Vollendung des 14. Lebensmonats des Kindes bezogen werden. Näheres hierzu finden Sie in den §§ 1 bis 14 BEEG.

► Elternzeit erhalten Mütter und Vater sowie Großeltern

Anspruch auf **Elternzeit** haben Mütter und Väter, die in einem Arbeitsverhältnis stehen, wenn sie mit ihrem Kind in einem Haushalt leben und dieses Kind selbst betreuen und erziehen (§ 15 Abs. 1 BEEG). Darüber hinaus können Anspruch auf Elternzeit auch Arbeitnehmer haben, die mit ihrem Enkelkind in einem Haushalt leben, dieses Kind selbst betreuen und erziehen, wenn ein Elternteil des Kindes minderjährig ist oder sich im letzten oder vorletzten Jahr einer Ausbildung befindet. Großeltern haben aber nur dann Anspruch auf Elternzeit, wenn keiner der Elternteile des Kindes selbst Elternzeit beansprucht (§ 15 Abs. 1a BEEG).

Elternzeit kann bis zur Vollendung des 3. Lebensjahres des Kindes in Anspruch genommen werden. Die Dauer beträgt also maximal **36 Monate**. Von diesen können – allerdings nur mit Zustimmung des Arbeitgebers – 12 Monate über das 3. Lebensjahr des Kindes hinaus bis zur Vollendung des 8. Lebensjahres des Kindes übertragen werden. Insgesamt darf der Arbeitnehmer aber immer nur 36 Monate Elternzeit in Anspruch nehmen. Bei Arbeitnehmerinnen wird die Zeit der Mutterschutzfrist nach der Geburt auf die Dauer der Elternzeit angerechnet (§ 15 Absatz 2 BEEG).

> ▶ Maximal 3 Jahre Elternzeit pro Kind

> ❯ — **Anspruch auf Elternzeit** haben alle Arbeitnehmer und Arbeitnehmerinnen, also auch Teilzeitbeschäftigte, Mitarbeiter mit befristeten Arbeitsverträgen, zur Berufsausbildung Beschäftigte, leitende Angestellte.
> — Bei **befristeten Arbeitsverträgen** verlängert die Elternzeit nicht das Arbeitsverhältnis. Dieses endet trotz Elternzeit mit Ablauf der vereinbarten Befristung oder Erreichen des vereinbarten Zwecks.
> — **Keinen Anspruch auf Elternzeit** haben Selbstständige. Hierzu zählen auch die freien Mitarbeiter.

▪ Schriftlicher Antrag mindestens 7 Wochen vor Inanspruchnahme

Wer Elternzeit beanspruchen will, muss diese schriftlich vom Arbeitgeber verlangen und zwar spätestens 7 Wochen vor dem gewünschten Beginn (§ 16 Abs. 1 BEEG). Eine **Arbeitnehmerin**, die im Anschluss an die Mutterschutzfristen Elternzeit in Anspruch nehmen will, muss die Elternzeit daher spätestens eine Woche nach der Geburt beantragen. Die **Mutterschutzfrist** nach der Geburt beträgt – außer bei Frühgebührten – 8 Wochen.

> ▶ Antrag muss 7 Wochen vorher gestellt werden

> ❗ Die **Mutterschutzfrist** verlängert die Elternzeit nicht, sondern wird auf diese angerechnet!

Väter, die Elternzeit gleich nach der Geburt ihres Kindes in Anspruch nehmen wollen, müssen die Elternzeit spätestens 7 Wochen vor dem errechneten Geburtstermin beantragen. Ist die Geburt später, beginnt die Elternzeit entsprechend später mit dem tatsächlichen Geburtstag.

Mit dem Antrag auf Elternzeit ist gleichzeitig eine Erklärung abzugeben, für **welche Zeiträume innerhalb von 2 Jahren** der Arbeitnehmer Elternzeit haben will. Diese Erklärung ist verbindlich, d.h., Arbeitnehmer und Arbeitgeber sind an den beantragten Zeitraum für die Elternzeit und an die vom Arbeitnehmer gewünschte Aufteilung gebunden. Der Arbeitgeber ist verpflichtet, die Elternzeit zu bescheinigen. Ihm steht aber **kein Recht** zu, den Antrag auf Elternzeit und/oder die beantragte Verteilung abzulehnen.

> ▶ Arbeitnehmer muss Aufteilung für 2 Jahre im Voraus festlegen

Die Elternzeit kann ganz oder teilweise von einem Elternteil in Anspruch genommen werden. Mutter und Vater können sich die Elternzeit aber auch untereinander aufteilen. Sie können die Elternzeit aber auch gemeinsam in Anspruch nehmen (§ 15 Absatz 3 BEEG). Die Elternzeit kann grundsätzlich nur auf **zwei Zeitabschnitte** verteilt werden (§ 16 Absatz 1 Satz 5 BEEG). Will ein Arbeitnehmer die Elternzeit auf mehr als zwei Zeiträume verteilen, benötigt er hierzu die Zustimmung des Arbeitgebers.

Beispiel

Physiotherapeutin Renate Hemm beantragt **Elternzeit** ab Geburt Ihres Kindes für ein Jahr, sowie einen weiteren Zeitabschnitt ab dem 2. Geburtstag ihres Kindes bis zu dessen vollendetem 3. Lebensjahr. In der Zeit zwischen dem 1. und 2. Geburtstag möchte Herr Hemm bei seinem Arbeitgeber Elternzeit nehmen und hat dies auch schon so beantragt.

→ Der Arbeitgeber von Physiotherapeutin Hemm hätte es lieber, wenn Frau Hemm 2 Jahre Elternzeit am Stück nimmt, statt die Elternzeit zu stückeln, weil er dann 2-mal eine Vertretung einstellen und einarbeiten muss. Doch der Arbeitgeber hat die **Entscheidung** von Frau Hemm und ihrem Mann **zu akzeptieren**. Er muss Frau Hemm Elternzeit in den beantragen Zeiträumen gewähren.

→ Falls der Wechsel in der Elternzeit von Frau Hemm auf Herrn Hemm aus wichtigem Grund nicht erfolgen kann, könnte Frau Hemm eine Verlängerung ihrer Elternzeit verlangen (§ 16 Absatz 3 Satz 4 BEEG).

▶ Vorzeitiger Ausstieg aus Elternzeit nur mit Zustimmung des Arbeitgebers

Die Elternzeit endet mit Ablauf des beantragten Zeitabschnitts, bei Ausschöpfen des vollen Zeitraums spätestens mit der Vollendung des 3. Lebensjahres des Kindes. Eine vorzeitige Beendigung der Elternzeit ist nur mit Zustimmung des Arbeitgebers möglich (§ 16 Absatz 3 BEEG).

⟩ Ausnahme: Stirbt das Kind während der Elternzeit, endet diese automatisch spätestens 3 Wochen nach dem Tod des Kindes.

■ Nach dem Ende der Elternzeit

▶ Kein Anspruch auf alten Arbeitsplatz

Während der Dauer der Elternzeit ruhen die beiderseitigen Rechte und Pflichten aus dem Arbeitsverhältnis. Nach dem Ende der Elternzeit lebt dieses ruhende Arbeitsverhältnis wieder auf. Endet die Elternzeit, haben Väter und Mütter einen Anspruch, zu den vor der Elternzeit geltenden Arbeitsbedingungen weiterbeschäftigt zu werden. Die **Rückkehr auf genau den Arbeitsplatz**, den ein Arbeitnehmer vor der Elternzeit hatte, kann nicht verlangt werden.

Beispiel

Physiotherapeut Leinweber hatte ein 1 Elternzeit. Vor der Elternzeit war er im Krankenhaus KH auf der **chirurgischen Abteilung** eingesetzt. Die Personalleitung des Krankenhauses will Physiotherapeut Leinweber nach seiner Rückkehr aus der Elternzeit auf mehreren Stationen einsetzen.

→ Wenn der Arbeitsvertrag von Leinweber keine ausdrückliche Regelung enthält, dass Leinweber nur in der chirurgischen Abteilung tätig wird, dann kann das Krankenhaus Leinweber nach Rückkehr aus der Elternzeit **in allen Abteilungen/Stationen** als Physiotherapeut einsetzen.

Je länger die Elternzeit dauert, umso größer ist die Wahrscheinlichkeit, dass in der Praxis, im Krankenhaus, am bisherigen Arbeitsplatz **Änderungen** im betrieblichen oder beruflichen Alltag stattgefunden haben, z.B. veränderte Abrechnungsverfahren, neue Behandlungsmethoden, neue Arbeitskollegen, ein anderer oder weiterer Praxisinhaber. Mündliche Absprachen, wie es nach der Elternzeit weitergeht, können sich schnell als gegenstandslos erweisen. Die Ausstellung eines Zeugnisses kann sich schwierig gestalten, weil der Vorgesetzte nicht mehr greifbar ist. Vor diesem Hintergrund sollten Sie nachfolgende Tipps beachten.

Praxistipp

- Absprachen für die Zeit nach der Elternzeit schriftlich vereinbaren, wenn sie verbindlich sein sollen.
- Jeder Arbeitnehmer sollte bei Beginn der Elternzeit ein Zwischenzeugnis verlangen.
- Arbeitnehmer sollten auch während der Elternzeit Fortbildungsveranstaltungen besuchen, um den fachlichen Anschluss nicht zu verlieren.
- Es erleichtert die Rückkehr aus der Elternzeit, wenn der Kontakt zu den Kollegen und zum Arbeitgeber nicht abreißt.

■ Teilzeit in Elternzeit

Während der Elternzeit darf der Arbeitnehmer eine Teilzeitbeschäftigung bis zu **30 Wochenstunden** ausüben. Die **Teilzeitbeschäftigung** darf beim bisherigen Arbeitgeber oder – falls dieser keine Teilzeitbeschäftigung ermöglichen kann – mit Zustimmung des bisherigen Arbeitgebers bei einem anderen Arbeitgeber oder in selbstständiger Tätigkeit ausgeübt werden (§ 15 Absatz 4 BEEG). Seine Zustimmung zu einer Teilzeitbeschäftigung bei einem anderen Arbeitgeber oder in selbstständiger Tätigkeit darf der Arbeitgeber nur aus dringenden betrieblichen Gründen ablehnen. Die **Ablehnung** muss innerhalb einer Frist von 4 Wochen – nach Eingang des Antrags auf Zustimmung – schriftlich erfolgen (§ 15 Absatz 4 Satz 4 BEEG).

► In Elternzeit ist eine Teilzeitarbeit bis zu 30 Stunden erlaubt

Wer bei seinem bisherigen Arbeitgeber eine Vollzeitbeschäftigung hatte und in der Elternzeit eine Teilzeitbeschäftigung ausüben will, muss dies 7 Wochen vor dem gewünschten Beginn beantragen. Der **Antrag** muss den gewünschten Beginn der Teilzeitarbeit, den Umfang der verringerten Arbeitszeit und deren Verteilung enthalten.

► Antrag auf Teilzeit 7 Wochen vor Beginn

Arbeitgeber und Arbeitnehmer sollen sich über diesen Antrag dann innerhalb von 4 Wochen einigen. Kommt **keine Einigung** zustande, sind **zwei Fälle** zu unterscheiden:

- In **Kleinbetrieben**, in denen **nicht mehr als 15 Arbeitnehmer** beschäftigt sind, besteht kein Rechtsanspruch auf eine Teilzeitbeschäftigung (§ 15 Abs. 7 Nr. 1 BEEG). Einigen sich Arbeitnehmer und Arbeitgeber in diesen Fällen nicht über die Teilzeitbeschäftigung und lehnt der Arbeitgeber den Antrag schriftlich innerhalb von 4 Wochen ab, kommt es nicht zu einer Teilzeitbeschäftigung. Der Arbeitnehmer hat dann die Möglichkeit, sich eine Teilzeitbeschäftigung bei einem anderen Arbeitgeber zu suchen, muss aber vor deren Aufnahme die Zustimmung des bisherigen Arbeitgebers zur Teilzeitbeschäftigung einholen. Dieser kann die Zustimmung nicht mit dem Argument verweigern, der Arbeitnehmer könne ja bei ihm arbeiten.
- In **Betrieben**, in denen in der Regel **mehr als 15 Arbeitnehmer** beschäftigt werden, besteht unter den nachfolgenden Voraussetzungen während der Gesamtdauer der Elternzeit 2-mal ein Rechtsanspruch auf Verringerung der Arbeitszeit (§ 15 Abs. 7 BEEG):
  - Das Arbeitsverhältnis in demselben Betrieb oder Unternehmen besteht ohne Unterbrechung länger als 6 Monate.
  - Die vertraglich vereinbarte regelmäßige Arbeitszeit soll für mindestens 2 Monate auf einen Umfang zwischen 15 und 30 Wochenstunden verringert werden.
  - Dem Anspruch stehen keine dringenden betrieblichen Gründe entgegen.
  - Der Teilzeitwunsch wurde dem Arbeitgeber 7 Wochen vor Beginn der Tätigkeit schriftlich mitgeteilt.

Dringende **betriebliche Gründe** liegen besonders dann vor, wenn die Verringerung der Arbeitszeit die Organisation, den Arbeitsablauf oder die Sicherheit im Betrieb/in der Praxis wesentlich beeinträchtigt oder unverhältnismäßig hohe Kosten verursacht.

Beispiel

Logopädin Sauer möchte in der Elternzeit 10 Stunden wöchentlich, verteilt auf 2 Vormittage, arbeiten. Vor der Elternzeit arbeitete sie 40 Stunden wöchentlich. Der Arbeitgeber benötigt für die Dauer der Elternzeit von Sauer die Arbeitskapazität einer Vollzeitkraft (aber nicht mehr) und hat schon eine Vertretung eingestellt.
→ Der Arbeitgeber kann den Teilzeitwunsch von Sauer ablehnen, weil **dringende betriebliche Gründe** vorliegen:
- **Kosten:** Die Teilzeitbeschäftigung von Sauer belastet den Arbeitgeber mit zusätzlichen Lohn- und Lohnnebenkosten.
- **Arbeitskapazität:** Für weitere 10 Arbeitsstunden ist keine Arbeit vorhanden.

■ Urlaub und Elternzeit

▶ Jahresurlaub wird gekürzt

Für die Dauer der Elternzeit kann der Arbeitgeber den **Jahresurlaub** kürzen. Und zwar für jeden vollen Kalendermonat um 1/12. Dieses Recht zur Kürzung des Jahresurlaubs besteht nicht, wenn der Arbeitnehmer während der Elternzeit eine Teilzeitbeschäftigung beim bisherigen Arbeitgeber ausübt (§ 17 Absatz 1 BEEG).

Konnte der Arbeitnehmer vor Beginn der Elternzeit seinen ihm zustehenden Urlaub nicht oder nicht vollständig erhalten, so ist der **Resturlaubsanspruch** auf die Zeit nach der Elternzeit zu übertragen. Er muss dann nach der Elternzeit im laufenden oder nächsten Urlaubsjahr gewährt werden (§ 17 Absatz 2 BEEG). Hat der Arbeitnehmer vor Beginn der Elternzeit mehr Urlaub erhalten, als ihm unter Berücksichtigung der zulässigen Kürzung für die Dauer der Elternzeit zusteht, kann der Arbeitgeber nach Ende der Elternzeit den dem Arbeitnehmer dann zustehenden Urlaub entsprechend kürzen (§ 17 Absatz 4 BEEG).

Endet das Arbeitsverhältnis während oder mit Ablauf der Elternzeit, dann hat der Arbeitgeber nicht gewährten Urlaub abzugelten (§ 17 Abs. 3 BEEG).

Beispiel

Ergotherapeutin Marlies Zent wurde am 30. Juni 2010 Mutter. Sie nimmt Elternzeit im Anschluss an die Mutterschutzfrist ab **26. August für die Dauer von 3 Jahren**. Vor Beginn der Mutterschutzfrist hatte sie noch Urlaub mit insgesamt **20 Arbeitstagen** genommen. Vertraglich sind 24 Arbeitstage Urlaub vereinbart:
- Für die Monate September bis Dezember 2010 kann der Arbeitgeber den Urlaub kürzen und zwar um 4/12 = 8 Arbeitstage. Für 2010 ergibt sich nach der Kürzung ein Gesamturlaubsanspruch von 16 Arbeitstagen.
- Für die Jahre 2011 und 2012 kürzt der Arbeitgeber den Urlaub vollständig.
- Die Elternzeit endet am 29. Juni 2013. Der Arbeitgeber kann für 2013 den Jahresurlaub nochmals um 5/12 = 10 Arbeitstage kürzen. Für 2013 hätte Zent einen Urlaubsanspruch von 14 Arbeitstagen.
- Da Zent 2010 vor Beginn der Elternzeit 4 Arbeitstage mehr Urlaub erhalten hatte, als ihr zustanden, kann der Arbeitgeber den Jahresurlaub 2013 nochmals um diese 4 Tage kürzen. Für Zent verbleibt für das Jahr 2013 ein Resturlaubsanspruch von 10 Arbeitstagen.

■ Kündigungsschutz in der Elternzeit

▶ Kündigungsschutz in der Elternzeit

Ab dem Zeitpunkt, an dem ein Arbeitnehmer Elternzeit verlangt hat, besteht für ihn **Kündigungsschutz** (§ 18 BBEG). Um Missbrauch zu vermeiden, besteht der Kündigungsschutz jedoch längstens 8 Wochen vor Beginn der Elternzeit. Dieser Kündigungsschutz besteht auch, wenn Arbeitnehmerinnen und Arbeitnehmer

- während der Elternzeit bei demselben Arbeitgeber Teilzeitarbeit leisten,
- Teilzeitarbeit leisten, ohne Elternzeit in Anspruch zu nehmen und Anspruch auf Elterngeld haben.

Wegen des Kündigungsschutzes kann der Arbeitgeber den Arbeitnehmer nur in besonderen Fällen ausnahmsweise und nur mit Zustimmung der zuständigen Arbeitsschutzbehörde kündigen.

▸ Zustimmung der Arbeitsschutzbehörde ist vor Kündigung einzuholen

Der Arbeitnehmer oder die Arbeitnehmerin kann das Arbeitsverhältnis zum Ende der Elternzeit mit einer Kündigungsfrist von 3 Monaten kündigen (§ 19 BEEG). Diese **gesetzliche Kündigungsfrist** geht einzelvertraglich vereinbarten Kündigungsfristen oder den Kündigungsfristen des § 622 BGB vor. Die verlängerte Kündigungsfrist soll es dem Arbeitgeber, der mit der Rückkehr des Arbeitnehmers gerechnet hatte, ermöglichen, rechtzeitig anderweitige Personaldispositionen zu treffen.

❯ **Aufhebungsverträge** sind weder von dem besonderen Kündigungsschutz in der Elternzeit noch von den verlängerten Kündigungsfristen betroffen. Arbeitgeber und Arbeitnehmer können durch einen Aufhebungsvertrag das Arbeitsverhältnis also jederzeit, zu jedem beliebigen Zeitpunkt und ohne behördliche Zustimmung wirksam beenden.

1.10 Fortbildung von Mitarbeitern

Jeder Praxisinhaber ist darauf angewiesen, dass nicht nur er selbst, sondern auch die angestellten Physiotherapeuten, Logopäden oder Ergotherapeuten stets über einen aktuellen Wissens- und Kenntnisstand verfügen. Viele Arbeitgeber sind daher auch bereit, **Fortbildungskosten** ganz oder teilweise zu übernehmen, wenn

- das verbesserte Wissen und neu erworbene Kenntnisse den Patienten seiner Praxis zugute kommen,
- er aufgrund der Umsetzung der Fortbildungsergebnisse gegenüber der Krankenkasse neue oder höhere Abrechnungspositionen zu seinen Gunsten geltend machen kann.

■ Fortbildungspflicht

Eine **Fortbildungspflicht** für den zugelassenen Heilmittelerbringer oder den fachlichen Leiter einer Praxis ergibt sich aus § 125 Absatz 1 SGB V und den hierzu erlassenen Rahmenempfehlungen bzw. Kassenverträgen. Die **gesetzliche Fortbildungspflicht** besteht nicht für angestellte oder freie Mitarbeiter, wenn sich nicht aus den Rahmenverträgen zwischen den Berufsverbänden und den Krankenkassen etwas anderes ergibt. Ob Praxisinhaber oder fachliche Leiter ihre Fortbildungspflicht erfüllen, kann durch die Landesverbände der Krankenkassen geprüft werden. Diesen müssen dann Nachweise über besuchte Fortbildungsveranstaltungen vorgelegt werden.

▸ Fortbildungspflicht besteht für Praxisinhaber und fachliche Leitung

Grundsätzlich gilt: Zur Ermittlung des Umfangs der Fortbildung wurde ein **Punktesystem** eingeführt. Ein Fortbildungspunkt entspricht einer Unterrichtseinheit von 45 Minuten. Innerhalb eines Zeitraums von 4 Jahren müssen 60 Fortbildungspunkte nachgewiesen werden. Im Interesse einer kontinuierlichen Fortbildung sollen dabei 15 Fortbildungspunkte jährlich erzielt werden. Der Betrachtungszeitraum für Fortbildungen begann erstmals am 01.01.2007 mit der Besonderheit, dass nach dem 31.10.2006 begonnene Fortbildungen in den Betrachtungszeitraum einbezogen werden. Zwischen dem 01.11.2006 und dem 31.12.2010 sind 60 Fortbildungspunkte nachzuweisen. Rahmenverträge zwischen den Berufsverbänden und den Krankenkassen können hier andere Regelungen enthalten.

Wer dieser gesetzlichen Fortbildungspflicht nicht nachkommt, dem drohen **Vergütungsabschläge**, die erstmals ab dem 01.01.2011 vorgenommen werden können. In der Protokollnotiz zur Anlage 4 der Rahmenempfehlung, die allgemeine Regelungen zur Anerkennung und Nichtanerkennung von Fortbildungsveranstaltungen sowie zu Qualitätskriterien für Fortbildungen enthält, ist jedoch vorgesehen, dass innerhalb eines Jahres – also bis 31.12.2011 – fehlende Fortbildungen und damit fehlende Fortbildungspunkte nachgeholt werden können. Erst wenn bis 31.12.2011 kein ausreichender Fortbildungsnachweis erbracht ist, wird die Vergütung gekürzt. Die Kürzung erfolgt vom 31.12.2011 bis zum Ende des Monats, in dem der Fortbildungsnachweis vorgelegt wird. Voraussichtlich soll der **Rechnungsbetrag** um pauschal 7,5%, bei Wiederholungsfällen um 15% gekürzt werden. **Durch Vereinbarungen** zwischen den Berufsverbänden und den Krankenkassen kann die Umsetzung dieser **Sanktion ausgesetzt sein oder werden.**

▪ **Vertragliche Fortbildungspflicht für Angestellte**

► Fortbildungspflicht kann auch vertraglich vereinbart werden

Für Angestellte, die nicht gleichzeitig die fachliche Leitung einer Praxis innehaben, gibt es die oben beschriebene gesetzliche Fortbildungspflicht nicht. Sie können aber durch **Regelungen im Arbeitsvertrag**

▬ oder durch Regelungen in den Rahmenverträgen verpflichtet werden, an Fortbildungsveranstaltungen teilzunehmen, oder

▬ wegen in Aussicht gestellter Kostenübernahme motiviert werden, freiwillig an Fortbildungen teilzunehmen, um ihr Wissen aktuell zu halten.

In vielen Betrieben und Praxen wird der **zweite Weg** eingeschlagen: Der Arbeitgeber erklärt sich schon im Arbeitsvertrag bereit, den Mitarbeiter pro Kalenderjahr für eine bestimmte Anzahl von Tagen von der Arbeit für die Teilnahme an Fortbildungen freizustellen oder ihm einen im Einzelfall zu bestimmenden Kostenanteil zu bezahlen, wenn das Thema der Fortbildung mit ihm abgestimmt wird. Für die konkret vom Mitarbeiter besuchteFortbildungsveranstaltung wird dann eine **gesonderte Vereinbarung** geschlossen. In dieser kann sich der Arbeitgeber mit dem Arbeitnehmer zudem auf weitere Punkte einigen und den Mitarbeiter auch zur Rückzahlung von Fortbildungskosten verpflichten, wenn er alsbald nach der Fortbildung aus der Praxis ausscheidet.

► Für konkrete Fortbildung gesonderte Vereinbarung abschließen

Eine arbeitsvertragliche Regelung zur Fortbildungspflicht kann die in ► Übersicht 1.6 aufgelisteten Fragen klären.

> **Übersicht 1.6. Checkliste für die arbeitsvertragliche Regelung zur Fortbildungspflicht**
>
> ▬ Ist der Arbeitnehmer in jedem Fall verpflichtet, an einer Fortbildung teilzunehmen, oder kann er ein Fortbildungsangebot des Arbeitgebers ablehnen?
>
> ▬ Mindest- bzw. Höchstdauer einer Fortbildung?
>
> ▼

> — Wann findet die Fortbildung statt? In der Arbeitszeit oder in der Freizeit?
> — Wer trägt die Kosten der Veranstaltung (Tagungsgebühren)? Wer trägt die Nebenkosten (z.B. Übernachtung, Anfahrt)?
>
> **Bei Kostenübernahme durch den Arbeitgeber**
> — In welchen Fällen erfolgt eine Rückzahlung durch den Arbeitnehmer? In welcher Höhe?
> — Wer entscheidet über das Thema der Fortbildung?
> — Gibt es für die Teilnahme an der Fortbildung einen Freizeitausgleich oder eine Zeitgutschrift?

■ **Muss das Gelernte weitergegeben werden?**

Das Gelernte muss umgesetzt, d.h. an den Patienten angewandt werden. Innerhalb der Praxis oder Abteilung kann das Gelernte vom Teilnehmer der Fortbildungsveranstaltung an die Kollegen z.B. in einer Teambesprechung oder einer internen Schulung weitergegeben werden. Ob und in welchem Umfang der Mitarbeiter sein neu erworbenes Wissen an Kollegen weitergibt, muss der Arbeitgeber mittels seines **Direktionsrechts** steuern, indem er z.B.

▸ Arbeitgeber kann Weitergabe des Erlernten verlangen

— zu Physiotherapeut Draum sagt, er möge seine Kollegin, Frau Engel, zu einer Behandlung hinzuziehen, in der das neu erworbene Wissen angewandt wird, oder
— innerhalb der Arbeitszeit einen Freiraum für interne Schulungen schafft, in der der Mitarbeiter über seine Erfahrung und den Inhalt der Fortbildung berichtet.

Der fortgebildete Mitarbeiter kann natürlich auch freiwillig sein Wissen an alle Kollegen weitergeben, ohne hierzu vom Arbeitgeber ausdrücklich aufgefordert worden zu sein.

■ **Rückzahlung von Fortbildungskosten**

Der Arbeitgeber, der sich an den Fortbildungskosten beteiligt, will den fortgebildeten Mitarbeiter lange in der Praxis/Abteilung behalten, damit sich die »Investition« für ihn lohnt. Der Arbeitgeber hat aber keine rechtliche Möglichkeit, den Mitarbeiter vertraglich zu verpflichten, nicht vor Ablauf eines bestimmten Zeitraums zu kündigen. Deswegen kommt spätestens dann, wenn der Mitarbeiter zeitnah zum Ende der Fortbildung kündigt, die Überlegung, ob und in welcher Höhe eine **Rückforderung der übernommenen Fortbildungskosten** möglich ist.

❯ Der Arbeitgeber kann nur dann eine vollständige oder teilweise **Rückzahlung von Fortbildungskosten** verlangen, wenn dies **einzel- oder tarifvertraglich** vorgesehen ist. Fehlt es an einer entsprechenden Vereinbarung, hat der Arbeitgeber keine Möglichkeit, geleistete Zahlungen zurückzuverlangen.

Deswegen werden entsprechende **Rückzahlungsklauseln** entweder bereits bei Abschluss des Arbeitsvertrags oder in einer gesonderten Vereinbarung unmittelbar vor der Fort- oder Weiterbildungsmaßnahme vereinbart, sofern nicht ein auf das Arbeitsverhältnis anzuwendender Tarifvertrag entsprechende Rückzahlungsklauseln enthält. Die Rückzahlungsklauseln verpflichten den Arbeitnehmer zur **völligen oder teilweisen Rückzahlung** der vom Arbeitgeber für seine Fort- oder Weiterbildung aufgewendeten Kosten, wenn er vor Ablauf bestimmter Fristen aus dem Arbeitsverhältnis ausscheidet.

▸ Rückzahlungsklauseln sind in Grenzen erlaubt

> **Rückzahlungsklauseln** sind zulässig, aber nur dann **wirksam**, wenn das Arbeitsverhältnis durch den Arbeitnehmer oder wegen eines von ihm zu verantwortenden Umstands aufgelöst wird. Ist der Arbeitgeber für die Beendigung des Arbeitsverhältnisses verantwortlich, kann er auch bei einer Rückzahlungsklausel keine Ansprüche stellen.

Beispiel

Vom **Arbeitnehmer** zu vertretender Beendigungsanlass:
- eigene Kündigung,
- Fehlverhalten des Arbeitnehmers, das zur fristgerechten oder fristlosen Arbeitgeberkündigung berechtigt.

Vom **Arbeitgeber** zu vertretender Beendigungsgrund:
- betriebsbedingte Kündigung wegen Auftrags-/Patientenmangels,
- Praxisaufgabe.

▶ Gesetzliche Schranken

Im Bereich der **Aus- und Weiterbildungskosten** unterliegen Rückzahlungsklauseln in einigen Bereichen gesetzlichen Grenzen. In folgenden Fällen kann der Arbeitgeber **keine Rückzahlung** der ihm entstandenen Aufwendungen verlangen:
- Bei **Neueinstellung/Veränderungen:** Unterrichtung über die Arbeitsaufgabe oder den Arbeitsplatz aufgrund des Arbeitsvertrags oder nach § 81 BetrVG.
- **Berufsausbildungsverhältnisse:** Nach § 12 Abs. 2 Nr. 1 BBiG sind Vereinbarungen über eine Verpflichtung des Auszubildenden, für die Berufsausbildung eine Entschädigung zu zahlen, nichtig. Etwas anderes gilt nur, wenn der Arbeitgeber sich verpflichtet, einem Arbeitnehmer mit bereits abgeschlossener Berufsausbildung Kenntnisse und Fähigkeiten zur Ausübung eines weiteren Berufs zu vermitteln. In diesem Fall kann der Arbeitgeber mit dem Arbeitnehmer eine Rückzahlungsvereinbarung treffen (BAG, Urteil vom 20.02.1975, 5 AZR 240/74 = BB 1975,906 = DB 1975,1659).

■ Umfang der Rückzahlungsvereinbarung

▶ Rückzahlungsvereinbarungen müssen Fristen beachten

Da neben den beiden oben genannten Einschränkungen keine weiteren gesetzlichen Vorschriften für die Zulässigkeit von Rückzahlungsvereinbarungen im Bereich der Fort- und Weiterbildungskosten bestehen, sind die Zulässigkeitskriterien für wirksame Rückzahlungsklauseln vom **Bundesarbeitsgericht** entwickelt worden. Dieses hält einzelvertraglich **Rückzahlungsvereinbarungen** über die Rückerstattung von Fort- und Weiterbildungskosten grundsätzlich für **zulässig**, wenn vor Ablauf bestimmter Fristen
- der **Arbeitnehmer** selbst das Arbeitsverhältnis beendet,
- der **Arbeitgeber** das Arbeitsverhältnis mittels einer verhaltensbedingten ordentlichen oder außerordentlichen Kündigung beendet oder aus diesen Gründen einen Aufhebungsvertrag mit dem Arbeitnehmer schließt.

▶ Keine willkürliche Beschränkung des Kündigungsrechts

Im Rahmen der Vertragsfreiheit der Arbeitsvertragsparteien erkennt das BAG nur Rückzahlungsvereinbarungen an, die im Rahmen einer Gesamtabwägung keine unsachgerechte Kündigungsbeschränkung darstellen. Eine Rückzahlungsklausel darf das Grundrecht auf freie Arbeitsplatzwahl nicht über Gebühr einschränken.

1.11 Geringfügig entlohnte Beschäftigte

Minijob – ist
- ein anderes Wort für geringfügig entlohnte Beschäftigung,
- die arbeitsrechtliche und sozialversicherungsrechtliche Gestaltungsform, die am häufigsten für Aushilfsarbeitsverhältnisse genutzt wird,
- ein Teilzeitarbeitsverhältnis mit einer regelmäßigen monatlichen Vergütung von nicht mehr als 400 €, das für den Arbeitnehmer sozialversicherungs- und steuerfrei ist.

Weitere Grenzen müssen nicht beachtet werden. Es gibt **keinen Mindeststundenlohn**, es sei denn für die ganze Branche gilt ein solcher, und **keine Mindest- oder Höchstarbeitszeit**. Arbeitszeit und Vergütung können frei im Rahmen der Vertragsfreiheit vereinbart werden. Möglich ist eine Vergütung nach tatsächlich geleisteten Arbeitsstunden ebenso wie die Vereinbarung einer monatlich gleich bleibenden Vergütung.

Der Arbeitgeber führt **pauschale Beiträge** zur Kranken- (z. Zt. 13%) und Rentenversicherung (z. Zt. 15%) und Lohnsteuer (z. Zt. 2%) ab. In den meisten geringfügig entlohnten Arbeitsverhältnissen zahlt der Arbeitgeber diese Lohnnebenkosten aus seiner Tasche, mit der Folge, dass für den Arbeitnehmer im Minijob der Satz gilt: **Brutto ist gleich Netto**.

▶ Lohnnebenkosten für Kranken- und Rentenversicherung

⊙ Durch Vereinbarung kann die **Steuer** auf den **Arbeitnehmer** verlagert werden:
- § 40a Absätze 2 und 5 EStG (Einkommensteuergesetz) in Verbindung mit § 40 Absatz 3 EStG verpflichten den Arbeitgeber nicht, die pauschale Lohnsteuer bei geringfügiger Beschäftigung wirtschaftlich zu tragen.
- § 40 Absatz 3 Satz 2 EStG lässt es ausdrücklich zu, dass die pauschale Lohnsteuer im Arbeitsverhältnis auf den Arbeitnehmer abgewälzt werden kann.

Rein arbeitsrechtlich kann daher eine Vereinbarung getroffen werden, mit der die pauschale Lohnsteuer auf den Arbeitnehmer abgewälzt wird. Bei **Vereinbarung eines Bruttolohns** im Arbeitsvertrag hat die pauschale Lohnsteuer im Innenverhältnis der Arbeitnehmer zu tragen, wenn nicht die Übernahme der Steuer durch den Arbeitgeber vereinbart ist. Eine Vereinbarung der Abwälzung der Pauschalsteuer auf den Arbeitnehmer verstößt nicht gegen das Verbot der Benachteiligung von Teilzeitkräften.

❗ Durch die Zahlungen pauschaler Beiträge durch den Arbeitgeber zur Kranken- und Rentenversicherung erwirbt der Minijobber **keine eigenen Ansprüche** in der Sozialversicherung!

Durch **schriftliche Verzichtserklärung** gegenüber dem Arbeitgeber kann der Arbeitnehmer **Rentenanwartschaften** erwerben (§ 5 Absatz 2 SGB VI), muss allerdings den pauschalen Arbeitgeberbeitrag von 15% aus eigener Tasche auf den jeweils aktuellen Rentenbeitragssatz (2010: 19,6%) aufstocken. Ein **Widerruf der Verzichtserklärung** ist nicht möglich. Sie endet nur durch das Ende des Minijobs. Für die Krankenversicherung gibt es keine vergleichbare Regelung. Für seinen Krankenversicherungsschutz muss der Minijobber, der nicht über seinen Hauptjob oder eine Familienversicherung krankenversichert ist, selbst sorgen.

▶ Rentenanwartschaften bei Zuzahlung möglich

■ Verhältnis Minijob und Hauptjob

▶ Erster Minijob beitragsfrei

Wird **ein Minijob** neben einem versicherungspflichtigen Hauptjob ausgeübt, werden beide Beschäftigungen nicht zusammengerechnet. Der Minijob bleibt für den Arbeitnehmer beitragsfrei in der Sozialversicherung, der Arbeitgeber hat pauschale Beiträge abzuführen. Bei **mehreren Minijobs** neben dem Hauptjob, ist nur der **erste Minijob beitragsfrei** für den Arbeitnehmer, für weitere hat er jedoch Beiträge zur Sozialversicherung zu zahlen, da diese mit der Hauptbeschäftigung zusammengezählt werden. Nur für die Arbeitslosenversicherung erfolgt die Addition nicht; hier bleiben geringfügige Beschäftigungen versicherungsfrei (§ 27 Abs. 2 SGB III).

■ Mehrere Minijobs nebeneinander, aber kein Hauptjob

Werden mehrere Minijobs nebeneinander ausgeübt, werden diese **zusammengerechnet:**

▪ Bleibt der Gesamtverdienst **unter 400 €**, sind die Jobs für den Arbeitnehmer sozialversicherungsfrei, die Arbeitgeber haben pauschale Beiträge abzuführen.

▪ **Übersteigt** der Gesamtverdienst **400 €**, tritt grundsätzlich für den Arbeitnehmer in allen Zweigen der Sozialversicherung Versicherungspflicht ein, und zwar mit dem Tag, an dem der Rentenversicherungsträger oder die Einzugsstelle die Feststellung der Versicherungspflicht bekannt gibt.

▶ In der Gleitzone geringere Beiträge für Arbeitnehmer

Bei einem Gesamtverdienst zwischen **400,01 €** und **800 €** (= **Gleitzone**, § 20 Absatz 2 SGB IV) werden die Beiträge für den Arbeitnehmer aber gestaffelt aufgrund einer besonderen Berechnungsgrundlage errechnet. Die Beiträge steigen linear bis zum vollen Arbeitnehmeranteil. Die Arbeitgeber zahlen Beiträge zur Kranken-, Pflege-, Arbeitslosen- und Rentenversicherung aus dem tatsächlichen Arbeitsentgelt. Die Besteuerung innerhalb der Gleitzone erfolgt individuell aufgrund der persönlichen Verhältnisse des Arbeitnehmers.

■ Arbeitsrecht gilt in vollem Umfang

Arbeitsrechtlich ist ein Minijob eine **Teilzeitbeschäftigung** mit allen Rechten und Pflichten für beide Seiten – z.B.

▪ **Rechte und Pflichten für den Arbeitgeber:**
  ▪ Er darf einen Minijobber nicht benachteiligen.
  ▪ Minijobber haben Anspruch auf **bezahlten Erholungsurlaub** (mindestens in Höhe des gesetzlichen Mindesturlaubs).
  ▪ Ein unverschuldet erkrankter und deswegen arbeitsunfähiger Minijobber hat Anspruch auf **Entgeltfortzahlung im Krankheitsfall**.
  ▪ Wird eine Arbeitnehmerin mit Minijob schwanger, kann sie sich auf das **Mutterschutzgesetz** berufen. Nach Geburt des Kindes kann sie **Elternzeit** in Anspruch nehmen. Während des Mutterschutzes und der Elternzeit gilt für sie der besondere Kündigungsschutz.
  ▪ Bei Arbeitsverhältnissen, die länger als 2 Jahre bestehen, hat der Arbeitgeber **verlängerte Kündigungsfristen** zu beachten.

▪ **Rechte und Pflichten für den Arbeitnehmer:**
  ▪ Er hat Anspruch auf einen **schriftlichen Nachweis** der Arbeitsbedingungen.
  ▪ Er muss sich bei krankheitsbedingter Arbeitsunfähigkeit oder sonstiger Verhinderung beim Arbeitgeber unverzüglich melden und sein Fehlen entschuldigen und bei Arbeitsunfähigkeit auch ein **Attest** vorlegen, wenn die Arbeitsunfähigkeit länger als 3 Kalendertage dauert.

- Er muss **Urlaub** beantragen und dessen Genehmigung abwarten, wenn er Urlaub nehmen will.
- Er muss die **vereinbarten Arbeitszeiten** einhalten.
- Bei einer Kündigung durch den Arbeitgeber sind mindestens die **gesetzlichen Kündigungsfristen** einzuhalten.
- Hält ein Arbeitnehmer die Arbeitgeberkündigung für unwirksam, kann er sie **gerichtlich** überprüfen lassen.
- Es gilt das **Kündigungsschutzgesetz** (KSchG), wenn im Betrieb des Arbeitgebers i.d.R. mehr als 10 Arbeitnehmer beschäftigt werden und das Arbeitsverhältnis ununterbrochen länger als 6 Monate bestanden hat (§§ 1, 23 KSchG).

1.12 Krankheit des Arbeitnehmers

Krankheitsanfällige und/oder häufig erkrankte Arbeitnehmer können dem Arbeitgeber erhebliche Probleme im Betriebsablauf, aber auch in finanzieller Hinsicht bereiten. Daher ist es legitim, wenn der Arbeitgeber sich zur Verfügung stehender **(Schutz-)Möglichkeiten** vor Beginn und im bestehenden Arbeitsverhältnis zur Minimierung dieser Probleme bedient. In Betracht kommen z.B:

- sorgfältige Personalauswahl, bereits bei der Anbahnung des Arbeitsverhältnisses,
- sorgfältige Vertragsgestaltung, z.B. 6 Monate Probezeit, vertragliche Regelung zur Vorlage der Arbeitsunfähigkeitsbescheinigung bereits ab dem 1. Krankheitstag,
- Ausschöpfen aller rechtlichen Möglichkeiten des Entgeltfortzahlungsgesetzes (EFZG), das die Rechtsgrundlage für die Entgeltfortzahlung im Krankheitsfall darstellt,
- praktische gesundheitsfördernde Maßnahmen im Betrieb.

■ **Kein Lohn ohne Arbeit, es sei denn, man ist krank**

Grundsätzlich hat ein Arbeitgeber dem Arbeitnehmer nur Arbeit zu vergüten, die er tatsächlich geleistet hat. Im Fall der unverschuldeten Arbeitsunfähigkeit durch **Krankheit** wird dieser Grundsatz aber durchbrochen, um die wirtschaftliche Existenz des Arbeitnehmers durch einen fortgesetzten Bezug seines Arbeitsentgelts zu sichern. Auf der anderen Seite soll aber der Arbeitgeber nicht unbegrenzt zur Sicherung der Existenz eines Arbeitnehmers beitragen müssen, ohne hierfür eine Gegenleistung in Form von Arbeitsleistung zu erhalten. Deswegen ist der **Anspruch auf Entgeltfortzahlung** im Krankheitsfall auf höchstens **6 Wochen** begrenzt. Dieser Entgeltfortzahlungszeitraum ist erschöpft, wenn die Gesamtdauer der Arbeitsunfähigkeit 42 Kalendertage erreicht hat.

▶ Bei Krankheit Entgeltfortzahlung für maximal 6 Wochen

❯ Dauert die Arbeitsunfähigkeit **länger als 42 Kalendertage,** kann ein Arbeitnehmer **Krankengeld** von seiner Krankenkasse beanspruchen. Krankengeld bei lang andauernder Arbeitsunfähigkeit gibt es für maximal 78 Wochen. Bei der Berechnung werden beginnend ab dem 1. Tag der Arbeitsunfähigkeit alle auf derselben Diagnose beruhenden Arbeitsunfähigkeitszeiten innerhalb einer Rahmenfrist von 3 Jahren zusammengerechnet (§§ 44, 48 SGB V).

■ **Wartezeit 4 Wochen**

Der Anspruch des Arbeitnehmers auf Entgeltfortzahlung im Krankheitsfall entsteht erstmals nach einer ununterbrochenen Beschäftigungsdauer von

▶ Entgeltfortzahlung gibt es erst nach Wartezeit

4 Wochen (§ 3 Absatz 3 EFZG). Diese Zeit wird als **Wartezeit** bezeichnet. Maßgebend ist nur der rechtliche Bestand des Arbeitsverhältnisses. Nicht entscheidend ist, ob der Arbeitnehmer tatsächlich in diesen 4 Wochen gearbeitet hat oder nicht.

Der Anspruch nach § 3 EFZG entsteht, wenn das Arbeitsverhältnis 4 Wochen ununterbrochen bestanden hat. **Er entsteht mit Ablauf der Wartezeit für die Zukunft.** Daher hat auch ein Arbeitnehmer, der bei Ablauf der Wartezeit bereits arbeitsunfähig erkrankt ist, Anspruch auf Entgeltfortzahlung ab dem Ablauf der Wartezeit für die Restdauer der Arbeitsunfähigkeit, längstens jedoch für 6 Wochen (gerechnet ab Ende Wartezeit).

Beispiel

Das Arbeitsverhältnis hat am 01.10.2010 begonnen. Logopädin Albert erkrankt vom 28.10.2010 bis 05.11.2010. Die **Wartezeit** ist – gerechnet vom 01.10 – mit Ablauf des 29.10. abgelaufen.

→ Logopädin Albert hat **Anspruch auf Entgeltfortzahlung** für ihre Arbeitsunfähigkeit vom 30.10.2010 bis 05.11.2010.

► Vorsicht bei Kündigung in den ersten 4 Wochen wegen Krankheit

Wird das Arbeitsverhältnis eines erkrankten Arbeitnehmers **vor Ablauf der 4-wöchigen Wartefrist** wieder beendet, ist die Entstehung des Entgeltfortzahlungsanspruchs für die Zeit, in der das Arbeitsverhältnis bestanden hat, grundsätzlich ausgeschlossen. Für die Zeit **nach Beendigung des Arbeitsverhältnisses** ist in diesen Fällen auch bei fortdauernder Arbeitsunfähigkeit daher grundsätzlich kein Anspruch auf Entgeltfortzahlung gegeben. Etwas anderes gilt aber unter den **Voraussetzungen des § 8 EFZG.** Nach dieser Vorschrift wird der Anspruch auf Entgeltfortzahlung nicht dadurch berührt, dass der Arbeitgeber das Arbeitsverhältnis aus Anlass der Arbeitsunfähigkeit kündigt. Das heißt, hat der Arbeitgeber einem erkrankten Arbeitnehmer in den ersten 4 Wochen des Arbeitsverhältnisses aus Anlass der Krankheit gekündigt – was vor Gericht vom Arbeitnehmer darzulegen und zu beweisen ist – bleibt er gleichwohl zur Entgeltfortzahlung im Krankheitsfall verpflichtet, denn der Fortbestand des Arbeitsverhältnisses wird für die Entgeltfortzahlung fingiert. Der Arbeitgeber hat dann für eine bereits bestehende Arbeitsunfähigkeit des Arbeitnehmers ab Ablauf der Wartezeit für die Dauer der Arbeitsunfähigkeit, längstens für 6 Wochen Entgeltfortzahlung zu leisten.

Besteht zwischen einem beendeten und einem neu begründeten Arbeitsverhältnis zu demselben Arbeitgeber ein **enger zeitlicher und sachlicher Zusammenhang,** wird der Lauf der Wartezeit des § 3 Absatz 3 EFZG in dem neuen Arbeitsverhältnis nicht erneut ausgelöst, d.h., der Arbeitnehmer hat gleich von Beginn des neuen Arbeitsverhältnisses an einen Entgeltfortzahlungsanspruch im Fall der Krankheit.

■ Voraussetzung: Unverschuldete Arbeitsunfähigkeit infolge Krankheit

► Geld gibt es nur bei unverschuldeter Arbeitsunfähigkeit

Voraussetzung für Entgeltfortzahlung im Krankheitsfall ist, dass der Arbeitnehmer infolge seiner Krankheit **unverschuldet arbeitsunfähig** ist und deswegen seine vertragsmäßige Arbeitsleistung nicht erfüllen kann (§ 3 Absatz 1 Satz 1 EFZG). Auf welcher **Ursache** die Krankheit beruht, ist unerheblich. Deswegen führen auch grundsätzlich **Unfälle in der Freizeit** und die daraus resultierende Arbeitsunfähigkeit zur Entgeltfortzahlung im Krankheitsfall, solange und soweit sich kein Verschulden des Arbeitnehmers an der eingetretenen Arbeitsunfähigkeit nachweisen lässt. Ob der Arbeitnehmer seine Arbeitsunfähigkeit selbst verschuldet hat, lässt sich immer nur anhand der Umstände des konkreten Einzelfalls feststellen. Es gibt keine absoluten Umstände, bei denen ein Verschulden des Arbeitnehmers auf jeden Fall anzunehmen ist.

■ **Krank ist nicht immer arbeitsunfähig**

Krankheit ist jeder regelwidrige körperliche oder geistige Zustand eines Menschen. Zu einer Krankheit in diesem Sinn gehören auch **Trunk- oder Drogensucht**. Auch eine durch einen **Geburtsfehler** verursachte Störung der Gesundheit ist eine Krankheit. Eine normal verlaufende Schwangerschaft ist dagegen keine Krankheit. Nicht jede Krankheit im medizinischen Sinn muss zu einer Arbeitsunfähigkeit führen! **Arbeitsunfähigkeit** liegt nur vor, wenn ein **Arbeitnehmer**

▶ Definition der Arbeitsunfähigkeit

- aufgrund seiner Krankheit die von ihm vertraglich geschuldete Leistung nicht verrichten kann,
- aufgrund seiner Krankheit die von ihm vertraglich geschuldete Leistung nur unter der Gefahr verrichten kann, in absehbarer Zeit seinen Gesundheitszustand derart zu verschlimmern, dass er möglicherweise seinen arbeitsvertraglichen Verpflichtungen nicht mehr nachkommen kann,
- an einer in Schüben auftretenden Krankheit leidet, und er zwar bei den einzelnen Behandlungen nicht arbeitsunfähig ist, aber ein Unterlassen der Behandlung den Zustand des Arbeitnehmers bis hin zu einer Arbeitsunfähigkeit zu verschlechtern droht oder
- nach einer Krankheit seine Arbeit nach § 74 SGB V stufenweise wieder aufnimmt.

Die **stufenweise Wiedereingliederung** soll arbeitsunfähigen Arbeitnehmern eine dauerhafte Wiedereingliederung in das Erwerbsleben durch eine schrittweise Heranführung an seine volle Arbeitsleistung ermöglichen. In der Zeit der stufenweisen Wiedereingliederung zahlt die Krankenkasse das Krankengeld fort. Ohne eine ausdrückliche Zusage ist der Arbeitgeber bei einer stufenweisen Wiedereingliederung weder aus dem Wiedereingliederungsvertrag noch aus gesetzlichen Vorschriften heraus verpflichtet, dem Arbeitnehmer eine Vergütung zu zahlen.

▶ stufenweise Wiedereingliederung muss vereinbart werden

■ **Aber: Es gibt keine Teilarbeitsunfähigkeit**

Der Begriff der **Teilarbeitsunfähigkeit** ist gesetzlich nicht geregelt. Das **Bundesarbeitsgericht** steht auf dem Standpunkt, dass auch ein Arbeitnehmer, der trotz der Krankheit eine verminderte oder andere Arbeitsleistung erbringen könnte, im Sinne des Entgeltfortzahlungsgesetzes voll arbeitsunfähig ist. Er hat daher einen Anspruch auf 100% Entgeltfortzahlung und das Recht, eine Teilarbeitsleistung zu verweigern.

▶ Teilarbeitsunfähigkeit gibt es arbeitsrechtlich nicht

■ **Zusammenhang zwischen Krankheit und geschuldeter Arbeit**

Die **Auswirkungen einer Krankheit** auf die Arbeitsfähigkeit des Arbeitnehmers hängen nicht nur von der Person des Erkrankten, sondern auch von der vertraglich geschuldeten Arbeitsleistung ab. So kann der Bruch eines kleinen Fingers bei einer Schreibkraft zur Arbeitsunfähigkeit führen, bei einem nur Aufsicht führenden Arbeitnehmer dagegen nicht. Der behandelnde Arzt ist daher verpflichtet, den Arbeitnehmer über Art und Umfang seiner vertraglich geschuldeten Leistung zu befragen und das Ergebnis bei der Beurteilung von Grund und Dauer der Arbeitsunfähigkeit zu berücksichtigen.

Grundsätzlich muss der Arbeitgeber Entgeltfortzahlung im Krankheitsfall nur dann leisten, wenn die zur Arbeitsunfähigkeit führende Krankheit die **alleinige Ursache** der Arbeitsverhinderung des Arbeitnehmers ist. Ist der Ar-

▶ Geld nur, wenn Krankheit Ursache für Nichtarbeit ist

beitnehmer durch andere Umstände an der Erbringung seiner Arbeitsleistung gehindert und wird sozusagen zusätzlich krank, gibt es keine Entgeltfortzahlung im Krankheitsfall.

Beispiel

Physiotherapeut Reinhold ist – auf eigenen Wunsch – im März und April unbezahlt freigestellt. Während dieser **unbezahlten Freistellung** erkrankt er im März und April je eine Woche und ist arbeitsunfähig.

→ Physiotherapeut Reinhold ist aufgrund der unbezahlten Freistellung an der Erbringung seiner Arbeitsleistung verhindert, und nicht aufgrund seiner Krankheit. Es ist daher **keine Entgeltfortzahlung** nach § 3 EFZG zu leisten.

■   Freizeitsport und Arbeitsunfähigkeit

Jedem Arbeitnehmer ist es erlaubt, in seiner Freizeit Sportarten aller Art auszuüben, wenn hierdurch seine Arbeitsleitung im Normalfall nicht beeinträchtigt wird. Er ist insoweit arbeitsrechtlich keinerlei Beschränkungen unterworfen. Nur wenn der Arbeitnehmer einen Sportunfall **selbst verschuldet**, kann er seinen Anspruch auf Entgeltfortzahlung für die Dauer der hieraus entstehenden Arbeitsunfähigkeit verlieren.

Beispiel

Physiotherapeut Brauer übt in seiner Freizeit eine **Kampfsportart** in einem Verein unter Aufsicht bzw. Anleitung eines Trainers aus. Durch diese Sportart wird die vertragsmäßig geschuldete Leistung des Arbeitnehmers in der Regel nicht beeinträchtigt.

→ Das bedeutet für den Arbeitgeber, dass er wegen einer unverschuldeten Sportverletzung und der daraus resultierenden Arbeitsunfähigkeit zur **Entgeltfortzahlung** verpflichtet ist.

■ ■   Selbst verschuldete Sportunfälle

▶ Bei Sportunfall gibt es nur in Ausnahmefällen keine Entgeltfortzahlung

Einen **Sportunfall** hat ein Arbeitnehmer in folgenden Fällen selbst verschuldet:

▬ Der Unfall ist die Folge der Teilnahme an der Ausübung einer »gefährlichen Sportart«: Zu einer **gefährlichen Sportart** wird der Sport, wenn der Arbeitnehmer eine außergewöhnliche Sportart mit einer mangelhaften Ausrüstung, auf einer hierzu nicht geeigneten Anlage, ohne die erforderliche persönliche Eignung oder ohne die erforderliche Anleitung und/oder Aufsicht eines Trainers ausübt. Zu den **nicht gefährlichen Sportarten** zählen beispielsweise Fußballspielen im Amateurbereich, Drachenfliegen, Fallschirmspringen, Amateurboxen unter Traineraufsicht.

▬ Der Arbeitnehmer betätigt sich sportlich in einer seine Kräfte und Fähigkeiten deutlich übersteigenden Weise.

▬ Der Arbeitnehmer hat in besonders grober Weise oder leichtsinnig gegen anerkannte Regeln der jeweiligen Sportart verstoßen.

Beispiel

Ergotherapeut Schumacher fährt **Amateurautorennen**. Nach den geltenden Regeln ist auch hierbei der Sicherheitsgurt anzulegen. Ergotherapeut Schumacher unterlässt dies und erleidet einen Unfall.

→ Da hierin ein Verstoß gegen die geltenden Regeln dieser Sportart vorliegt, muss der Arbeitgeber bei einer Arbeitsunfähigkeit **keine Entgeltfortzahlung** leisten.

■ Nebentätigkeit und Arbeitsunfähigkeit

Grundsätzlich darf jeder Arbeitnehmer **Nebentätigkeiten** (lesen Sie hierzu auch ▶ Kap. 1.16) ausüben, wenn diese nicht seine dem Hauptarbeitgeber geschuldeten arbeitsvertraglichen Pflichten beeinträchtigen oder in anderer Weise gegen berechtigte Interessen des Arbeitgebers verstoßen (z.B., weil die Tätigkeit bei einem Mitbewerber ausgeübt wird). Tritt als **Folge der Ausübung** einer Nebentätigkeit beim Arbeitnehmer eine Arbeitsunfähigkeit auf, bleibt der Hauptarbeitgeber grundsätzlich zur Entgeltfortzahlung im Krankheitsfall verpflichtet. Der Anspruch des Arbeitnehmers auf Entgeltfortzahlung im Krankheitsfall ist nur dann ausgeschlossen, wenn seine Nebentätigkeit verboten war, besonders gefährlich ist oder die Kräfte des Arbeitnehmers übersteigt. In derartigen Fällen kann der Arbeitgeber den **Medizinischen Dienst** der Krankenkasse einschalten. Dieser prüft auf Aufforderung, ob die Nebentätigkeit Hauptursache der Arbeitsunfähigkeit und diese wegen der Eigenart der Nebentätigkeit damit selbst verschuldet ist.

▶ Nebentätigkeiten sind erlaubt

■ Arbeitsunfähigkeit bei Alkohol oder Drogen

Ist ein Arbeitnehmer **alkoholabhängig**, ist der Arbeitgeber bei einer hieraus resultierenden Arbeitsunfähigkeit zur Entgeltfortzahlung verpflichtet. Nach Ansicht der Rechtsprechung gibt es keinen Erfahrungssatz, wonach eine Alkoholabhängigkeit in der Regel **selbst verschuldet** ist. Grundsätzlich gilt daher eine Alkoholabhängigkeit als unverschuldete Krankheit im Sinne von § 3 EFZG. Im konkreten Einzelfall kann aber unter Umständen eine andere Beurteilung gerechtfertigt sein. Hatte sich der Arbeitnehmer z.B. bereits erfolgreich einer Entziehungskur unterzogen, greift danach leichtsinnigerweise wieder zum Alkohol und wird erneut abhängig, so liegt ein **Eigenverschulden** vor, das den Arbeitgeber von der Entgeltfortzahlungspflicht entbindet. Der **Missbrauch von Drogen** wird dem Alkoholmissbrauch gleichgestellt. Drogen- und Nikotinabhängigkeit werden nur dann als selbst verschuldet angesehen, wenn der Arbeitnehmer ärztliche Anordnungen missachtet hat. In allen anderen Fällen bleibt der Arbeitgeber bei einer Arbeitsunfähigkeit infolge Drogenmissbrauchs zur Entgeltfortzahlung im Krankheitsfall verpflichtet.

▶ Bei Missbrauch von Drogen auch Entgeltfortzahlung

■ Genesungswidriges Verhalten

Verzögert der Arbeitnehmer die **Heilung** und damit die Wiederherstellung seiner Arbeitsfähigkeit, indem er beispielsweise ärztliche Anordnungen nicht befolgt oder in sonstiger Weise dem Heilungsprozess entgegenwirkt, so ist der Arbeitgeber nicht verpflichtet, für die dadurch verlängerte Zeit der Arbeitsunfähigkeit das vereinbarte Arbeitsentgelt fortzuzahlen. Die Heilungsverzögerung und die dadurch eintretende verlängerte Entgeltfortzahlung muss allerdings der Arbeitgeber **im Streitfall** darlegen und beweisen.

▶ Heilungsverzögerungen muss Arbeitgeber beweisen

Beispiel

Physiotherapeut Brunner arbeitet während seiner Arbeitsunfähigkeit an seinem **in Eigenarbeit erstellten Haus** weiter und verzögert hierdurch den Heilungsprozess. Die anfängliche Arbeitsunfähigkeit von 3 Wochen verlängert sich deswegen auf 4 Wochen.

→ Der Arbeitgeber ist verpflichtet, für die ursprünglich festgestellte Dauer der Arbeitsunfähigkeit von **3 Wochen** das vereinbarte Arbeitsentgelt weiterzuzahlen. Für die **4. Woche**, in der die Arbeitsunfähigkeit wegen der Verzögerung der Heilung durch Bauarbeiten andauerte, muss er dagegen keine Ent-

▼

geltfortzahlung leisten, wenn er z.B. mittels des Medizinischen Dienstes der Krankenkassen (MDK) beweisen kann, dass Physiotherapeut Brunner die Genesung verzögert hat.

- **Darlegungs- und Beweispflichten**

Im Streitfall muss der Arbeitgeber darlegen und beweisen, dass der Arbeitnehmer seine Krankheit und die hieraus resultierende Arbeitsunfähigkeit selbst verschuldet hat. Er muss alle Tatsachen darlegen, die beweisen, dass er zur Entgeltfortzahlung im Krankheitsfall nicht verpflichtet ist. Damit der Arbeitgeber dieser **Darlegungs- und Beweispflicht** nachkommen kann, ist der Arbeitnehmer verpflichtet, ihn über die Gründe aufzuklären, die nach seiner Auffassung zu der Krankheit geführt haben. Kommt der Arbeitnehmer dieser **Auskunftspflicht** nicht nach, beeinträchtigt dies möglicherweise seinen Entgeltfortzahlungsanspruch, wenn der Arbeitgeber ausreichend Verdachtsmomente für Zweifel an dem Vorliegen der Arbeitsunfähigkeit vortragen kann.

- **Nach 12 Monaten neuer Anspruch auf Entgeltfortzahlung**

▶ neuer Zahlungsanspruch nach 12 Monaten

Ist seit Beginn der ersten Arbeitsunfähigkeit des Arbeitnehmers infolge **derselben Krankheit** eine Frist von 12 Monaten abgelaufen, hat der Arbeitnehmer wieder einen Anspruch auf Entgeltfortzahlung für einen weiteren Zeitraum von 6 Wochen (§ 3 Absatz 1 Satz 2 Ziffer 2 EFZG). Es spielt für das Entstehen eines neuen Entgeltfortzahlungsanspruchs nach 12 Monaten keine Rolle, wie häufig und wie lange der Arbeitnehmer in den vergangenen 12 Monaten gerade wegen dieser Krankheit arbeitsunfähig war. War der Arbeitnehmer zwischen der ersten Erkrankung, die einen Entgeltfortzahlungsanspruch auslöste, und der nächsten Arbeitsunfähigkeit wegen derselben Krankheit (Folgekrankheit) 6 Monate arbeitsfähig, löst schon diese Folgeerkrankung einen neuen Entgeltfortzahlungsanspruch aus.

Der **12-Monats-Zeitraum beginnt grundsätzlich mit der ersten Erkrankung**. Als erste Erkrankung gilt immer die Erkrankung, die einen neuen Entgeltfortzahlungsanspruch entstehen lässt. Es spielt dann keine Rolle mehr, ob der Arbeitnehmer an dieser Krankheit schon einmal erkrankt war. Der 12-Monats-Zeitraum beginnt somit jeweils mit dem Beginn der Arbeitsunfähigkeit, bei der keine früheren Zeiten einer Entgeltfortzahlung mehr anzurechnen waren.

▶ Arbeitgeber kann Auskunft verlangen

Sofern objektive Anhaltspunkte vorliegen, dass der Arbeitnehmer wegen einer **Fortsetzungserkrankung** arbeitsunfähig ist, hat der Arbeitgeber ein **Erkundungsrecht**. Er kann sich beim behandelnden Arzt oder der Krankenkasse des Arbeitnehmers erkundigen, ob eine Fortsetzungserkrankung besteht. Der Arbeitnehmer muss den Arbeitgeber hierbei nach Treu und Glauben unterstützen, indem er den Arzt oder die Krankenkasse von der Schweigepflicht entbindet, damit diese dem Arbeitgeber die erforderlichen Auskünfte erteilen können. Der Arbeitgeber ist allerdings nur berechtigt, sich hinsichtlich des **Vorliegens einer Folgeerkrankung** zu informieren. Weitergehende Auskünfte – zum Beispiel hinsichtlich des Krankheitsbefunds – darf er nicht einholen. Manche Krankenkassen teilen unaufgefordert mit, dass eine Vorerkrankung mit der jetzigen Arbeitsunfähigkeit in Zusammenhang steht und vergangene Krankheitszeiten angerechnet werden können.

- **Höhe des fortzuzahlenden Arbeitsentgelts**

Für die Höhe des fortzuzahlenden Entgelts ist das **Entgeltausfallprinzip** maßgebend. Danach erhält der Arbeitnehmer zu 100% das Entgelt, das ihm bei der für ihn maßgebenden regelmäßigen Arbeitszeit zustünde, wenn er nicht arbeitsunfähig gewesen wäre (§ 4 Absatz 1 EFZG). Entgelt für Überstunden oder Aufwendungsersatz bleiben außen vor (§ 4 Absatz 1a EFZG). Das fortzuzahlende Arbeitsentgelt ist grundsätzlich – wie das normale Arbeitsentgelt – als **Bruttoentgelt** zu zahlen. Zum **fortzuzahlenden Arbeitsentgelt** zählen u.a.:

> ▶ Bisherige Vergütung ist weiterzuzahlen

- **Grundbezüge:** Basis hierfür ist je nach Entlohnungsform also die Monats-, Wochen-, Tages- oder Stundenvergütung. Erhält der Arbeitnehmer eine auf das Ergebnis der Arbeit abgestellte Vergütung, wird der in der regelmäßigen Arbeitszeit des Arbeitnehmers erzielbare Durchschnittsverdienst zugrunde gelegt (§ 4 Absatz 1a Satz 2 EFZG).
- **Sozialzuschläge** wie z.B. Kinderzuschläge.
- **Leistungszulagen** oder **Prämien**, auch wenn deren Auszahlung nur wenige Male im Jahr erfolgt.
- **Provisionen** und sonstige in ihrer Höhe wechselnde Bezüge.
- **Sachbezüge**, z. B: verbilligte Überlassung einer unternehmenseigenen Wohnung, Überlassung eines Dienstwagens zur privaten Nutzung.
- **Vermögenswirksame Leistungen.**
- **Wege- oder Fahrgelder** oder sonstiger Aufwendungsersatz, sofern der Arbeitnehmer diese ohne Rücksicht darauf erhält, ob er tatsächlich derartige Kosten hat (§ 4 Absatz 1a Satz 1 EFZG).

■ Schadensersatzanspruch bei Drittverschulden

Ist die Arbeitsunfähigkeit von einem Dritten herbeigeführt worden, und trifft diesen eine Schadensersatzpflicht, muss der Dritte (oder dessen Haftpflichtversicherung) auch den Verdienstausfall ersetzen. Der insoweit aufgrund gesetzlicher Vorschriften bestehende **Schadensersatzanspruch** des Arbeitnehmers geht auf den Arbeitgeber über, soweit er das Entgelt nach dem EFZG fortgezahlt hat (§ 6 EFZG). Der übergegangene Ersatzanspruch umfasst auch die **Arbeitgeberanteile** an den Sozialversicherungsbeiträgen. Der Arbeitnehmer ist verpflichtet, dem Arbeitgeber gegenüber unverzüglich alle Angaben zu machen, die er für die **Geltendmachung von Schadensersatzansprüchen** benötigt (§ 6 Absatz 2 EFZG). Vereitelt der Arbeitnehmer die Geltendmachung des Schadensersatzanspruchs – z.B. durch mangelhafte Aufklärung – kann der Arbeitgeber nach § 7 Absatz 1 Ziffer 2 EFZG die Entgeltfortzahlung verweigern. Der Arbeitgeber kann den auf ihn übergegangenen Schadensersatzanspruch geltend machen,

> ▶ Schadensersatzansprüche können gegen Dritte bestehen, z. B. bei Verkehrsunfällen

- in jedem Fall beim **Schädiger** (Dritten) selbst,
- bei Arbeitsunfähigkeit durch einen **Autounfall** zusätzlich bei der **Haftpflichtversicherung** des Schädigers.

Nur im letzten Fall besteht gegenüber der Haftpflichtversicherung aufgrund gesetzlicher Vorschriften ein **Direktanspruch** auf Schadensersatz. In allen anderen Fällen besteht gegenüber einer möglicherweise bestehenden und eintrittspflichtigen (Privat-)Haftpflichtversicherung kein Direktanspruch auf Schadenersatz.

Fragebogen: Gibt es Gründe, die Entgeltfortzahlung im Krankheitsfall zu verweigern?

Eine »Ja«-Antwort auf die folgenden Fragen gibt möglicherweise einen Grund, die Entgeltfortzahlung ganz oder teilweise zu verweigern oder für weniger als 6 Wochen zu zahlen.

Der Arbeitnehmer hat sich nicht unverzüglich arbeitsunfähig gemeldet? ☐ ja ☐ nein

Der Arbeitnehmer hat nicht spätestens am 4. Kalendertag eine Arbeitsunfähigkeitsbescheinigung vorgelegt? Wurde deren Vorlage früher verlangt, so ist diese Frist maßgebend. ☐ ja ☐ nein

Die Arbeitsunfähigkeit ist selbst verschuldet? ☐ ja ☐ nein

Die Arbeitsunfähigkeit ist durch einen Dritten verschuldet, und dies ist dem Arbeitnehmer zuzurechnen, weil er beispielsweise den Dritten provoziert hat? ☐ ja ☐ nein

Die Arbeitsunfähigkeit dauert schon jetzt länger als 6 Wochen? ☐ ja ☐ nein

Es handelt sich um eine Fortsetzungserkrankung? ☐ ja ☐ nein

Zwischen der letzten und der jetzigen Arbeitsunfähigkeit wegen derselben Krankheit hat der Arbeitnehmer keine 6 Monate ununterbrochen gearbeitet? ☐ ja ☐ nein

Zwischen dem Beginn der ursprünglichen Krankheit und der jetzigen Arbeitsunfähigkeit wegen derselben Krankheit liegen weniger als 12 Monate? ☐ ja ☐ nein

Die Krankenkasse hat eine Vorerkrankung zu dieser Arbeitsunfähigkeit mitgeteilt? ☐ ja ☐ nein

Das Arbeitsverhältnis endet vor Ablauf der 6-Wochen-Frist? ☐ ja ☐ nein

Dem Arbeitnehmer wurde im Anschluss an eine Kur eine Schonzeit bewilligt? ☐ ja ☐ nein

1.13 Kündigung

Eine **Kündigung** ist die einseitige Erklärung einer Vertragspartei, mit der das Arbeitsverhältnis für die Zukunft aufgelöst werden soll. Die Kündigungserklärung muss der anderen Vertragspartei zugehen, aber nicht von ihr angenommen werden. Die Kündigung wird **mit ihrem Zugang wirksam**. Sie muss nach § 623 BGB **schriftlich** erfolgen.

■ Kündigungsschutz

▶ Kündigungsschutz hat immer nur der Arbeitnehmer

Beide Arbeitsvertragsparteien haben grundsätzlich das Recht zur Kündigung des Arbeitsvertrags. Auf **Kündigungsschutz** kann sich aber grundsätzlich immer nur der Arbeitnehmer berufen. Dies bedeutet für eine konkrete Kündigung:

▬ Für den **Arbeitnehmer** gibt es keinerlei Einschränkungen seines Kündigungsrechts: Er muss bei einer Kündigung nur die – gesetzliche oder vertraglich vereinbarte – Kündigungsfrist und die Schriftform für die Kündigung beachten. Er muss aber **keinen Kündigungsgrund** angeben, der seine Kündigung nach einer gesetzlichen Vorschrift rechtfertigt.

▬ Der **Arbeitgeber** muss bei einer Kündigung ebenfalls die – gesetzlichen oder vertraglich vereinbarten – Kündigungsfristen und die Schriftform für die Kündigung beachten. Sein **Kündigungsrecht** ist aber – sofern die Voraussetzungen vorliegen – **eingeschränkt** durch den

– **allgemeinen** Kündigungsschutz des Kündigungsschutzgesetzes (KSchG),

– **besonderen** Kündigungsschutz für bestimmte, besonders schutzwürdige Arbeitnehmergruppen.

Der **besondere Kündigungsschutz** besteht entweder in einem Kündigungsverbot, einem Kündigungsausschluss oder darin, dass der Arbeitgeber vor Ausspruch der Kündigung die Zustimmung einer Behörde einholen muss. Ein besonderer Kündigungsschutz besteht z.B. für Schwangere.

Der Kündigungsschutz soll den Arbeitnehmer **gegen willkürliche Kündigungen** durch den Arbeitgeber schützen. Der **Kündigungsschutz** greift ein bei

- ordentlichen Kündigungen,
- außerordentlichen Kündigungen und
- Änderungskündigungen.

1.13.1 Änderungskündigung

Eine Änderungskündigung ist eine **Beendigungskündigung**, die mit dem **Angebot auf Fortsetzung des Arbeitsverhältnisses zu geänderten Arbeitsbedingungen** verbunden ist. Geändert werden kann beispielsweise der Einsatzbereich, die Vergütung oder die Arbeitszeit. Die Änderungskündigung ist in der betrieblichen Praxis häufig anzutreffen, da der Arbeitgeber vor dem Ausspruch einer Beendigungskündigung immer zu prüfen hat, ob und inwieweit dem Arbeitnehmer eine für eine beide Parteien zumutbare Weiterbeschäftigung auf einem anderen, freien Arbeitsplatz zu geänderten Bedingungen angeboten werden kann. Grundsätzlich kann die Änderungskündigung in Form einer **ordentlichen** oder einer **außerordentlichen Kündigung** ausgesprochen werden. Je nach der gewählten Form müssen die in ▶ Kap. 1.13.2 und 1.13.3 beschriebenen Voraussetzungen beachtet werden.

▶ Weiterbeschäftigung zu veränderten Arbeitsbedingungen

1.13.2 Außerordentliche Kündigung

Arbeitgeber und Arbeitnehmer haben das Recht zur außerordentlichen fristlosen Kündigung bei Vorliegen eines wichtigen Grundes. Eine außerordentliche oder **fristlose Kündigung** beendet ein befristetes oder unbefristetes Arbeitsverhältnis mit sofortiger Wirkung. Die bei einer ordentlichen Kündigung geltenden Kündigungsfristen müssen nicht beachtet werden. Der Kündigende muss aber unmissverständlich zu erkennen geben, dass er fristlos kündigen will. Die **Angabe des Kündigungsgrundes** ist – außer im Berufsbildungsgesetz (§ 22 Absatz 3 BBIG) – **keine Wirksamkeitsvoraussetzung**. Auf Verlangen muss der Kündigende dem anderen Vertragspartner den Grund für die Kündigung jedoch unverzüglich schriftlich mitteilen, damit dieser die Berechtigung der außerordentlichen Kündigung nachprüfen kann (§ 626 Absatz 2 Satz 3 BGB).

▶ Sofortige Beendigung

Nach § 626 Absatz 2 BGB muss eine außerordentliche Kündigung immer innerhalb einer **Frist von 2 Wochen** nach Bekanntwerden der Kündigungsgründe zugehen.

▶ 2-Wochen-Frist muss eingehalten werden

Vertraglich kann das Recht zur außerordentlichen Kündigung nicht ausgeschlossen werden – auch nicht durch Tarifverträge oder Betriebsvereinbarungen. Die gesetzlichen Kündigungsausschlüsse des § 9 Absatz 1 MuSchG und § 18 Absatz 1 BEEG gelten grundsätzlich auch für eine außerordentliche Kündigung. Da aber in **Ausnahmefällen** die zuständige Behörde Kündigungen für zulässig erklären darf, wird eine außerordentliche Kündigung aus wichtigem Grund in manchen Fällen erlaubt und darf nach Erteilung der Zustimmung durch die zuständige Behörde vom Arbeitgeber ausgesprochen werden.

► Fristlose Kündigung ist immer der letzte Schritt

■ **Wichtiger Grund ist Kündigungsvoraussetzung**

Bei Ausspruch einer außerordentlichen Kündigung nach § 626 Absatz 1 BGB benötigen sowohl Arbeitgeber als auch Arbeitnehmer einen **wichtigen Grund**. Eine außerordentliche Kündigung ist **nur dann zulässig**, wenn dem Kündigenden nicht zugemutet werden kann, das Arbeitsverhältnis bis zum Ablauf der anzuwendenden Kündigungsfrist fortzusetzen. Ein wichtiger Grund im Sinne des § 626 Absatz 1 BGB ist dann gegeben, wenn **objektiv** Tatsachen vorliegen, aufgrund derer dem Arbeitgeber oder dem Arbeitnehmer unter Berücksichtigung aller Umstände des Einzelfalls und unter Abwägung der Interessen beider Vertragsteile die Fortsetzung des Arbeitsverhältnisses bis zum Ablauf der Kündigungsfrist oder bis zur vereinbarten Beendigung des Arbeitsverhältnisses nicht zugemutet werden kann. Hierfür ist der Kündigende darlegungs- und beweispflichtig. Die außerordentliche Kündigung muss für den Kündigenden das unausweichlich letzte arbeitsrechtliche Mittel sein. Sie ist daher nur zulässig, wenn alle anderen im konkreten Einzelfall in Betracht kommenden milderen und angemesseneren Mittel erschöpft sind. Angemessenere und **mildere arbeitsrechtliche Mittel** können beispielsweise sein:

- Abmahnung,
- Änderungskündigung,
- ordentliche Kündigung.

■ **Anhörung des Betriebsrats**

Der Arbeitgeber muss bei einer außerordentlichen Kündigung auch den Betriebsrat vor Ausspruch der außerordentlichen Kündigung nach § 102 Absatz 1 BetrVG anhören. Eine **ohne vorherige Anhörung** des Betriebsrats ausgesprochene außerordentliche Kündigung ist unwirksam.

1.13.3 **Ordentliche Kündigung**

► Bei fristgemäßer Kündigung endet Beschäftigung am Kündigungstermin

Die ordentliche Kündigung – auch **fristgerechte oder fristgemäße Kündigung** genannt – ist der Normalfall der Beendigung des Arbeitsverhältnisses. Eine ordentliche Kündigung beendet ein auf unbestimmte Zeit eingegangenes Arbeitsverhältnis zu einem bestimmten Termin. Sie ist in den §§ 621, 622 BGB gesetzlich geregelt. Bei einer ordentlichen Kündigung ist die gesetzliche oder vertraglich vereinbarte **Kündigungsfrist** einzuhalten. Die Kündigung beendet das Arbeitsverhältnis zum Ablauf dieser Frist.

Beispiel

Ergotherapeut Peters hat mit seinem Arbeitgeber die **gesetzlichen Kündigungsfristen** vertraglich vereinbart. Nach einem Jahr Beschäftigungsdauer will er kündigen.

→ Die Kündigungsfrist für Ergotherapeut Peters beträgt nach § 622 Absatz 1 BGB **4 Wochen zum 15. eines Monats oder zum Monatsende**. Kündigt Ergotherapeut Peters z.B. am 03.02.2011, dann endet das Arbeitsverhältnis zum 15. März 2011.

Der **Arbeitnehmer** kann grundsätzlich ohne sachlichen Grund kündigen, während der **Arbeitgeber**, dessen Betrieb in den Anwendungsbereich des Kündigungsschutzgesetzes fällt, für seine Kündigung einen Grund benötigt, der seine Kündigung sozial rechtfertigt.

Die ordentliche Kündigung eines Arbeitsverhältnisses kann gesetzlich, vertraglich oder tarifvertraglich **ausgeschlossen** sein. Das Recht des Arbeitgebers zur außerordentlichen Kündigung wird von einem derartigen Ausschluss nicht betroffen. Aus wichtigem Grund kann der Arbeitgeber also weiterhin kündigen.

- **Gesetzliche Kündigungsausschlüsse**

Gesetzliche Kündigungsausschlüsse gibt es für

- **Mitglieder der Betriebsverfassungsorgane** (z.B. Mitglieder des Betriebsrats, der Jugend- und Auszubildendenvertretung, der Schwerbehindertenvertretung, des Wahlvorstands oder die Wahlbewerber): Sie können nach § 15 KSchG (Kündigungsschutzgesetz) grundsätzlich ordentlich nicht gekündigt werden.

- In bestimmten Fällen darf die ordentliche Kündigung durch den Arbeitgeber erst ausgesprochen werden, wenn die **Zustimmung einer Behörde** vorliegt oder die Entlassung einer Behörde angezeigt worden ist. Entsprechende Vorschriften für eine Kündigung durch einen oder mehrere Arbeitnehmer gibt es nicht. Die Zustimmung einer Behörde vor Ausspruch der Kündigung benötigt der Arbeitgeber z.B. in **folgenden Fällen:**

    - **Kündigung von Schwangeren oder stillenden Müttern:** Grundsätzlich ist die Kündigung gegenüber einer Frau während der Schwangerschaft und bis zum Ablauf von 4 Monaten nach der Entbindung unzulässig und damit unwirksam (§ 9 MuSchG). Mit Zustimmung der zuständigen Aufsichtsbehörde kann ausnahmsweise eine Kündigung erfolgen.

    - **Kündigung von Arbeitnehmern/Arbeitnehmerinnen in Elternzeit:** Sie genießen einen § 9 MuSchG vergleichbaren Kündigungsschutz für die Dauer der Elternzeit. Der Kündigungsschutz während der Elternzeit ist in § 18 BEEG geregelt. Er beginnt mit der Stellung des Antrags auf Elternzeit.

    - **Kündigung von Schwerbehinderten:** Schwerbehinderte dürfen nach einer ununterbrochenen Beschäftigungsdauer von 6 Monaten nur noch mit Zustimmung des für den Betrieb zuständigen Integrationsamts gekündigt werden (§§ 85, 90 SGB IX).

- **Kündigungsfristen**

Eine ordentliche Kündigung beendet das Arbeitsverhältnis immer zu einem bestimmten Termin, der in der Regel bereits in der Kündigung angegeben wird. Enthält die Kündigung keinen Beendigungstermin, so wird angenommen, dass das Arbeitsverhältnis zum nächstmöglichen Termin, der sich bei Anwendung der einschlägigen Kündigungsfristen ergibt, beendet werden soll. Die **einschlägige Kündigungsfrist** für eine ordentliche Kündigung ergibt sich entweder aus dem Tarifvertrag oder einer Betriebsvereinbarung, dem Einzelarbeitsvertrag oder dem Gesetz. Die gesetzlichen Kündigungsfristen finden immer dann **Anwendung,** wenn

- der Einzelarbeitsvertrag auf diese Kündigungsfristen verweist,
- der Einzelarbeitsvertrag keine Regelungen zur Kündigung enthält,
- keine tarifvertraglichen Kündigungsfristen oder in einer Betriebsvereinbarung vereinbarte Kündigungsfristen zu beachten sind.

Eine **ordentliche Kündigung** wird nur dann zu dem gewünschten Termin wirksam, wenn der Kündigende die Kündigungsfrist einhält. Im konkreten Einzelfall muss daher immer erst geprüft werden, ob von den gesetzlichen Vorschriften abweichende Kündigungsfristen vereinbart wurden. Da § 622 BGB die **Mindestkündigungsfristen** enthält, finden diese immer dann Anwendung, wenn die einzelvertraglich oder tarifvertraglich vereinbarten Kündigungsfristen für den Arbeitnehmer schlechter sind (Günstigkeitsprinzip). § 622 BGB schreibt für unbefristete Arbeitsverhältnisse nach Ablauf der Probezeit eine **Grundkündigungsfrist** von 4 Wochen zum 15. oder zum Ende eines Monats

▸ Einige Arbeitnehmer können nicht gekündigt werden

▸ Zustimmung einer Behörde zur Kündigung erforderlich

▸ Mindestkündigungsfrist beträgt 4 Wochen

vor. Besteht das Arbeitsverhältnis länger als 2 Jahre, verlängern sich die Kündigungsfristen für die Kündigung durch den Arbeitgeber in Abhängigkeit von der Dauer der Betriebszugehörigkeit des Arbeitnehmers.

> Die derzeit noch in § 622 Absatz 2 BGB stehende Bedingung, dass die verlängerten Kündigungsfristen erst nach Vollendung des 25. Lebensjahres des Arbeitnehmers gelten sollen, wurde vom Europäischen Gerichtshof verworfen, da sie zu einer Diskriminierung jüngerer Beschäftigter führt. **Die verlängerten Kündigungsfristen** gelten also jetzt **für jeden Arbeitnehmer**, der die Voraussetzungen einer längeren Beschäftigungsdauer erfüllt, unabhängig von seinem Lebensalter.

- Kündigungsgrund

▶ Kündigungsgrund muss nicht genannt werden

Es besteht keine gesetzliche Verpflichtung, eine Kündigungserklärung mit Gründen zu versehen. Also weder der Arbeitnehmer noch der Arbeitgeber müssen in der Kündigung einen **Kündigungsgrund** nennen. Grundsätzlich bedarf nach § 622 BGB die ordentliche Kündigung auch keines sachlichen Grundes. Arbeitnehmer und Arbeitgeber können also nach den Vorschriften des BGB auch dann kündigen, wenn kein Kündigungsgrund vorliegt. Dieser **Grundsatz** gilt für den **Arbeitnehmer** während der gesamten Dauer des Arbeitsverhältnisses **uneingeschränkt**. Er benötigt zur Rechtfertigung seiner Kündigung gegenüber dem Arbeitgeber also nie einen Kündigungsgrund. Für den **Arbeitgeber** gilt dieser Grundsatz **uneingeschränkt nur**

- innerhalb der ersten 6 Monate eines Arbeitsverhältnisses (unabhängig von der Größe seines Betriebs und der Frage, ob ein Betriebsrat besteht oder nicht),
- nach Ablauf von 6 Beschäftigungsmonaten nur noch, wenn das Kündigungsschutzgesetz keine Anwendung findet. Findet das Kündigungsschutzgesetz Anwendung, so muss die Kündigung des Arbeitgebers durch einen Kündigungsgrund sozial gerechtfertigt sein (§ 1 KSchG).

- Beteiligung des Betriebsrats

▶ Betriebsrat muss angehört werden

In allen Betrieben, in denen ein **Betriebsrat** besteht, muss der Arbeitgeber den Betriebsrat vor Ausspruch der Kündigung anhören (§ 102 BetrVG). Spricht der Arbeitgeber seine Kündigung aus, ohne zuvor den Betriebsrat angehört zu haben, ist die Kündigung unwirksam. Dasselbe gilt, wenn die Anhörung nicht ordnungsgemäß erfolgt ist. Auch wenn der Arbeitgeber in den ersten 6 Monaten des Arbeitsverhältnisses kündigen will, muss er den Betriebsrat vor Ausspruch der Kündigung anhören.

1.14 Kündigungsschutzgesetz

Aufgrund des Kündigungsschutzgesetzes haben alle Arbeitnehmer einen **Anspruch auf allgemeinen Kündigungsschutz** gegen eine ordentliche Kündigung durch den Arbeitgeber. Das Kündigungsschutzgesetz lässt das Kündigungsrecht des Arbeitnehmers unberührt.

> Das KSchG greift nur ein, wenn der Arbeitsvertrag rechtswirksam ist und das Arbeitsverhältnis durch eine Kündigung beendet werden soll. Wird das Arbeitsverhältnis durch einen **Aufhebungsvertrag** oder durch **Ablauf einer vereinbarten Befristung** beendet, findet das Kündigungsschutzgesetz keine Anwendung.

- Voraussetzungen für die Anwendung des Kündigungsschutzgesetzes
- - Das Arbeitsverhältnis hat länger als 6 Monate ununterbrochen
bestanden (§ 1 KSchG)

In den ersten 6 Monaten kann daher auch der Arbeitgeber ohne sachlichen Grund ordentlich kündigen. Dies gilt auch dann, wenn in dem Betrieb des Arbeitgebers ein Betriebsrat besteht. Diesen muss der Arbeitgeber zwar vor Ausspruch der Kündigung anhören. Er braucht aber gleichwohl für seine Kündigung **keinen sachlich rechtfertigenden Grund** im Sinne des KSchG. Entscheidend ist der rechtliche Bestand des Arbeitsverhältnisses. Unterbrechungen des Arbeitsverhältnisses durch Krankheit oder Urlaub verlängern die Wartezeit von 6 Monaten nicht.

▶ Nur nach 6 Monaten Beschäftigung

- - Im Betrieb werden ständig mehr als 10 Arbeitnehmer beschäftigt
(§ 23 KSchG)

Auszubildende werden nicht mitgerechnet. **Teilzeitbeschäftigte** werden, unabhängig vom gezahlten Entgelt, bei einer regelmäßigen wöchentlichen Arbeitszeit wie folgt mitgerechnet:

- nicht mehr als 20 Stunden mit 0,5,
- nicht mehr als 30 Stunden mit 0,75.

▶ Nur in Betrieben mit mehr als 10 Arbeitnehmern

Zu den Betrieben im Sinne des KSchG zählen öffentliche und private Betriebe sowie Verwaltungen, Praxen von Ärzten, Ergotherapeuten, Logopäden, Physiotherapeuten, Heilpraktikern. Nicht dazu zählen private Haushalte.

Für Arbeitsverhältnisse, die schon vor dem 01.01.2004 bestanden, enthält § 23 KSchG Überleitungsvorschriften. Nach diesen kann noch der alte Schwellenwert von **5 Arbeitnehmern** gelten.

Findet das Kündigungsschutzgesetz Anwendung, so ist nach § 1 Absatz 1 KSchG eine ordentliche Kündigung unwirksam, wenn sie sozial ungerechtfertigt ist. Eine **soziale Rechtfertigung** liegt nach § 1 Absatz 2 KSchG in folgenden Fällen vor:

- - Die Gründe liegen in der Person des Arbeitnehmers

Personenbedingte Gründe beruhen auf den persönlichen Eigenschaften und Fertigkeiten eines Arbeitnehmers.

▶ Personenbedingte Gründe

Beispiel

Physiotherapeut Greiner hatte einen schweren Motorradunfall und ist seitdem querschnittsgelähmt. Er kann seinen Beruf nicht mehr ausüben.

→ Es liegt ein **personenbedingter Grund** für eine Kündigung vor.

- - Die Gründe liegen im Verhalten des Arbeitnehmers

Ein **verhaltensbedingter Grund** liegt vor, wenn der Arbeitnehmer seine arbeitsvertraglichen Pflichten schuldhaft verletzt. Vor Ausspruch einer verhaltensbedingten Kündigung muss der Arbeitgeber den Arbeitnehmer grundsätzlich abmahnen. Die **Abmahnung** enthält die Aufforderung an den Arbeitnehmer, ein bestimmtes Verhalten zu unterlassen oder vorzunehmen und droht Rechtsfolgen für den Fall an, dass der Arbeitnehmer sein Verhalten nicht in der gewünschten Art und Weise ändert (lesen Sie hierzu ▶ Kap. 1.1).

▶ Verhaltensbedingter Grund bei Verletzung des Arbeitsvertrags

Beispiel

Ergotherapeutin Leiner kommt jeden 2. Tag zu spät. Sie wurde schon mehrfach deswegen abgemahnt. Sie ändert ihr Verhalten aber nicht. Als sie erneut 15 Minuten zu spät kommt und daher die vereinbarte Behandlung nicht pünktlich beginnen kann, entschließt sich der Arbeitgeber zur Kündigung.

→ Es liegt ein **verhaltensbedingter Grund** zur Kündigung vor.

■ ■ Es liegen betriebsbedingte Gründe vor, und die erforderliche Sozialauswahl ist durchgeführt worden

▶ Betriebsbedingte Gründe, z.B. bei Patientenrückgang oder Praxisverlegung

Betriebsbedingte Gründe liegen vor, wenn die Gegebenheiten des Betriebs einer Weiterbeschäftigung des Arbeitnehmers entgegenstehen. Eine betriebsbedingte Kündigung fußt immer auf einer unternehmerischen Entscheidung, wonach der Personalbestand den veränderten Bedingungen angepasst wird. Bei einer betriebsbedingten Kündigung muss der Arbeitgeber nach § 1 Absatz 3 KSchG eine Sozialauswahl unter den für eine Kündigung infrage kommenden Mitarbeitern vornehmen. Bei der **Sozialauswahl** spielen Lebensalter des Arbeitnehmers, Betriebszugehörigkeit und Familienstand eine Rolle. Die Kündigung muss dann gegenüber dem Arbeitnehmer erfolgen, der durch die Kündigung am wenigsten hart betroffen wird.

Beispiel

Logopädin Müller beschließt, ihre Praxis von Bremen nach Hamburg zu verlegen. Ihre Mitarbeiterin Frau Klein möchte nicht mit umziehen.

→ Es liegt ein **betriebsbedingter Kündigungsgrund** vor.

■ ■ Weitere Voraussetzungen

▬ Die Kündigung verstößt nicht gegen eine Auswahlrichtlinie nach § 95 BetrVG, oder der Arbeitnehmer kann nicht in einem anderen Betrieb oder an einem anderen Arbeitsplatz weiterbeschäftigt werden, und der Betriebsrat hat der Kündigung innerhalb der Frist des § 102 BetrVG nicht schriftlich widersprochen.

▬ Der Arbeitnehmer kann nach zumutbaren Umschulungs- oder Fortbildungsmaßnahmen oder zu **geänderten Arbeitsbedingungen** nicht weiterbeschäftigt werden. Ist dies der Fall, muss der Arbeitgeber entweder die erforderlichen Maßnahmen durchführen oder eine Änderungskündigung aussprechen.

Beispiel

In der Physiotherapiepraxis »Gesundheit« gehen die Patientenzahlen zurück. Der Inhaber möchte daher eine vollzeitbeschäftigte Angestellte entlassen.

→ Der Praxisinhaber muss vor Ausspruch einer betriebsbedingten Kündigung zunächst prüfen, ob die Vollzeitbeschäftigte auch mit einer **Teilzeitbeschäftigung** einverstanden wäre.

■ Sozialwidrigkeit einer ordentlichen Kündigung

▶ Frist von 3 Wochen für Erhebung der Klage

Die **Sozialwidrigkeit** einer ordentlichen Kündigung muss der Arbeitnehmer innerhalb einer **Frist von 3 Wochen** nach Zugang der Kündigung durch Erhebung der **Kündigungsschutzklage** geltend machen:

▬ Kommt das Gericht zum Ergebnis, dass die Kündigung sozial nicht gerechtfertigt war, so ist die Kündigung des Arbeitgebers **unwirksam**. Das Arbeitsverhältnis ist durch die Kündigung nicht beendet worden und dauert unverändert fort.

▬ Kommt das Gericht zum Ergebnis, dass die Kündigung **wirksam** war, so weist es die Klage des Arbeitnehmers ab. Das Arbeitsverhältnis ist dann durch die ausgesprochene Kündigung wirksam aufgelöst worden. Es hat zum Kündigungstermin geendet.

Der Arbeitnehmer kann gegen eine **außerordentliche Kündigung** innerhalb von **3 Wochen** nach deren Zugang **Kündigungsschutzklage** beim Arbeitsgericht erheben (§§ 13 Absatz 1 Satz 2, 4 Satz 1 KSchG). Er kann seine Kündigungsschutzklage darauf stützen, dass
- kein wichtiger Grund für die außerordentliche Kündigung vorliegt oder
- die Zwei-Wochen-Frist des § 626 Absatz 2 BGB versäumt worden ist.

▸ Auch gegen außerordentliche Kündigung kann geklagt werden

Stellt das Arbeitsgericht fest, dass die außerordentliche Kündigung **wirksam** war, bleibt das Arbeitsverhältnis ab dem Kündigungstermin beendet. Stellt das Arbeitsgericht fest, dass die außerordentliche Kündigung **unwirksam** war, weil z.B. kein wichtiger Grund vorlag oder die Zwei-Wochen-Frist nicht eingehalten worden ist, so besteht das Arbeitsverhältnis über den Kündigungstermin hinaus fort.

1.15 Mutterschutz

Ab Beginn ihrer Schwangerschaft gilt für die Arbeitnehmerin das **Mutterschutzgesetz** (MuSchG). Solange die schwangere Arbeitnehmerin dem Arbeitgeber ihre Schwangerschaft nicht mitteilt, kann sie sich nicht auf den Schutz des Mutterschutzgesetzes berufen. Daher **soll** sie dem Arbeitgeber die Tatsache der Schwangerschaft und den mutmaßlichen Tag der Entbindung **mitteilen**, sobald die Schwangerschaft festgestellt ist (§ 5 Abs. 1 S. 1 MuSchG). Der Arbeitgeber kann die Arbeitnehmerin wegen einer verspätet mitgeteilten Schwangerschaft nicht arbeitsrechtlich belangen. Hat die Arbeitnehmerin dem Arbeitgeber ihre Schwangerschaft mitgeteilt, muss sie auf Verlangen des Arbeitgebers ein **Zeugnis** ihres Arztes oder ihrer Hebamme vorlegen, aus dem die Tatsache der Schwangerschaft und der Tag der voraussichtlichen Geburt hervorgehen. Die Kosten für die Ausstellung einer derartigen Bescheinigung trägt der Arbeitgeber.

Beispiel
Ergotherapeutin Stefanie Schön teilt ihrem Arbeitgeber ihre Schwangerschaft erst nach 4 Monaten mit.
→ Der Arbeitgeber kann erst **nach der Mitteilung** darauf achten, dass Ergotherapeutin Schön keine Arbeiten ausübt, die nach dem MuSchG verboten sind.
→ Der Arbeitgeber kann Ergotherapeutin Schön **nicht abmahnen**, weil sie ihre Schwangerschaft erst so spät gemeldet hat.

■ **Freistellungs- und Meldepflichten des Arbeitgebers**
Nach § 16 MuSchG muss der Arbeitgeber die schwangere Arbeitnehmerin für die **Durchführung der Untersuchungen** im Rahmen der Leistungen der Krankenkasse bei Schwangerschaft und Mutterschaft bezahlt freistellen. Der Arbeitgeber ist außerdem verpflichtet, der zuständigen Aufsichtsbehörde unverzüglich von der Schwangerschaft der Arbeitnehmerin Mitteilung zu machen (§ 5 Abs. 1 MuSchG). Empfänger dieser Meldungen sind die Gewerbeaufsichtsämter oder die Ämter für Arbeitsschutz. Die Meldung kann formlos erfolgen.

▸ Untersuchungen dürfen in Arbeitszeit sein

■ **Arbeitsplatzgestaltung**
Zum Schutz der Schwangeren und des ungeboren Kindes ist der Arbeitgeber verpflichtet, den Arbeitsplatz der Schwangeren entsprechend ihrem Zustand zu

gestalten (§ 2 MuSchG). In Einzelfällen kann auch die benachrichtigte Aufsichtsbehörde dem Arbeitgeber **Auflagen** machen, welche Maßnahmen er zum Schutz der Gesundheit der Schwangeren einrichten oder beachten muss. Einige Pflichten sind dem Arbeitgeber in § 2 MuSchG gesetzlich vorgegeben.

■ Nicht erlaubte Beschäftigungen

Das **Mutterschutzgesetz** schützt die werdende Mutter und die Wöchnerin im Wesentlichen durch

- **generelle** Beschäftigungsverbote, die für alle schwangeren Arbeitnehmerinnen gelten, und
- **individuelle** Beschäftigungsverbote, die im konkreten Einzelfall abhängig vom Gesundheitszustand der schwangeren Arbeitnehmerin sind.

▶ Trotz Beschäftigungsverbot besteht Arbeitsverhältnis weiter

Einige Beschäftigungsverbote des Mutterschutzgesetzes gelten nur für die Dauer der Schwangerschaft, andere dauern bis nach der Geburt an. Auf einige – relative – Beschäftigungsverbote (z.B. die Mutterschutzfrist vor der Geburt) kann die Arbeitnehmerin verzichten, auf die **absoluten Beschäftigungsverbote** (z.B. die Mutterschutzfrist nach der Geburt) nicht. Alle Beschäftigungsverbote untersagen dem Arbeitgeber die tatsächliche Beschäftigung der schwangeren Arbeitnehmerin oder der stillenden Mutter. Während eines Beschäftigungsverbots darf die Arbeitnehmerin die Arbeitsleistung zulässigerweise verweigern, ohne ihre Pflichten zu verletzen. Ein Beschäftigungsverbot berührt nicht den Bestand des Arbeitsverhältnisses; es besteht mit allen Rechten und Pflichten weiter.

■■ Beschäftigungsverbote

Nach den §§ 4, 8 MuSchG muss der Arbeitgeber beispielsweise **folgende Beschäftigungsverbote** bei schwangeren Arbeitnehmerinnen – aber auch bei stillenden Müttern – beachten:

- Keine Beschäftigung mit **schweren körperlichen Arbeiten**. Eine Schwangere darf z.B. keine schweren Massagebänke verrücken.
- Keine Arbeiten, bei denen regelmäßig **Lasten von mehr als 5 kg** oder gelegentlich Lasten von **mehr als 10 kg** ohne mechanische Hilfsmittel von Hand gehoben, bewegt oder befördert werden, z.B. kein Abstützen oder Bewegen von Patienten.
- Keine Arbeiten, bei denen sich die schwangere oder stillende Arbeitnehmerin häufig erheblich **strecken oder beugen**, oder bei denen sie dauernd **hocken oder sich gebückt halten** muss.
- Keine Arbeiten, bei denen die schwangere oder stillende Arbeitnehmerin **erhöhten Unfallgefahren** ausgesetzt ist. Hierzu zählt besonders die Gefahr auszugleiten, zu fallen oder abzustürzen. Eine Schwangere darf z.B. nicht auf Tritthocker oder Leitern steigen.
- **Nach Ablauf des 5. Schwangerschaftsmonats** keine Arbeiten mehr, bei denen die schwangere Arbeitnehmerin **ständig stehen** muss, sofern diese Arbeit täglich mehr als 4 Stunden dauert (gilt nicht für stillende Mütter).
- Keine Arbeiten, bei denen **Berufserkrankungen** entstehen können.
- Keine Beschäftigung mit **Mehrarbeit**, **Nachtarbeit** oder **Sonn- und Feiertagsarbeit**.

Während eines Beschäftigungsverbots mit bestimmten Arbeiten erhält die Schwangere die **bisherige Vergütung** – auch ohne Arbeitsleistung – weiter. Die Schwangere muss allerdings einer Versetzung des Arbeitgebers nachkommen, wenn die ihr zugewiesene Arbeit zumutbar ist. Ob und wann dies der Fall ist, hängt von den konkreten Umständen des Einzelfalls ab.

- **Ärztliches Beschäftigungsverbot**

Werdende Mütter dürfen nach § 3 Abs. 1 MuSchG während der Schwangerschaft überhaupt nicht oder nur eingeschränkt beschäftigt werden, wenn nach einem **ärztlichen Attest** feststeht, dass Leben oder Gesundheit von Mutter oder Kind bei einer Fortdauer der Beschäftigung gefährdet sind. Hat der behandelnde Arzt das **Vorliegen eines Beschäftigungsverbots** festgestellt, darf der Arbeitgeber die schwangere Arbeitnehmerin nur in der vom Arzt festgelegten Weise weiterbeschäftigen, selbst dann, wenn die werdende Mutter mit einer Außerachtlassung des Beschäftigungsverbots ausdrücklich einverstanden ist. Bei einem – gesetzlichen oder ärztlichen – Beschäftigungsverbot außerhalb der Mutterschutzfristen muss der Arbeitgeber der schwangeren Arbeitnehmerin den durchschnittlichen Verdienst für die Dauer des Beschäftigungsverbots weiterzahlen. Dieser **Mutterschutzlohn** richtet sich nach dem Durchschnittsverdienst der letzten 13 Wochen oder 3 Monate vor Beginn der Schwangerschaft.

▶ Beschäftigungsverbot untersagt das Arbeiten

Beispiel

Physiotherapeutin Annette Jung ist im 4. Monat schwanger. Ihr behandelnder Arzt untersagt ihr **Überkopfarbeiten** und stellte ein entsprechendes ärztliches Attest aus. Physiotherapeutin Jung legt das Attest ihrem Arbeitgeber vor.

→ Der Praxisinhaber darf Physiotherapeutin Jung nicht mehr mit den **untersagten Arbeiten** beschäftigen.

- **Mutterschutzfristen**

In den letzten **6 Wochen vor dem errechneten Geburtstermin** darf die Schwangere nur mit ihrem ausdrücklichen Einverständnis beschäftigt werden (§ 3 Abs. 2 MuSchG). Die schwangere Arbeitnehmerin kann ihr Einverständnis mit einer Weiterbeschäftigung aber jederzeit ohne Angabe von Gründen widerrufen. Der Arbeitgeber muss sich dann sofort an das Beschäftigungsverbot halten. Maßgebend für die Berechnung der Frist ist dabei der **errechnete Geburtstermin**. Weicht der tatsächliche Geburtstermin von dem errechneten Termin ab, verkürzt oder verlängert sich die vorgeburtliche Mutterschutzfrist entsprechend. Bei der Berechnung der Frist wird der Geburtstag selbst nicht mitgerechnet.

▶ 6 Wochen vor dem errechneten Geburtstermin besteht Beschäftigungsverbot

Nach § 6 Abs. 1 MuSchG darf der Arbeitgeber die Wöchnerin – auch mit deren Einverständnis – in folgenden **Zeiträumen** nach dem tatsächlichen Geburtstermin **nicht beschäftigen** nach:

▶ Beschäftigung nach der Geburt ist zeitweilig untersagt

- einer **Einlingsgeburt** bis zum Ablauf von 8 Wochen,
- einer **Mehrlingsgeburt** bis zum Ablauf von 12 Wochen,
- einer **Frühgeburt** bis zum Ablauf von 12 Wochen zuzüglich des Zeitraums, der von der vorgeburtlichen 6-Wochen-Schutzfrist nicht in Anspruch genommen werden konnte.

Darüber hinaus darf er Frauen, die in den ersten Monaten nach der Geburt nicht voll leistungsfähig sind und dies durch ein ärztliches Attest nachweisen, nicht zu einer ihre Leistungsfähigkeit übersteigenden Arbeit heranziehen (§ 6 Abs. 2 MuSchG). Eine **Ausnahme** von dem absoluten Beschäftigungsverbot während der nachgeburtlichen Mutterschutzfrist lässt das Gesetz beim **Tod des Neugeborenen** zu. In diesen Fällen kann die Arbeitnehmerin auf ihren ausdrücklichen Wunsch hin schon vor Ablauf der nachgeburtlichen Mutterschutzfrist wieder beschäftigt werden (§ 6 Abs. 1 S. 3 MuSchG). Die Arbeitnehmerin kann ihr Einverständnis aber innerhalb der Mutterschutzfrist jederzeit widerrufen.

Maßgebend für die Berechnung der Mutterschutzfrist nach der Geburt ist immer der **tatsächliche Geburtstermin**. Eine Abweichung des tatsächlichen

Geburtstermins vom errechneten Termin verlängert die Mutterschutzfrist nach der Geburt nur bei einer Frühgeburt. In diesem Fall soll die Wöchnerin im Ergebnis auf eine Mutterschutzfrist von insgesamt 18 Wochen kommen. Der Tag der Geburt zählt bei der Berechnung der Frist nicht mit.

■ **Mutterschaftsgeld und Arbeitgeberzuschuss**

Vom Beginn der vorgeburtlichen Mutterschutzfrist bis zum letzten Tag der nachgeburtlichen Mutterschutzfrist erhält die schwangere Arbeitnehmerin Mutterschaftsgeld von der gesetzlichen Krankenkasse, bei der sie versichert ist (§ 13 Abs. 1 MuSchG). Der exakt auszuzahlende Betrag errechnet sich aus dem um die gesetzlichen Abzüge verminderten durchschnittlichen kalendertäglichen **Arbeitsentgelt der letzten 3 Kalendermonate** vor Beginn der Schutzfrist. Es beträgt kalendertäglich höchstens 13 €. **Privat versicherte Arbeitnehmerinnen** erhalten auf schriftlichen Antrag ein **einmaliges Mutterschaftsgeld** vom Bundesversicherungsamt in Berlin (§ 13 Abs. 2 MuSchG). Es beträgt einmalig 210 €.

▶ Mutterschaftsgeld von 13 € pro Tag ist vom Arbeitgeber aufzustocken

Da das **Mutterschaftsgeld** für gesetzlich Versicherte monatlich **höchstens 390 €** (= 13 €×30 Tage) betragen kann – und damit in den meisten Fällen der bisherige Verdienst der Arbeitnehmerin nicht erreicht wird – ist der Arbeitgeber nach § 14 MuSchG verpflichtet, das Mutterschaftsgeld »aufzustocken«, wenn das Nettoarbeitsentgelt höher war als das Mutterschaftsgeld. Der zu zahlende Zuschuss bemisst sich nach dem **Unterschiedsbetrag** zwischen dem Mutterschaftsgeld und dem um die gesetzlichen Abzüge verminderten durchschnittlichen kalendertäglichen Arbeitsentgelt der Arbeitnehmerin.

■ **Stillende Mütter**

Nimmt die Mutter unmittelbar nach Ablauf der nachgeburtlichen Mutterschutzfrist ihre Arbeit wieder auf und stillt aber ihr Kind noch, darf sie nach § 6 Abs. 3 MuSchG mit bestimmten **anstrengenden Arbeiten** nicht beschäftigt werden. Es handelt sich im Wesentlichen um die Arbeiten, die auch schwangeren Arbeitnehmerinnen verboten sind. Außerdem kann sie – solange sie stillt – verlangen, dass ihr die **zum Stillen erforderliche Zeit** zur Verfügung gestellt wird und sie für diese Zeit die Vergütung weiter erhält (§ 7 MuSchG). Erforderlich sind mindestens folgende – bezahlte – **Freistellungszeiten**:

- 2-mal täglich eine halbe Stunde oder einmal täglich eine Stunde,
- bei einer zusammenhängenden Arbeitszeit von mehr als 8 Stunden 2-mal täglich mindestens 45 Minuten.

Als **zusammenhängend** gilt die Arbeitszeit, wenn

- sie nicht durch eine Ruhepause von mindestens 2 Stunden unterbrochen wird, oder
- in der Nähe der Arbeitsstätte keine Stillgelegenheit vorhanden ist. Dann erhält die Stillende einmal eine Stillzeit von mindestens 90 Minuten.

Die stillende Mutter darf die **Stillzeit** weder vor- noch nacharbeiten. Die Stillzeit darf auch nicht auf die gesetzlichen Ruhepausen nach dem Arbeitszeitgesetz oder in anderen Vorschriften festgelegte Ruhepausen angerechnet werden.

■ **Kündigungsverbot nach § 9 MuSchG**

Während der Schwangerschaft und bis zum Ablauf von 4 Monaten nach der Entbindung besteht ein **absolutes Kündigungsverbot** (§ 9 MuSchG). Ausnahmsweise kann in besonderen Fällen die Aufsichtsbehörde eine Kündigung für zulässig erklären (§ 9 Abs. 3 MuSchG). Der Zustand der Schwangerschaft oder die Lage einer Frau bis zum Ablauf von 4 Monaten nach der Geburt selbst sind keine zulässigen Kündigungsgründe (§ 9 Abs. 3 S. 1 MuSchG). **Zugelassen** werden kann die Kündigung beispielsweise bei

- einer erheblichen Störung des Vertrauensverhältnisses durch Begehung von Straftaten,
- drohendem Konkurs des Unternehmens durch die mit der Schwangerschaft entstehenden Kosten,
- geplanter Stilllegung des Unternehmensteils, in dem die Schwangere beschäftigt ist.

Die **Zustimmung zur geplanten Kündigung** ist schriftlich unter Angabe der Kündigungsgründe bei der zuständigen Aufsichtsbehörde zu beantragen. Die Behörde entscheidet durch schriftlichen Bescheid, gegen den Widerspruch durch den Arbeitgeber und durch die Arbeitnehmerin zulässig ist. Solange die Behörde ihre Zustimmung nicht erteilt hat, kann der Arbeitgeber nicht wirksam kündigen.

Das **Kündigungsverbot** gilt nur, wenn der Arbeitgeber von der Schwangerschaft oder Entbindung zur Zeit der Kündigung weiß oder innerhalb **von 2 Wochen nach Zugang der Kündigung** von der Schwangerschaft erfährt (§ 9 MuSchG). Die Mitteilung der Arbeitnehmerin über das Vorliegen einer Schwangerschaft muss beinhalten, dass zum Zeitpunkt, in dem der Arbeitgeber die Kündigungserklärung abgegeben hat, eine Schwangerschaft bestand, oder dass das Bestehen einer Schwangerschaft zum Zeitpunkt des Zugangs der Kündigung vermutet wurde. Teilt die Arbeitnehmerin ihre Schwangerschaft nach Ausspruch der Kündigung durch den Arbeitgeber mit, greift der Kündigungsschutz **nachträglich** ein. Die bereits ausgesprochene Kündigung wird unwirksam.

Nur die Trennung von einer Arbeitnehmerin durch Kündigung ist während der Schwangerschaft und bis zu 4 Monaten danach verboten. Wird das Arbeitsverhältnis auf andere Weise beendet, greift § 9 MuSchG nicht ein – die Zustimmung der Aufsichtsbehörde ist also nicht notwendig.

▶ Während der Schwangerschaft darf nicht gekündigt werden

1.16   Nebentätigkeiten

Jeder Arbeitnehmer darf frei darüber entscheiden, ob er nur einer Beschäftigung oder mehreren Beschäftigungen nachgehen will, und in welchem zeitlichen Umfang er seine Arbeitskraft verwerten will. Daher sind **Nebentätigkeiten grundsätzlich erlaubt**. Der Arbeitgeber kann allerdings verlangen, dass der Arbeitnehmer die Aufnahme einer Nebentätigkeit anzeigt. Nebentätigkeit setzt dabei begrifflich voraus, dass der Arbeitnehmer einer Hauptbeschäftigung nachgeht. Als **Hauptbeschäftigung** gilt die Beschäftigung, die in zeitlicher und/oder finanzieller Hinsicht überwiegt. Wer also z.B. zwei Teilzeitbeschäftigungen mit je 20 Stunden ausübt, hat zwei gleichwertige Beschäftigungen und nicht einen Haupt- und einen Nebenjob.

Eine **Grenze** findet die Freiheit des Arbeitnehmers, eine Nebentätigkeit auszuüben, wenn er mit der **Nebentätigkeit**

- gegen seine vertraglichen Pflichten aus dem Hauptarbeitsverhältnis verstößt,
- seine vertraglichen Pflichten aus dem Hauptarbeitsverhältnis nicht mehr erfüllen kann,
- gegen gesetzliche Vorschriften und besonders gegen Arbeitnehmerschutzgesetze verstößt.

▶ Arbeitgeber darf nach Nebentätigkeit fragen

Beispiel

Physiotherapeutin Hechter arbeitet in der Praxis Klein 40 Stunden in der Woche von montags bis freitags. Weil sie gerade einen finanziellen Engpass hat, nimmt sie noch eine Tätigkeit samstags auf, in der sie 8 Stunden arbeiten muss.

→ Physiotherapeutin Hechter arbeitet damit wöchentlich insgesamt 48 Stunden. Sie muss daher darauf achten, dass sie – z.B. durch Überstunden – die **gesetzlich zulässige Höchstarbeitszeit** von 48 Stunden (§ 3 ArbZG) nicht überschreitet.

■ Genehmigung einer Nebentätigkeit

Im **Arbeitsvertrag** mit dem Arbeitnehmer kann vereinbart werden, dass dieser verpflichtet ist, die Aufnahme einer Nebentätigkeit anzuzeigen. Es kann darüber hinaus vereinbart werden, dass er die Nebentätigkeit nur mit Zustimmung des Arbeitgebers aufnehmen darf.

Der **Arbeitgeber** darf in diesen Fällen die Zustimmung aber nur verweigern, wenn durch die vom Arbeitnehmer geplante Nebentätigkeit seine Interessen als Arbeitgeber und die Interessen seines Unternehmens berührt werden.

Wurde im Arbeitsvertrag vereinbart, dass jegliche Nebentätigkeit verboten ist, hindert dies den Arbeitnehmer nur dann an einer weiteren Verwertung seiner Arbeitskraft, wenn durch eine geplante Nebentätigkeit die Pflichten aus dem Hauptarbeitsverhältnis verletzt werden. Denn es ist – nach Ansicht des Bundesarbeitsgerichts – ein **Verstoß gegen das Grundgesetz**, dem Arbeitnehmer durch ein generelles Nebentätigkeitsverbot die Verwertung seiner Arbeitskraft zu untersagen.

1.17   Pflegezeit

Jeder **Beschäftigte** darf

▶ Bei akut notwendiger Pflege 10 Tage Freistellung

— bis zu 10 Arbeitstage der Arbeit fernbleiben, um für einen pflegebedürftigen nahen Angehörigen in einer **akut aufgetretenen Pflegesituation** eine bedarfsgerechte Pflege zu organisieren oder eine pflegerische Versorgung in dieser Zeit sicherzustellen (§ 2 Absatz 1 Pflegezeitgesetz, PflegeZG),

▶ Pflegezeit kann bis 180 Tage dauern

— verlangen, für eine **Pflegezeit** von bis zu 6 Monaten vollständig oder teilweise von der Arbeit freigestellt zu werden (§§ 3, 4 PflegeZG).

■ Akute Pflegesituation

Eine akut aufgetretene Pflegesituation liegt nur dann vor, wenn die Pflegebedürftigkeit plötzlich eingetreten ist und die Anwesenheit des Arbeitnehmers zur Pflege oder Organisation der Pflege erforderlich ist. Dies ist immer dann **nicht der Fall**, wenn eine andere fähige und dazu bereite Person die Pflege übernehmen will oder bereits übernommen hat. Der Arbeitnehmer muss nur solange freigestellt werden, wie seine Person zur Pflege oder Organisation der Pflege tatsächlich erforderlich ist. Der Beschäftigte kann daher nicht in jeder akuten Pflegesituation eine Freistellung für 10 Arbeitstage verlangen. Der Arbeitgeber kann verlangen, dass der Arbeitnehmer die Pflegebedürftigkeit seines nahen Angehörigen und die Erforderlichkeit der Organisation bedarfsgerechter Pflege durch ein ärztliches Attest nachweist.

Beispiel

Die Mutter des angestellten Logopäden Rainer Alt erleidet einen Schlaganfall und wird hierdurch zum Pflegefall. Logopäde Alt ist die einzige greifbare Person, die sich sofort um die Mutter kümmern und alles organisieren kann.

→ Logopäde Alt kann bei seinem Arbeitgeber **Pflegezeit** wegen einer akut aufgetretenen Pflegesituation verlangen. Der Arbeitgeber muss ihn bis zu 10 Arbeitstagen freistellen.

Der Arbeitnehmer hat dem Arbeitgeber seine Arbeitsverhinderung wegen Pflege unverzüglich mitzuteilen und die voraussichtliche Dauer der Pflegezeit anzugeben. Eine Zustimmung des Arbeitgebers oder die Einhaltung einer Anzeigefrist sind nicht erforderlich. Der Arbeitnehmer kann der Arbeit fernbleiben, wenn er seine **Anzeigepflicht** erfüllt hat.

§ 2 PflegeZG enthält keine Regelung zur Fortzahlung der Vergütung. Der Arbeitnehmer erhält die **Vergütung** daher nur weiter, wenn sich dies aus anderen arbeitsrechtlichen Rechtsgrundlagen ergibt, z.B. aus

- Arbeitsvertrag, Betriebsvereinbarung, Tarifvertrag,
- § 616 BGB oder § 19 Absatz 1 Nr. 2b BBiG.

Nach **§ 616 BGB** erhält ein Arbeitnehmer die Vergütung weiter, wenn er für eine »verhältnismäßig nicht erhebliche Zeit« unverschuldet an der Erbringung der Arbeitsleistung verhindert ist. Bisher sprachen Richter für einen Zeitraum von 5 Arbeitstagen die Vergütung zu.

- **Pflegezeit bis zu 6 Monaten**

Ein Arbeitnehmer, der einen pflegebedürftigen nahen Angehörigen in häuslicher Umgebung pflegen möchte, hat nach § 3 PflegeZG einen Rechtsanspruch, vollständig oder teilweise freigestellt zu werden. Der **Arbeitnehmer** hat

- die beabsichtigte **Pflegezeit** spätestens 10 Arbeitstage vor Antritt schriftlich ankündigen,
- die **Pflegebedürftigkeit** des nahen Angehörigen durch eine Bescheinigung des Medizinischen Dienstes der Krankenkasse oder der Pflegekasse nachzuweisen.

▶ Nur bei amtlich bestätigter Pflegebedürftigkeit

Sind diese Voraussetzungen erfüllt, muss der Arbeitnehmer vom Arbeitgeber freigestellt werden. Sofern sich nicht aus anderen arbeitsrechtlichen Rechtsgrundlagen ein Vergütungsanspruch ergibt, handelt es sich um eine **unbezahlte Freistellung**.

Es besteht ein **Sonderkündigungsschutz**: Von der Ankündigung bis zur Beendigung der Arbeitsverhinderung wegen akuter Pflegesituation oder der Pflegezeit darf der Arbeitgeber das Arbeitsverhältnis nicht kündigen (§ 5 Absatz 1 PflegeZG). Nach § 5 Absatz 2 PflegeZG kann die Zustimmung zur Kündigung bei der zuständigen Aufsichtsbehörde beantragt werden.

▶ Kündigung nur mit behördlicher Zustimmung

Für die Dauer der Pflegezeit kann der Arbeitnehmer **Vertretungspersonal** befristet einstellen (§ 6 PflegeZG). Die Befristung darf wegen notwendiger Einarbeitungszeit länger sein als die beantragte Pflegezeit des Arbeitnehmers. Endet die Pflegezeit vorzeitig, weil der Angehörige nicht mehr pflegebedürftig ist oder die häusliche Pflege unmöglich oder unzumutbar geworden ist, hat der Arbeitgeber gegenüber dem befristet Eingestellten ein **Sonderkündigungsrecht** mit einer Kündigungsfrist von 2 Wochen.

1.18   Probearbeitsverhältnis

▶ Probezeit nur, wenn vereinbart

Eine **Probezeit** muss immer ausdrücklich vereinbart werden. Innerhalb einer Probezeit haben beide Seiten dieselben Rechte und Pflichten wie im normalen Arbeitsverhältnis. Die Probezeit kann auf **zwei Arten** vereinbart werden.

- Arten von Probezeit
- ■ Vorgeschaltete Probezeit bei unbefristetem Arbeitsvertrag

Der Arbeitsvertrag enthält eine **Bestimmung**, in welcher der unmittelbar auf die Arbeitsaufnahme folgende Zeitraum als Probezeit gilt. Das Arbeitsverhältnis wird nach Ablauf der Probezeit automatisch fortgesetzt, wenn nicht eine der Arbeitsvertragsparteien mit der für die Probezeit vereinbarten Kündigungsfrist kündigt. Meistens dauert die Probezeit maximal **6 Monate**. Es kann aber auch eine kürzere Probezeit vereinbart werden. Innerhalb der Probezeit können beide Seiten nach § 622 Absatz 3 BGB zu jedem Termin mit einer Frist von 2 Wochen kündigen, wenn im Arbeitsvertrag keine andere Kündigungsfrist vereinbart wurde. Die Kündigung ist auch noch am letzten Tag der Probezeit möglich. Bei einer Probezeit, die **länger als 6 Monate** dauert, gilt das Kündigungsschutzgesetz, wenn im Betrieb mehr als 10 Arbeitnehmer beschäftigt werden. Es gilt außerdem die längere gesetzliche Kündigungsfrist von 4 Wochen (§ 622 Absatz 1 BGB).

Beispiel

Eine vorgeschaltete Probezeit kann mit folgender **Formulierung** vereinbart werden:
»Die ersten 6 Monate gelten als Probezeit. Während der Probezeit kann mit der gesetzlichen Kündigungsfrist von beiden Seiten gekündigt werden.«

- ■ Befristeter Probezeitvertrag

▶ Befristeter Vertrag endet mit Ablauf der Probezeit

Arbeitnehmer und Arbeitgeber schließen einen befristeten Arbeitsvertrag mit dem sachlichen Grund **Erprobung**. Das Arbeitsverhältnis endet mit Ablauf der vereinbarten Befristung automatisch, wenn die Arbeitsvertragsparteien keine – befristete oder unbefristete – Fortsetzung des Arbeitsverhältnisses vereinbaren. Eine Verpflichtung zum Abschluss eines Arbeitsvertrags nach Ablauf des befristeten Probearbeitsverhältnisses besteht nicht. Ein befristeter Probearbeitsvertrag kann **ordentlich** nur dann gekündigt werden, wenn dies im Vertrag ausdrücklich vereinbart wurde.

1.19   Teilzeitbeschäftigung

Definition

Teilzeitbeschäftigt ist jeder Arbeitnehmer, dessen regelmäßige Wochenarbeitszeit kürzer ist als die eines vergleichbaren vollzeitbeschäftigten Arbeitnehmers (§ 2 Teilzeit- und Befristungsgesetz (TzBfG).

Für **Teilzeitbeschäftigte** gelten im Arbeitsverhältnis dieselben Regelungen wie für Vollzeitbeschäftigte.

Beispiel

In der Physiotherapiepraxis Weiss beträgt die praxisübliche Wochenarbeitszeit eines Vollzeitbeschäftigten 40 Stunden. Als **Teilzeitbeschäftigte** in dieser Praxis gelten z.B.:
▼

- Arbeitnehmer, die 38 Stunden in der Woche arbeiten,
- Physiotherapeuten, die im Rahmen einer geringfügig entlohnten Beschäftigung 4 Stunden in der Woche tätig sind,
- Physiotherapeuten, die pro Monat jeweils 2 Wochen 40 Stunden wöchentlich arbeiten, dann 2 Wochen pausieren.

§ 6 TzBfG verpflichtet die **Arbeitgeber** Teilzeitarbeit zu ermöglichen. Um dies zu erreichen, hat der Gesetzgeber den Arbeitgebern Ausschreibungs- und Informationspflichten auferlegt:

▶ Ausschreibungs- und Informationspflichten für Teilzeitjobs

- Jeder Arbeitsplatz ist öffentlich oder auch nur innerbetrieblich grundsätzlich auch als **Teilzeitarbeitsplatz** auszuschreiben (§ 7 Abs. 1 TzBfG), sofern sich der Arbeitplatz grundsätzlich für eine Teilzeitbeschäftigung eignet.
- Hat ein Arbeitnehmer gegenüber dem Arbeitgeber bereits den Wunsch geäußert, die Dauer und Lage seiner Arbeitszeit zu verändern, ist der Arbeitgeber verpflichtet, diesen Arbeitnehmer über **entsprechende Arbeitsplätze** zu informieren, die im Betrieb oder Unternehmen besetzt werden sollen, und für die der Arbeitnehmer seiner Eignung und seiner Wünsche nach in Betracht kommt.
- Der Arbeitgeber hat darüber hinaus den **Betriebsrat** über Teilzeit im Betrieb und Unternehmen zu informieren sowie auf Verlangen entsprechende Unterlagen zur Verfügung zu stellen.

§ 8 TzBfG gibt den **Arbeitnehmern** einen **Rechtsanspruch auf Verringerung der Arbeitszeit**, d.h. auf Umwandlung einer Vollzeit- in eine Teilzeitstelle. Der Anspruch auf Verringerung der Arbeitszeit ist an folgende **Voraussetzungen** gebunden:

▶ Es gibt einen Rechtsanspruch auf Verringerung der Arbeitszeit

- Ein Anspruch auf Teilzeitarbeit kann nur bei Arbeitgebern angemeldet werden, die i.d.R. **mehr als 15 Arbeitnehmer** – ohne Auszubildende – beschäftigen.
- Der Arbeitnehmer muss **mehr als 6 Monate** beschäftigt sein, wenn er seinen Antrag auf Verringerung der Arbeitszeit stellt.
- Der Arbeitnehmer muss sich **spätestens 3 Monate** vor dem gewünschten Beginn der Verringerung der Arbeitszeit melden. Er muss dabei auch angeben, in welchem Umfang er seine Arbeitszeit verringern will, und wie die Arbeitszeit verteilt werden soll. Innerhalb der **Ankündigungsfrist** soll der Arbeitgeber prüfen können (und müssen), ob und inwieweit der Wunsch des Arbeitnehmers verwirklicht werden kann.

▶ Ankündigungsfrist von 3 Monaten

Der **Arbeitgeber** muss den Antrag des Arbeitnehmers auf **Realisierbarkeit** prüfen. Dann hat er ihn mit dem Arbeitnehmer zu erörtern, nach § 8 Absatz 3 TzBfG mit den ausdrücklichen Ziel, zu einer Vereinbarung mit dem Arbeitnehmer über die Verteilung der Arbeitszeit zu kommen. Nach diesem Erörterungsgespräch muss der Arbeitgeber über den Antrag des Arbeitnehmers entscheiden. Der Arbeitgeber muss seine Entscheidung dem Arbeitnehmer mit einer **Frist von einem Monat** vor dem gewünschten Beginn der Teilzeitbeschäftigung schriftlich mitteilen. Der Arbeitgeber hat mehrere **Möglichkeiten**:

▶ Arbeitgeber muss sich in einem Monat entscheiden

- Er kann das mit dem Arbeitnehmer hergestellte Einvernehmen über die Verringerung der Arbeitszeit und die Verteilung der Arbeitszeit im Sinne von § 8 Abs. 3 TzBfG **bestätigen**. In diesem Fall kommt es zu der abgesprochenen Verringerung und Verteilung der Arbeitszeit.
- Er kann den Wunsch des Arbeitnehmers nach Verringerung der Arbeitszeit wegen entgegenstehender betrieblicher Gründe **ablehnen**. In diesem Fall bleibt es bei der bisher vertraglich vereinbarten Arbeitszeit und deren Ver-

teilung. Als **betriebliche Gründe** gelten z.B. Beeinträchtigung von Organisation, Arbeitsablauf, Betriebssicherheit, Verursachung von unverhältnismäßig hohen Kosten für den Arbeitgeber durch die Teilzeitarbeit.

- Er kann den Wunsch des Arbeitnehmers nach Verringerung der Arbeitszeit **erfüllen**, die Arbeitszeit aber anders – also nicht den Wünschen des Arbeitnehmers entsprechend – verteilen. In diesem Fall kommt es zu einer Verringerung der Arbeitszeit nach dem Wunsch des Arbeitnehmers; die Lage der Arbeitszeit wird allerdings im Wege des **Direktionsrechts** – einseitig – vom Arbeitgeber festgelegt.

> **Untätigkeit** des Arbeitgebers kann zur Teilzeitbeschäftigung führen:
>   - Lehnt der **Arbeitgeber** den Wunsch auf Verringerung der Arbeitszeit nicht fristgerecht ab, verringert sich die Arbeitszeit ab dem gewünschten Beginn entsprechend den Wünschen des Arbeitnehmers.
>   - Können sich Arbeitnehmer und Arbeitgeber nicht über die Verteilung der Arbeitszeit einigen, und vergisst der **Arbeitgeber**, die vom Arbeitnehmer gewünschte Verteilung rechtzeitig – also einen Monat vor dem gewünschten Beginn – abzulehnen, gilt die Verteilung der Arbeitszeit entsprechend den Wünschen des Arbeitnehmers.

Der Arbeitnehmer kann eine **erneute Verringerung** der Arbeitszeit frühestens 2 Jahre nach einer berechtigten Ablehnung durch den Arbeitgeber oder seiner Zustimmung verlangen.

Will ein teilzeitbeschäftigter Arbeitnehmer seine **Arbeitszeit verlängern**, so muss er dies dem Arbeitgeber mitteilen. Der Arbeitgeber hat diesen Arbeitnehmer bei der Besetzung entsprechender freier Arbeitsplätze bevorzugt zu berücksichtigen, sofern der Arbeitnehmer für den zu besetzenden Arbeitsplatz nach Ausbildung, Qualifikation und Fähigkeiten geeignet ist (§ 9 TzBfG). Der **bevorzugten Berücksichtigung** können dringende betriebliche Gründe oder die Wünsche anderer teilzeitbeschäftigter Arbeitnehmer entgegenstehen. Unter mehreren teilzeitbeschäftigten Arbeitnehmern kann der Arbeitgeber seine Auswahl frei unter Berücksichtigung des billigen Ermessens treffen.

- Weitere Rechte von Teilzeitarbeitnehmern
  - Diskriminierungsverbot

▶ Diskriminierung ist verboten

Ein teilzeitbeschäftigter Arbeitnehmer darf nicht schlechter behandelt werden als ein vergleichbarer vollzeitbeschäftigter Arbeitnehmer (§ 4 Abs. 1 TzBfG, Diskriminierungsverbot), es sei denn, dass sachliche Gründe eine Ungleichbehandlung rechtfertigen.

  - Arbeitsentgelt

Einem teilzeitbeschäftigten Arbeitnehmer muss das **Arbeitsentgelt** oder eine andere teilbare geldwerte Leistung, die für einen bestimmten Bemessungszeitraum gewährt wird, mindestens in dem **Umfang** gewährt werden, der dem Anteil seiner Arbeitszeit an der Arbeitszeit eines vergleichbaren vollzeitbeschäftigten Arbeitnehmers entspricht.

  - Aus- und Weiterbildungsmaßnahmen

▶ Aus- und Weiterbildungsmaßnahmen auch für Teilzeitkräfte

Teilzeitbeschäftigte Arbeitnehmer sollen an Aus- und Weiterbildungsmaßnahmen zur **Förderung der beruflichen Entwicklung und Mobilität** teilnehmen können (§ 10 TzBfG). Der Arbeitgeber kann die Aus- und Weiterbildungswünsche teilzeitbeschäftigter Arbeitnehmer ablehnen, wenn dringende betriebliche Gründe oder die Aus- und Weiterbildungswünsche anderer teil- und vollzeitbeschäftigter Arbeitnehmer entgegenstehen. Wollen sich mehrere teilzeitbeschäftigte Arbeitnehmer aus- oder weiterbilden, so kann der Arbeitgeber unter diesen die Teilnehmer nach billigem Ermessen auswählen.

■■ Wechsel des Arbeitsverhältnisses

Weigert sich ein Arbeitnehmer, von einem **Vollzeit- in ein Teilzeitarbeitsverhältnis zu wechseln** oder umgekehrt, kann der Arbeitgeber ihm deswegen nicht kündigen. Eine entsprechende Kündigung ist nach § 11 TzBfG unwirksam. Das Recht, das Arbeitsverhältnis aus anderen Gründen zu kündigen, bleibt unberührt. Das heißt, der Arbeitgeber kann z.B. verhaltens- oder betriebsbedingt kündigen, wenn die entsprechenden Voraussetzungen hierfür vorliegen.

1.20 Urlaub

Jeder Arbeitgeber ist aus dem Arbeitsverhältnis heraus verpflichtet, seine Arbeitnehmer unter gleichzeitiger Fortzahlung des vereinbarten Arbeitsentgelts zum Zwecke der Erholung und Auffrischung seiner Arbeitskraft zeitweise von seiner Arbeitspflicht freizustellen (§ 1 Bundesurlaubsgesetz (BUrlG). Der **Urlaubsanspruch** und seine Höhe finden ihre **Rechtsgrundlage** im

- Arbeitsvertrag und/oder
- für das Unternehmen und die Arbeitnehmer gültigen Tarifvertrag,
- Bundesurlaubsgesetz (BUrlG), das den Mindesturlaubsanspruch festlegt,
- zahlreichen Sonderregelungen für besondere Arbeitnehmergruppen, z.B. für Schwerbehinderte in § 125 SGB IX.

Wurde im Arbeitsvertrag keine Vereinbarung zur Urlaubshöhe getroffen, und findet auch kein Tarifvertrag auf das Arbeitsverhältnis Anwendung, ist alleinige Rechtsgrundlage des Urlaubsanspruchs des Arbeitnehmers das **Bundesurlaubsgesetz (BurlG)**. Es legt den gesetzlichen Mindesturlaub für jeden – volljährigen – Arbeitnehmer auf **24 Werktage** (= 4 Wochen) fest. Auf die Art oder den Umfang der vom Arbeitnehmer ausgeübten Tätigkeit kommt es für den Urlaubsanspruch nicht an. Einen Anspruch auf bezahlten Erholungsurlaub haben daher auch Teilzeitbeschäftigte und Aushilfen.

Der gesetzliche Mindesturlaubsanspruch darf nie unterschritten werden. Er kann aber nach § 13 Absatz 1 BUrlG durch Einzelarbeitsvertrag, Betriebsvereinbarung oder Tarifvertrag über 24 Werktage hinaus ausgedehnt werden. Für den **erhöhten Urlaubsanspruch**, dessen Gewährung und Übertragung gelten – sofern keine anderweitigen ausdrücklichen Regelungen in Arbeitsvertrag, Betriebsvereinbarung oder Tarifvertrag bestehen – die Grundsätze, die auch für den gesetzlichen Mindesturlaub maßgebend sind.

▶ 24 Werktage Urlaub für jeden

Nach § 7 BUrlG ist der Arbeitgeber verpflichtet, dem Arbeitnehmer seinen **Urlaub zusammenhängend zu gewähren**. Falls dies aus betrieblichen Gründen oder aus Gründen in der Person des Arbeitnehmers nicht möglich ist, müssen dem Arbeitnehmer mindestens **12 Werktage Urlaub** zusammenhängend gewährt werden. Nach § 8 BUrlG ist dem Arbeitnehmer jede Erwerbstätigkeit während des Urlaubs verboten, soweit diese dem Erholungszweck widerspricht.

■ Wartezeit bei Neuaufnahme einer Beschäftigung

Bei der Neuaufnahme einer Beschäftigung erwirbt der Arbeitnehmer nach § 4 BUrlG den Anspruch auf seinen vollen Jahresurlaub erstmals, wenn das Arbeitsverhältnis **ununterbrochen 6 Monate** bestanden hat (= **Wartezeit**):

▶ Urlaub erstmals nach 6 Monaten

▬ Bis zum Ablauf der Wartezeit besteht kein Anspruch auf Urlaub.

▬ Nach Ablauf der Wartezeit hat der Arbeitnehmer Anspruch auf den vollen Jahresurlaub.

Für den **Beginn der Wartezeit** ist allein der vereinbarte Beginn des Arbeitsverhältnisses maßgebend. Die Wartezeit kann daher auch an einem Sonn- oder Feiertag beginnen. Die Wartezeit läuft aber auch, wenn der Arbeitnehmer in dieser Zeit verschuldet oder unverschuldet seine Arbeitsleistung nicht erbringt. Der Arbeitnehmer hat nach Ablauf der Wartezeit Anspruch auf den vollen Mindestjahresurlaub, auch dann, wenn das Arbeitsverhältnis nicht das ganze Jahr bestanden hat.

Beispiel
Ergotherapeutin Anke Spreu wird zum 01.04. eingestellt. Die Wartezeit endet mit Ablauf des 30.09.
→ Ab 01.10. kann Anke Spreu den **vollen Jahresurlaub** in Anspruch nehmen.

Für über den gesetzlichen Mindesturlaubsanspruch hinausgehende Urlaubsansprüche kann **einzelvertraglich** vereinbart werden, dass nach Ablauf der Wartezeit Anspruch nur auf anteiligen Jahresurlaub besteht, wenn das Arbeitsverhältnis nicht das ganze Jahr bestanden hat. Fehlt eine entsprechende Vereinbarung, darf der Urlaubanspruch weder im Ein- noch im Austrittsjahr gekürzt werden.

▶ Teilurlaub beträgt 1/12

Endet das Arbeitsverhältnis mit dem Arbeitnehmer nach erfüllter Wartezeit in der 1. Hälfte des Kalenderjahres, so hat der Arbeitnehmer nach § 5 Absatz 1 Buchstabe c) BUrlG nur Anspruch auf **Teilurlaub** in Höhe von 1/12 des Jahresurlaubs für jeden vollen Beschäftigungsmonat. Endet das Arbeitsverhältnis nach erfüllter Wartezeit in der 2. Jahreshälfte, hat der Arbeitnehmer Anspruch auf den vollen gesetzlichen Mindesturlaub.

Kann der Arbeitnehmer die **Wartezeit** im Einstellungs- oder im Kalenderjahr **nicht erfüllen**, weil

▬ das Arbeitsverhältnis erst in der 2. Jahreshälfte begonnen hat,
▬ das Arbeitsverhältnis vor Erfüllung der Wartezeit endet, oder
▬ der Arbeitnehmer nach erfüllter Wartezeit in der 1. Hälfte des Kalenderjahres ausscheidet,

steht ihm nur ein **anteiliger Urlaubsanspruch** von 1/12 pro vollem Beschäftigungsmonat zu (§ 5 BUrlG). **Bruchteile von Urlaubstagen**, die mindestens einen halben Tag ergeben, werden auf volle Urlaubstage aufgerundet (§ 5 Absatz 2 BUrlG). Bruchteile, die weniger als einen halben Tag ergeben, werden nach einer Entscheidung des Bundesarbeitsgerichts in Stunden gewährt.

■ **Erkrankung während des Urlaubs**

▶ Krankheitstage verringern Urlaub nicht

Erkrankt der Arbeitnehmer während seines Urlaubs und weist er seine **Erkrankung** durch ein ärztliches Attest nach, so darf der Arbeitgeber nach § 9 BUrlG die Tage der Arbeitsunfähigkeit nicht auf den Urlaub anrechnen. Die **Krankheitstage** müssen dem Arbeitnehmer sozusagen wieder gutgeschrieben werden.

Beispiel
Physiotherapeut Manfred Meier geht in seinem 3-wöchigen Urlaub klettern. Leider hat er Pech und verletzt sich in der zweiten Woche. Er ist insgesamt 5 Tage arbeitsunfähig. Ein Arzt bescheinigt ihm dies.

▼

→ Physiotherapeut Meier kann von seinem Arbeitgeber die **Gutschrift von 5 Tagen Urlaub** verlangen und diesen Urlaub zu einem späteren Zeitpunkt in Anspruch nehmen.

■ Festlegung der Urlaubszeiten

Die zeitliche Festlegung des Urlaubs steht dem Arbeitgeber im Rahmen seines Direktionsrechts zu, wobei er bei der Festlegung des Urlaubs aber **Urlaubswünsche** des Arbeitnehmers berücksichtigen muss. Über diese darf er sich nur **hinwegsetzen**, wenn dringende betriebliche Belange oder Urlaubswünsche sozial schutzwürdiger Arbeitnehmer entgegenstehen (§ 7 Absatz 1 BUrlG). Entscheidend sind in beiden Fällen immer die Umstände des konkreten Einzelfalls. Der Urlaub wird immer für einen bestimmten Zeitraum ausdrücklich als Urlaub bewilligt.

■ Urlaubsabgeltung

Den Urlaubsanspruch kann der Arbeitgeber nur dann in Geld abgelten, wenn der Arbeitgeber dem Arbeitnehmer seinen Urlaub wegen der Beendigung des Arbeitsverhältnisses ganz oder teilweise nicht mehr gewähren kann. Eine **Urlaubsabgeltung** während eines bestehenden Arbeitsverhältnisses ist grundsätzlich nicht zulässig.

▶ Urlaubsabgeltung nur bei Beendigung

■ Arbeitsplatzwechsel

Wechselt der Arbeitnehmer innerhalb des Urlaubsjahres (= Kalenderjahr) seinen Arbeitsplatz, kann dies dazu führen, dass ihm in dem zweiten, neuen Arbeitsverhältnis Urlaubsansprüche erwachsen, die bereits ganz oder teilweise gegenüber dem ersten Arbeitgeber bestanden haben und/oder von diesem bereits erfüllt worden sind. Um derartige **Doppelansprüche** des Arbeitnehmers zu verhindern, regelt § 6 Absatz 1 BUrlG, dass dem Arbeitnehmer ein Urlaubsanspruch nicht zusteht, soweit sein Urlaubsanspruch für das laufende Kalenderjahr bereits durch einen früheren Arbeitgeber tatsächlich erfüllt worden ist. Um doppelte Urlaubsansprüche zu vermeiden, hat jeder Arbeitgeber dem Arbeitnehmer bei dessen Ausscheiden eine **Urlaubsbescheinigung** nach § 6 Absatz 2 BUrlG ausstellen. Darin bescheinigt der bisherige Arbeitgeber den im laufenden Urlaubsjahr gewährten oder abgegoltenen Urlaub. Solange der Arbeitnehmer die Urlaubsbescheinigung des bisherigen Arbeitgebers nicht vorlegt, kann der jetzige Arbeitgeber hinsichtlich der Urlaubsansprüche ein Zurückbehaltungsrecht geltend machen. Er muss also bis zur Vorlage der Urlaubsbescheinigung keinen Urlaub gewähren.

Die in ▶ Übersicht 1.7 aufgelisteten Angaben müssen in der Urlaubsbescheinigung auf jeden Fall enthalten sein.

Übersicht 1.7. Inhalt einer Urlaubsbescheinigung nach § 6 Absatz 2 BUrlG

- Dauer des Arbeitsverhältnisses im Urlaubsjahr
- Dauer des Jahresurlaubs in Werk- oder Arbeitstagen
- Anzahl der gewährten Urlaubstage
- Anzahl der abgegoltenen Urlaubstage

1.21 Vergütung

▶ Vergütung ist Gegenleistung
für erbrachte Arbeit

Die **Hauptpflicht** des Arbeitgebers ist die Zahlung der Vergütung (§ 611 Abs. 1 BGB). Zahlt der Arbeitgeber die Vergütung nicht, nicht in voller Höhe oder nicht rechtzeitig, muss der Arbeitnehmer seine Ansprüche durch eine Klage vor dem Arbeitsgericht (§ 2 Abs. 1 Nr. 3a ArbGG) geltend machen. Er hat unter Umständen auch das Recht, seine Arbeitsleistung bis zur vollständigen Bezahlung der Vergütung zurückzuhalten. Hierfür kommt es jedoch immer auf die Umstände des konkreten Einzelfalls an.

Zu zahlen ist die einzelvertraglich zwischen Arbeitnehmer und Arbeitgeber vereinbarte Vergütung. Die **Vergütung** kann unterschiedlich vereinbart werden.

Findet auf das Arbeitsverhältnis ein **Tarifvertrag** Anwendung, dann ergibt sich u.a. die Art der zu zahlenden Vergütung und deren Höhe aus dem Tarifvertrag. In allen anderen Fällen handeln Arbeitgeber und Arbeitnehmer Art und Höhe der Vergütung frei aus.

Der Arbeitgeber ist nicht berechtigt, die vereinbarte Vergütung zu mindern, wenn der Arbeitnehmer **unverschuldet** nicht in der Lage ist, seine Arbeitsleistung zu erbringen. Ein derartiger Fall liegt auch vor, wenn ein Behandlungstermin kurzfristig vom Patienten abgesagt wird oder der Arbeitgeber keine ausreichende Anzahl an Patienten hat, um den Arbeitnehmer voll ausgelastet zu beschäftigen.

■ Mögliche einzelvertragliche Vergütungsvereinbarungen
■ ■ Gleichbleibender Betrag (nicht abhängig von Arbeitszeit und Arbeits-/Behandlungsmenge)

Der Arbeitnehmer erhält in diesem Fall unabhängig von den tatsächlich geleisteten Behandlungen stets eine **monatlich gleich bleibende Vergütung**. Die Höhe der Vergütung wird in Abhängigkeit von der vereinbarten Arbeitszeit festgelegt. Ein Vollzeitbeschäftigter enthält daher aufgrund der längeren Arbeitszeit eine höhere Vergütung als ein Teilzeitbeschäftigter. Die Vergütung kann nur bei vom Arbeitnehmer verschuldetem Arbeitsausfall gekürzt werden, z.B. bei unentschuldigtem Fehlen oder unbezahltem Sonderurlaub. In allen anderen Fällen – z.B. Krankheit des Arbeitnehmers, kurzfristige Absage von Behandlungsterminen durch Patienten – bleibt der Vergütungsanspruch des Arbeitnehmers unberührt.

Beispiel
Logopädin Renate Klug vereinbart mit ihrem Arbeitgeber eine Vergütung von 1200 € brutto für eine Teilzeittätigkeit mit einer wöchentlichen Arbeitszeit von 20 Stunden. Im August kann Logopädin Klug die vereinbarte Arbeitszeit nicht mit Patiententerminen füllen.
→ Logopädin Klug erhält im August trotzdem die **vereinbarte Vergütung** von 1200 € brutto.

■ ■ Grundvergütung zuzgl. eines variablen Anteils, dessen Höhe sich nach der Behandlungsmenge richtet
Solange die Grundvergütung der – für die vereinbarte Arbeitszeit – üblichen Vergütung entspricht, kann als **besonderer Anreiz** für den Arbeitnehmer eine variable Vergütung in Abhängigkeit bestimmter Faktoren – z.B. Behandlungsmenge – getroffen werden. Zur Vermeidung von Streitigkeiten sind hier klare Regelungen zu treffen, welche Behandlungsmenge mit der Grundvergütung abgedeckt sein soll, und ab welcher Behandlungsmenge der Anspruch auf variable Vergütung entsteht.

Beispiel

Physiotherapeut Reiner Berg bietet seiner Mitarbeiterin Barbara Tal eine monatliche Vergütung von 2.200 € bei einer Arbeitszeit von 35 Stunden an. Beide gehen davon aus, dass in diesen 35 Stunden durchschnittlich 70 Behandlungen erbracht werden können.

→ Um sie zu motivieren, vereinbart er außerdem, dass sie einen **Zuschlag von 5 €** für jede Behandlung erhält, die über die angenommenen 70 Behandlungen hinausgeht.

▪ ▪ Stundenvergütung/prozentuale Pauschale für tatsächlich ausgeführte Behandlungen

Derartige Vereinbarungen gibt es in freien Mitarbeiter-Verhältnissen (lesen Sie hierzu ▶ Kap. 2).

Im Arbeitsvertrag sind sie als **ausschließliche Vergütungsvereinbarung** nicht im Einklang mit dem Wesen des Arbeitsverhältnisses, da jegliches wirtschaftliche Risiko, ob eine vereinbarte Behandlung stattfindet oder nicht, auf den Arbeitnehmer übertragen wird. Dies läuft dem Gedanken einer abhängigen Beschäftigung zuwider.

1.22   Zeugnis

Jeder Arbeitnehmer hat beim Ausscheiden aus dem Arbeitsverhältnis einen Anspruch auf Erteilung eines **Arbeitszeugnisses**. Das Zeugnis dient als Nachweis über seinen beruflichen Werdegang und gibt Auskunft über seine beruflichen Tätigkeiten sowie seine Leistungen und sein persönliches Verhalten. Der **Rechtsanspruch** auf ein Arbeitszeugnis ist in § 109 GewO geregelt. Nach dieser Vorschrift muss das Zeugnis mindestens Angaben zu Art und Dauer der Tätigkeit enthalten. Der Arbeitnehmer kann aber verlangen, dass sich das Zeugnis auch auf Leistung und Verhalten im Arbeitsverhältnis erstreckt.

▪ Zeugnisarten

▪ ▪ Einfaches Zeugnis

Beim einfachen Zeugnis wird lediglich die **Art des Dienstverhältnisses und dessen Dauer** bestätigt. Aussagen über die Leistungen des Arbeitnehmers und seine Führung sind im einfachen Zeugnis nicht enthalten. Der Arbeitnehmer hat einen Rechtsanspruch auf ein einfaches Zeugnis, auch wenn er dessen Ausstellung gar nicht verlangt (§ 109 Absatz 1 Sätze 1 und 2 GewO).

▶ Einfaches Zeugnis muss immer ausgestellt werden

> **Muster für ein einfaches Zeugnis**
>
> **Zeugnis**
> Herr Karl Becker war vom 01.01.2010 bis 31.12.2010 in unserer Praxis als Physiotherapeut beschäftigt.
> Musterstadt, den 31.12.2010
> Physiotherapie-Praxis Theodor Meier

▪ ▪ Qualifiziertes Zeugnis

Das qualifizierte Zeugnis geht über ein einfaches Zeugnis hinaus und enthält noch Ausführungen über die **Führung und Leistung** des Arbeitnehmers. Dabei sollen die Führung und die Leistungen während der gesamten Dauer des Beschäftigungsverhältnisses beurteilt werden. Einen Anspruch auf ein qualifi-

▶ Qualifiziertes Zeugnis gibt es nur auf Anforderung

ziertes Zeugnis hat der Arbeitnehmer nur, wenn er dies ausdrücklich verlangt (§ 109 Absatz 1 Satz 3 GewO).

▪▪ Endzeugnis

▶ Endzeugnis gibt es nur einmal

Das Endzeugnis wird bei **Beendigung des Arbeitsverhältnisses** ausgestellt. Es bescheinigt die berufliche Tätigkeit des Arbeitnehmers von Beginn bis zum Ende des Arbeitsverhältnisses. Ein Endzeugnis kann als einfaches oder als qualifiziertes Zeugnis ausgestellt werden.

▪▪ Zwischenzeugnis

▶ Zwischenzeugnisse können mehrfach ausgestellt werden

In **Ausnahmefällen** steht dem Arbeitnehmer vor Ausspruch der Kündigung und vor Beginn der Kündigungsfrist ein Anspruch auf Erteilung eines Zwischenzeugnisses zu. Das Zwischenzeugnis entspricht inhaltlich dem Endzeugnis, mit dem Unterschied, dass das Beschäftigungsverhältnis weiterhin besteht. Es kann als einfaches oder qualifiziertes Zeugnis erteilt werden. Ein **Zwischenzeugnis** wird z.B. ausgestellt,

- bei drohender Kündigung,
- zur Vorlage bei Behörden, Gerichten oder zur Kreditgewährung bei einer Bank,
- wenn es für Fortbildungen erforderlich ist,
- wenn eine Versetzung vorgesehen ist oder der Vorgesetzte wechselt,
- bei organisatorischen Änderungen des Unternehmens, z.B. Praxisverkauf,
- bei Bewerbung um eine neue Stelle,
- bei Einberufung zum Wehr- oder Zivildienst,
- bei geplanten längeren Arbeitsunterbrechungen, z.B. Elternzeit.

Das Zeugnis ist **schriftlich** zu erteilen (§ 109 Absatz 1 Satz 1 GewO). Es muss klar und verständlich formuliert sein. Es darf keine Merkmale oder Formulierungen enthalten, die den Zweck haben, eine andere als aus der äußeren Form oder aus dem Wortlaut ersichtliche Aussage über den Arbeitnehmer zu treffen (§ 109 Absatz 2 GewO).

▪ Formalien bei der Ausstellung des Zeugnisses

- Nach Verkehrssitte ist es üblich, dass ein Zeugnis **maschinenschriftlich** erstellt wird. Ein unsauber geschriebenes Zeugnis (Flecken, Durchstreichung, Radierung usw.) kann vom Arbeitnehmer zurückgewiesen werden.
- Das Zeugnis muss auf **Geschäftspapier** (Firmenbogen) ausgestellt werden, wenn der Arbeitgeber Geschäftspapier besitzt und im Geschäftsverkehr verwendet. Das Anschriftenfeld darf nicht ausgefüllt werden, und der Firmenbriefbogen darf nicht gefaltet sein.
- Außer Name, Vorname und akademischem Grad ist auf Verlangen des Arbeitnehmers auch das **Geburtsdatum** aufzunehmen, um Verwechslungen bei Namensgleichheit auszuschließen.
- Wenn die **Unterschrift** nicht entzifferbar ist, soll ihr eine maschinenschriftliche Namensangabe hinzugefügt werden. Daneben sind Ort und Datum der Zeugnisausstellung zu vermerken.

2 Freie Mitarbeiter

»Ein schlechter Chef wird von seinen Mitarbeitern verachtet. Ein guter Chef wird von seinen Mitarbeitern verehrt. Ein wirklich großer Chef aber ist der, dessen Mitarbeiter sagen: Wir haben es selbst erreicht!« (Frei nach Laotse)

Freie Mitarbeiter sind Personen, die nicht im Rahmen eines festen, dauernden Beschäftigungsverhältnisses, sondern aufgrund **einzelner Aufträge** tätig werden und Arbeiten erledigen, die dem Praxiszweck dienen. Die Übernahme der Aufträge ist freigestellt. Dies bedeutet aber auch, dass freie Mitarbeiter keinen Anspruch auf Erteilung eines Auftrags haben. Die freien Mitarbeiter unterliegen den Bestimmungen des Bürgerlichen Gesetzbuches (BGB). Sämtliche **arbeitsrechtlichen Sondervorschriften** sind auf freie Mitarbeiter nicht anwendbar. Es gelten daher **nicht** z.B.

- Kündigungsschutzgesetz,
- Arbeitszeitgesetz,
- Urlaubsgesetz,
- Entgeltfortzahlungsgesetz,
- Mutterschutzgesetz/Bundeselterngeldgesetz etc.

► Dienstverhältnis, kein Arbeitsverhältnis

Die Ausgestaltung eines **Dienstverhältnisses** als freies Mitarbeiterverhältnis ist im Rahmen der allgemeinen Vertragsfreiheit zulässig. Wenn die Vereinbarung allerdings dazu dienen soll, die arbeits- und sozialrechtlichen Schutzvorschriften zu umgehen, ist ein solcher Vertrag unzulässig. In diesem Fall werden die Parteien so behandelt, als hätten sie einen normalen Arbeitsvertrag geschlossen.

In den meisten Fällen ist die **Abgrenzung** zu einem Arbeitnehmer schwierig, da es keine festen Kriterien für die Abgrenzung gibt. Jeder Fall ist einzeln zu beurteilen. Von wesentlicher Bedeutung ist der Grad der persönlichen Abhängigkeit des Mitarbeiters vom Dienstherrn (= Praxisinhaber).

Als **freier Mitarbeiter** wird angesehen, wer seine Tätigkeit im Wesentlichen frei gestalten, seine Arbeitszeit frei bestimmen und dabei seine persönliche Selbständigkeit wahren kann.

Eine hohe zeitliche Inanspruchnahme, die Pflicht des Nachweises von Arbeitsunfähigkeitszeiten, die Pflicht zum Besuch von Schulungen und die Verpflichtung zu regelmäßigen Meldungen, z.B. über durchgeführte Behandlungen oder Hausbesuche und deren Ergebnisse, sprechen eher für die Einordnung eines Beschäftigungsverhältnisses **als Arbeitsverhältnis**. Die Vereinbarung, dass der freie Mitarbeiter über den Praxisinhaber abrechnet, spricht – für sich alleine genommen – **nicht für ein Arbeitsverhältnis**.

2.1   Abgrenzung zum Arbeitsverhältnis

► Kriterien sind nicht gesetzlich geregelt

Folgende – von der Rechtsprechung entwickelte – **Kriterien** sprechen in der Regel für ein **reguläres Arbeitsverhältnis** und gegen eine freie Mitarbeitertätigkeit:

- persönliche und fachliche Weisungsgebundenheit,
- zeitliche und örtliche Bindung in einer Praxis,
- ausgeübte Kontrolle durch den Dienstherrn (Praxisinhaber),
- ständige Dienstbereitschaft,
- vollständige Eingliederung in den Praxisablauf,
- Unterordnung unter einen fremden Plan,
- fehlende Möglichkeit zur Ablehnung einzelner Aufträge.

Nach § 7 Absatz 1 SGB IV sind **Anhaltspunkte** für eine Beschäftigung in einem Arbeitsverhältnis eine Tätigkeit nach Weisungen und eine Eingliederung in die Arbeitsorganisation des Weisungsgebers.

> Sind weder vom Aufgabenbereich noch von der Tätigkeitsführung wesentliche Unterschiede zwischen angestellten und freien Mitarbeitern erkennbar, genügt bereits dieser **objektive Umstand** für eine einheitliche arbeitsrechtliche Einordnung aller Mitarbeiter und zur Widerlegung eines gegenteiligen Parteiwillens.

Haben sich beide Parteien bei Abschluss der Vereinbarung über deren Zulässigkeit geirrt, ist der freie Mitarbeitervertrag für die Zukunft als Arbeitsvertrag zu beurteilen.

2.2   Folgen eines nichtigen Freien-Mitarbeiter-Vertrags

Wird die Tätigkeit eines freien Mitarbeiters – entgegen der geschlossenen Verträge – vom Finanzamt oder einem Sozialversicherungsträger nicht als selbständige Tätigkeit, sondern als Arbeitnehmerbeschäftigung gewertet, tritt – ggf. auch rückwirkend bis zu einem Zeitraum von 4 Jahren – **Sozialversicherungs- und Lohnsteuerpflicht** ein. Es müssen dann Beiträge in allen Zweigen der Sozialversicherung nachgezahlt werden – im ungünstigsten Fall **bis zu 4 Jahren rückwirkend**. Meist erfolgt die Umstufung nach einer – verschärften – Prüfung der Rentenversicherungsträger, oder weil der Auftragnehmer durch das Arbeitsgericht seinen Arbeitnehmerstatus feststellen ließ.

    Ausgangspunkt für die Beantwortung der Frage »Selbständiger oder Arbeitnehmer?« ist dabei nicht der zwischen Auftraggeber und freiem Mitarbeiter geschlossene Vertrag, sondern dessen **tatsächliche Durchführung**. Kommt der Prüfer eines Sozialversicherungsträgers oder im Streitfall das angerufene Gericht zu der Überzeugung, der Auftragnehmer/freie Mitarbeiter führt tatsächlich Arbeiten wie ein abhängig Beschäftigter durch, erfolgt die Einstufung als Arbeitnehmer.

    Die **Abgrenzungskriterien**, die dabei für eine Arbeitnehmereigenschaft oder für eine selbständige Tätigkeit sprechen, entwickelten die Gerichte. Es findet immer eine Einzelfallprüfung statt. Für einen **Arbeitnehmerstatus** sprechen in der Regel folgende **Kriterien**:

▶ Tatsächliche Durchführung bestimmt Vertragscharakter

- Der Mitarbeiter hat sonst keine weiteren Auftraggeber. Bei Heilmittelerbringern gilt der einzelne vom freien Mitarbeiter behandelte Patient als Auftraggeber und nicht der Inhaber der Praxis, in der der freie Mitarbeiter seine Tätigkeit ausübt.
- Der Mitarbeiter ist arbeitsorganisatorisch in den Betrieb/die Praxis des Auftraggebers eingebunden.
- Der Mitarbeiter beschäftigt selbst keine eigenen Arbeitnehmer.

2.3   Freier Mitarbeiter (Selbstständiger)

Ein freier Mitarbeiter übt eine **selbstständige Tätigkeit** aus. Der freie Mitarbeiter hat sich selbst darum zu kümmern, dass er alle rechtlichen und tatsächlichen Voraussetzungen erfüllt, um seine selbstständige Tätigkeit ausüben zu können. Je nach Tätigkeit sind u.U. folgende **Voraussetzungen** zu beachten:

- Es sind berufsrechtliche **Zulassungsvoraussetzungen** zu erfüllen.
- Der freie Mitarbeiter benötigt eine **Betriebsnummer**, wenn er Arbeitnehmer beschäftigt.
- Der freie Mitarbeiter muss beim **Finanzamt** notwendige Erklärungen abgeben.

— Der freie Mitarbeiter muss sich um seine **Renten- und Krankenversicherung** sowie um andere Versicherungen und die Anmeldung zur Berufsgenossenschaft selbst kümmern (lesen Sie hierzu bitte auch ▸ Kap. 13).

Die **Selbstständigkeit** bringt es mit sich, dass der freie Mitarbeiter sich selbst gegen **Risiken** wie Krankheit oder Auftragsmangel absichern muss. Der Praxisinhaber zahlt an den freien Mitarbeiter lediglich den vereinbarten Preis. Welche Aufwendungen der freie Mitarbeiter hiervon begleichen muss, ist allein seine Sache, der Praxisinhaber hat hiermit – im Gegensatz zur Beschäftigung von Arbeitnehmern – nichts zu tun. Während bei Arbeitnehmern der Praxisinhaber verpflichtet ist, die Beiträge zur Kranken-, Renten-, Arbeitslosen- und Pflegeversicherung zu berechnen, zur Hälfte mitzufinanzieren und die Gesamtbeiträge abzuführen, trifft ihn diese Pflicht bei freien Mitarbeitern nicht. Der freie Mitarbeiter zahlt z.B. seinen **Krankenkassen- oder Rentenversicherungsbeitrag** in voller Höhe und aus seinen eigenen Einnahmen. Der freie Mitarbeiter wird daher Kosten, die er für seine Absicherung aufwendet, und die er z.B. für Materialien benötigt, in die vom Praxisinhaber verlangte Vergütung einrechnen. Für die **Versteuerung seiner Einnahmen** und die Abführung anfallender Steuern ist der freie Mitarbeiter selbst gegenüber dem Finanzamt verantwortlich.

2.4   Rentenversicherungspflicht

Freie Mitarbeiter können nach § **2 Satz 1 Nr. 2 SGB VI** rentenversicherungspflichtig sein, wenn sie als **Krankenpflegepersonen** gelten und im Zusammenhang mit ihrer selbständigen Tätigkeit regelmäßig keinen versicherungspflichtigen Arbeitnehmer beschäftigen.

[§ 2 SGB VI Selbstständig Tätige (Auszug)]

Versicherungspflichtig sind selbständig tätige

1. Lehrer und Erzieher, die im Zusammenhang mit ihrer selbständigen Tätigkeit regelmäßig keinen versicherungspflichtigen Arbeitnehmer beschäftigen,
2. Pflegepersonen, die in der Kranken-, Wochen-, Säuglings- oder Kinderpflege tätig sind und im Zusammenhang mit ihrer selbständigen Tätigkeit regelmäßig keinen versicherungspflichtigen Arbeitnehmer beschäftigen,
3. ...
4. ...
5. ...
6. ...

7. ...
8. ...
9. Personen, die
   a) im Zusammenhang mit ihrer selbstständigen Tätigkeit regelmäßig keinen versicherungspflichtigen Arbeitnehmer beschäftigen, und
   b) auf Dauer und im Wesentlichen nur für einen Auftraggeber tätig sind; bei Gesellschaftern gelten als Auftraggeber die Auftraggeber der Gesellschaft,
10. ...

■   Selbständig tätige Pflegepersonen
■ ■ Berufsgruppen, die zu den selbstständig tätigen Pflegepersonen gehören

Zu den selbstständig tätigen Pflegepersonen, die Krankenpflege im weiteren Sinne ausüben, gehören auch Angehörige von **Heilhilfsberufen**, bei denen sich pflegerische und therapeutische Betreuung überschneiden. Dies ist besonders der **Fall** bei

- Masseuren, Masseuren und med. Bademeistern, die Massagen zu Heilzwecken verabreichen,
- Physiotherapeuten/Krankengymnasten und
- Ergotherapeuten/Beschäftigungs- und Arbeitstherapeuten, die Kranke behandeln,

sofern diese Personenkreise überwiegend aufgrund **ärztlicher An- oder Verordnungen** – also in Abhängigkeit von einem Heilkundigen – tätig werden. Hierbei wird eine Gesamtbetrachtung angestellt. Sowohl die Anzahl der Patienten als auch der zeitliche Aufwand für die Pflege/Behandlung spielen eine Rolle. Die Frage der **Abrechnung der Leistung** (über eine gesetzliche Krankenkasse oder privat) ist dagegen nicht maßgebend, da auch Privatpatienten meistens die Leistungen aufgrund einer Verordnung vom Arzt in Anspruch nehmen.

■ ■ Berufsgruppen, die nicht zu den selbstständig tätigen Pflegepersonen gehören

Nicht zu selbständigen Krankenpflegepersonen zählen u.a.

- Sportmasseure.
- Krankengymnasten/Physiotherapeuten, die gesunden Personen Unterricht erteilen. Sie sind allerdings – wenn sie den Unterricht im Rahmen einer selbstständigen Tätigkeit erteilen – nach § 2 Satz 1 Nr. 1 SGB VI rentenversicherungspflichtig, wenn sie im Zusammenhang mit ihrer selbständigen Tätigkeit regelmäßig keinen versicherungspflichtigen Arbeitnehmer beschäftigen.
- Medizinische Fußpfleger, wenn die Fußpflege nicht der Behandlung einer Krankheit dient.
- Heilpraktiker; sie gelten als Heilkundige und entscheiden selbst über Art und Umfang der medizinisch erforderlichen Behandlung.
- Heilpädagogen, Logopäden (LSG Baden-Württemberg, Urteil vom 27.06.2006, L 12 R 4151/05), Psychologen und Psychotherapeuten, da diese Personen die Diagnose eigenverantwortlich erstellen, für den jeweiligen Krankheitsfall die geeigneten therapeutischen Methoden selbst auswählen und die Behandlung beim Patienten unter Beobachtung und Auswertung der Verlaufsänderungen durchführen. Obwohl sie dabei mit Ärzten eng zusammenarbeiten bzw. auf deren Verordnung tätig werden, ändert dies nichts daran, dass sie bei der Behandlung ihrer Patienten selbst Heilkunde ausüben.

▸ Bei diesen Berufsgruppen i. d. R. keine Rentenversicherungspflicht

❯ Die als nicht zu den selbstständigen Krankenpflegepersonen zählenden Berufsgruppen – besonders **Logopäden** – sind grundsätzlich **nicht rentenversicherungspflichtig** nach § 2 Satz 1 Nr. 1 SGB VI.

3 Heilpraktiker/ Heilpraktikergesetz

»Leiden liegt in der menschlichen Natur; aber wir leiden nie, oder zumindest sehr selten, ohne die Hoffnung auf Heilung zu nähren; und die Hoffung selbst ist eine Freude.**«**
(Giacomo Girolamo Casanova [1725–1798], Schriftsteller)

3.1   Heilpraktiker

▶ Heilpraktikergesetz ist das
einschlägige Gesetz

■ Große/kleine Heilpraktikererlaubnis

Heilpraktiker ist eine in Deutschland geschützte Berufsbezeichnung. Heilpraktiker ist aber kein »Ausbildungsberuf«, weil es keine vorgeschriebene Regelausbildung und keine bundeseinheitlich geregelte Abschlussprüfung gibt. Heilpraktiker üben berufs- und gewerbsmäßig Tätigkeiten im Sinne von § 1 Heilpraktikergesetz (HPG) zur Feststellung, Heilung oder Linderung von Krankheiten, Leiden oder Körperschäden bei Menschen aus, ohne eine ärztliche Approbation zu haben. Sie benötigen zur Aufnahme ihrer Berufstätigkeit eine **Erlaubnis zur berufsmäßigen Ausübung der Heilkunde ohne Bestallung** nach § 1 Heilpraktikergesetz (HPG). Diese wird erteilt, wenn der Antragsteller folgende **Voraussetzungen** erfüllt:

- Er hat eine schriftliche und mündliche Prüfung (= amtsärztliche Überprüfung) bestanden. Dabei wird überprüft, dass der Antragsteller keine Gefahr für die allgemeine Gesundheit der Bevölkerung darstellt.
- Er ist mindestens 25 Jahre alt.
- Er kann mindestens Hauptschulabschluss vorweisen,
- Er kann durch ein ärztliches Attest und ein eintragsfreies Führungszeugnis nachweisen, dass er die körperliche, geistige und seelische Eignung für diesen Beruf besitzt.
- Er hat Praxisräume, die ausschließlich zur Diagnose und Therapie genutzt werden.

Der Heilpraktiker übt einen freien Beruf im Sinne des § 18 Einkommensteuergesetz aus. Er muss die Berufsbezeichnung **Heilpraktiker** bei seiner Berufsausübung führen, damit die Öffentlichkeit erkennen kann, dass nicht ein Arzt Heilkunde ausübt.

Nach der **Neufassung des Psychotherapeutengesetzes** unterscheidet man:

▶ Große Heilpraktikererlaubnis = Vollzulassung

- **Allgemein praktizierende Heilpraktiker** (Heilpraktiker mit Vollzulassung, sog. **große Heilpraktikererlaubnis**): Diese dürfen körperliche und seelische Leiden feststellen und eine eigene Therapie auch mit körperlichen Behandlungen durchführen.

▶ Kleine Heilpraktikererlaubnis = Teilzulassung

- **Heilpraktiker für Psychotherapie** (sog. **kleine Heilpraktikererlaubnis**): Diese dürfen Elemente verschiedener Psychotherapieschulen anwenden.

Generell kann jeder Heilpraktiker die Verfahren ausüben, die er beherrscht. Es gilt der **Grundsatz der Therapiefreiheit**.

■ Verhältnis Heilpraktiker – Patient

▶ Behandlungsvertrag

Zwischen dem Patienten und dem Heilpraktiker kommt ein **Behandlungsvertrag** zustande, der ein Dienstvertrag im Sinne von § 611 ff BGB ist. Der Vertrag ist nicht an eine bestimmte Form gebunden. Er kann schriftlich, mündlich oder durch schlüssiges Handeln geschlossen werden. Der **Dienstvertrag** verpflichtet den Heilpraktiker zur Leistung der versprochenen Dienste, den Patienten zur Zahlung der vereinbarten Vergütung. Wurde beim Zustandekommen des Behandlungsvertrags über die Vergütung nicht gesprochen, dann gilt die **übliche Vergütung** als vereinbart (§ 612 BGB). Als übliche Vergütung wird in diesem Fall das von den Heilpraktikerverbänden herausgegebene **Gebührenverzeichnis für Heilpraktiker** angesehen. Da dieses seit 1985 nicht mehr aktualisiert wurde, sind Gebührenaufschläge oder eine Abrechnung analog der Gebührenordnung für Ärzte (GOÄ) möglich.

> Der Anspruch auf die vereinbarte Vergütung ist nicht von einem **Heilungserfolg** abhängig, d.h., der Patient muss die vereinbarte Vergütung auch dann zahlen, wenn die Behandlung nicht anschlägt oder er mit dieser aus anderen Gründen nicht zufrieden war.

Die Patienten bezahlen in der Regel die Behandlungen selbst. Nur in geringem Umfang und bei bestimmten Behandlungen oder bei Bestehen einer Zusatzversicherung übernimmt die Gesetzliche Krankenversicherung (GKV) die Erstattung von Kosten. Sieht der vereinbarte Tarif dies vor, so übernehmen die Privaten Krankenkassen (PKV) die Kosten der Behandlung durch einen Heilpraktiker.

▶ Patient ist Schuldner der Vergütung

■ Werbung

Der Heilpraktiker unterliegt bei der Werbung den **Bestimmungen des Heilmittelwerbegesetzes** (HWG). Er darf u.a.

▬ keine Aussagen machen über die Wirkung von Behandlungsmethoden, die nicht bewiesen sind (§ 3 HWG),

▬ in der Werbung außerhalb der Fachkreise keine wissenschaftlichen Gutachten oder ärztliche Empfehlungen heranziehen.

Bitte lesen Sie zu diesem Thema auch ▶ Kap. 14.

3.2 Sektorale Heilpraktikerlaubnis

Das HPG gestattet nach seinem Wortlaut nur Ärzten und Heilpraktikern die Ausübung der Heilkunde. Ausübung von Heilkunde im Sinne von § 1 HPG ist jede berufsmäßig vorgenommene Tätigkeit zur Feststellung, Heilung oder Linderung von Krankheiten, Leiden oder Körperschäden bei Menschen, auch wenn sie im Dienst von anderen ausgeübt wird. Wer die Heilkunde ausüben will, ohne als Arzt bestellt zu sein, bedarf dazu der Erlaubnis .

Nur der Arzt oder der Heilpraktiker kann im **Direktkontakt** zum Patienten und ohne ärztliche Verordnung oder Delegierung diagnostizieren und behandeln. Dürfen aber auch andere Mitglieder der medizinischen Fachberufe diagnostizieren und behandeln?

Neben der oben erwähnten sog. großen und kleinen Heilpraktikererlaubnis ist der Erwerb der (**sektoralen**) **Heilpraktikererlaubnis** durch Ergotherapeuten, Logopäden, Physiotherapeuten und Osteopathen nicht ausgeschlossen. Fraglich war bisher jedoch, ob die Mitglieder medizinischer Fachberufe überhaupt eine Erlaubnis brauchen, und falls ja, welche Voraussetzungen hierfür erfüllt sein müssen – Heilpraktikerprüfung oder lediglich Antrag.

Das **Bundesverwaltungsgericht** hat mit Urteil vom 26.08.2009 (Az. 3 C 19.08) entschieden, dass der dort klagende Physiotherapeut eine auf das Gebiet der Physiotherapie begrenzte Heilpraktikererlaubnis beanspruchen kann, er sich aber einer eingeschränkten Kenntnisprüfung unterziehen muss. Die Aussagen des Urteils sind auf andere Heilmittelerbringer übertragbar. Im **Ergebnis** bedeutet dieses Urteil – für **alle Heilmittelerbringer**, nicht nur für den im konkreten Fall klagenden Physiotherapeuten – dass

▬ Heilmittelerbringer ohne Heilpraktikererlaubnis nicht befunden, nicht diagnostizieren und nicht behandeln dürfen,

▬ eine sektorale Heilpraktikererlaubnis erworben werden kann,

▬ Voraussetzung für die sektorale Heilpraktikererlaubnis aber eine (eingeschränkte) Kenntnisprüfung ist.

▶ Voraussetzungen jetzt gerichtlich geklärt

► Sektorale Heilpraktikerprüfung für
Diagnosen nötig

Nach Auffassung des Bundesverwaltungsgerichts ist eine **sektorale Heilprakti-kerprüfung** notwendig, wenn der Heilmittelerbringer selbst befunden und di-agnostizieren will. Die Heilpraktikerprüfung »müsse sich aber auf solche Kenntnisse beschränken, die zur eigenverantwortlichen Anwendung von Phy-siotherapie erforderlich und nicht bereits durch die Berufsausbildung vermittelt worden seien.«

> Die Gesundheitsämter müssen also für jeden medizinischen Fachbe-ruf eine eigene – **auf den Beruf bezogene** – **Prüfung** durchführen und nach erfolgreich bestandener Prüfung die sektoralen Heilprakti-kererlaubnisse erteilen.

> **Ausnahme:** Masseure und medizinische Bademeister dürfen ohne ärztliche Verordnung behandeln!

Das **Bundesverwaltungsgericht** (BVerwG) hat nämlich mit seinem Urteil vom 28.10.2009 (Az. 3 B 39.09) entschieden, dass das Heilpraktikergesetz keine An-wendung findet, wenn durch die Tätigkeit des medizinischen Bademeisters und Masseurs keine Gefahr für die Volksgesundheit und die Patienten bestehe. Die-ser **Entscheidung** lag folgender Fall zugrunde (► Fallbeispiel).

Erteilung einer sektoralen Heilpraktikererlaubnis: Bereich der Physikalischen Therapie

Ein Masseur und medizinischer Bademeister beantragte die Erteilung einer sektoralen Heilpraktikererlaubnis be-schränkt auf den Bereich der Physikalischen Therapie, **ohne** hierfür eine **Eignungsprüfung** ablegen zu müssen. Die Behörde lehnte den Antrag ab, der Widerspruch blieb erfolglos. Die **Behörde** begründete ihre Entschei-dung damit, dass hier eine gegenständliche Teilbarkeit wie im Falle der Psychotherapie nicht angenommen werden könne.

Der Masseur klagte gegen die ablehnende Entschei-dung der Behörde. Das **Verwaltungsgericht** Stuttgart gab ihm Recht, der Verwaltungsgerichtshof Baden-Würt-temberg der Behörde – allerdings mit der Begründung, der Masseur übe keine Heilkunde aus.

Es wurde dann das **Bundesverwaltungsgericht** an-gerufen, das folgende Fragen unabhängig voneinander prüfte:

— Übt der Masseur und medizinische Bademeister Heil-kunde aus?
— Geht von seiner Tätigkeit eine Gefahr für Hilfe suchen-de Patienten oder die Volksgesundheit aus?

Das Bundesverwaltungsgericht entschied, dass von der Tätigkeit des Masseurs und med. Bademeisters keine Ge-fahr ausgehe.

Wenn aber unter dem **Gesichtspunkt der Verhältnis-mäßigkeit** nur solche Heiltätigkeiten der Erlaubnispflicht des HPG unterfallen, die gesundheitliche Schäden verur-sachen können, dann fallen heilkundliche Verrichtungen, die keine nennenswerten Gesundheitsgefahren zur Folge haben, nicht unter die Erlaubnispflicht des HPG, auch wenn sie ärztliche Fachkenntnisse erfordern.

4 Kooperationen

>>Kooperation: Beginn eines jahrelangen, wenig zivilen Rechtsstreits.<<
(Andreas Egert [*1968], deutscher Journalist, Publizist und Aphoristiker)

4.1   Kooperationen mit Ärzten

4.1.1   Erlaubte Kooperationen

Jedem selbstständigen Therapeuten ist bewusst, dass der Umsatz und damit der Erfolg seiner Praxis nicht nur von seiner Arbeitsleistung, sondern auch von den Ärzten abhängt. Der Therapeut hat ein starkes **wirtschaftliches Interesse** daran, dass der Arzt viele Therapien verordnet und davon überzeugt ist, dass der betroffene Patient bei einem bestimmten Therapeuten gut behandelt wird. Der Therapeut kann die **Zusammenarbeit mit Ärzten** suchen, indem er

- sich und seine Behandlungsmethoden vorstellt, für sich wirbt, den Arzt über die Behandlungserfolge informiert, sich bei Problemen mit ihm abstimmt und hofft, dass der Arzt ihm viele Patienten »schickt«;
- mit einem Arzt in einer Praxis zusammenarbeitet oder
- den Arzt an seiner Praxis finanziell beteiligt.

Beispiel

Physiotherapeut Nikolaus hat 100 m entfernt von der Orthopädiepraxis Dr. Schneider seine Praxis. Sie läuft gut, und Physiotherapeut Nikolaus denkt an einen Ausbau. Da erfährt er, dass Dr. Schneider plant, bei seiner Arztpraxis eine Physiotherapiepraxis zu eröffnen, die er in Form einer GmbH betreiben will. Nikolaus befürchtet **Umsatzeinbußen**. Er überlegt, ob er Dr. Schneider anbieten soll, sich an seiner Praxis und am geplanten Ausbau finanziell zu beteiligen.

- Musterberufsordnung der Ärzte

▶ Berufsordnungen der Landesärztekammern maßgebend

Ob ein Arzt mit einem Dritten, der nicht Arzt ist, zusammenarbeiten darf, ergibt sich aus der Berufsordnung für Ärzte. Es gibt eine **Musterberufsordnung** für die deutschen Ärztinnen und Ärzte, an die sich die von den Landesärztekammern erlassenen Berufsordnungen anlehnen.

> **Praxistipp**
>
> Die **Musterberufsordnung** findet man im Internet unter http://www.bundesaerztekammer.de.

Die Zusammenarbeit von Ärzten mit Therapeuten ist nicht verboten, allerdings muss der Arzt zur **Wahrung seiner ärztlichen Unabhängigkeit** bei jeder Zusammenarbeit mit Dritten § 30 der Berufsordnung beachten.

[§ 30 Zusammenarbeit von Ärztinnen und Ärzten mit Dritten]

1. Die nachstehenden Vorschriften dienen dem Patientenschutz durch Wahrung der ärztlichen Unabhängigkeit gegenüber Dritten.
2. Ärztinnen und Ärzten ist es nicht gestattet, zusammen mit Personen, die weder Ärztinnen noch Ärzte sind, noch zu ihren berufstätig tätigen Mitarbeiterinnen und Mitarbeitern gehören, zu untersuchen oder zu behandeln. Dies gilt nicht für Personen, welche sich in Ausbildung zum ärztlichen Beruf oder zu einem medizinischen Assistenzberuf befinden.
3. Die Zusammenarbeit mit Angehörigen anderer Gesundheitsberufe ist zulässig, wenn die Verantwortungsbereiche der Ärztin oder des Arztes und des Angehörigen des Gesundheitsberufes klar erkennbar voneinander getrennt bleiben.

Darüber hinaus erlaubt § **23b der Musterberufsordnung** ausdrücklich die Zusammenarbeit von Ärzten mit Therapeuten in Form einer **medizinischen Kooperationsgemeinschaft**. Die medizinische Kooperationsgemeinschaft kann auch auf einzelne Leistungen beschränkt sein. Sie darf ausgeübt werden **in Form** einer

▶ Medizinische Kooperationsgemeinschaften sind erlaubt

- Partnerschaftsgesellschaft nach dem PartGG,
- aufgrund eines schriftlichen Vertrags über die Bildung einer Kooperationsgemeinschaft in der Rechtsform einer Gesellschaft des bürgerlichen Rechts (GdbR) oder
- juristischen Person des Privatrechts unter Beachtung des § 23a der Musterberufsordnung.

Ärzten und Ärztinnen ist ein solcher Zusammenschluss im Einzelnen nur mit solchen anderen Berufsangehörigen und in der Weise erlaubt, dass diese in ihrer Verbindung mit der Ärztin oder dem Arzt einen gleichgerichteten oder integrierenden diagnostischen oder therapeutischen Zweck bei der Heilbehandlung, auch auf den Gebieten der Prävention und Rehabilitation, durch räumlich nahes und koordiniertes Zusammenwirken aller beteiligten Berufsangehörigen erfüllen können.

Der abgeschlossene **Kooperationsvertrag** muss gewährleisten, dass

▶ Kooperationsvertrag ist notwendig

- die eigenverantwortliche und **selbstständige Berufsausübung** der Ärztin/des Arztes gewahrt ist;
- die **Verantwortungsbereiche** der Partner gegenüber den Patientinnen und Patienten getrennt bleiben;
- **medizinische Entscheidungen**, besonders über Diagnostik und Therapie, ausschließlich die Ärztin/der Arzt trifft, sofern nicht die Ärztin/der Arzt nach ihrem/seinem Berufsrecht den in der Gemeinschaft selbstständigen Berufsangehörigen eines anderen Fachberufs solche Entscheidungen überlassen darf;
- der Grundsatz der **freien Arztwahl** gewahrt bleibt;
- die behandelnde Ärztin/der behandelnde Arzt zur Unterstützung in seinen diagnostischen Maßnahmen oder zur Therapie auch **andere** als die in der Gemeinschaft kooperierenden **Berufsangehörigen** hinzuziehen kann;
- die **Einhaltung der berufsrechtlichen Bestimmungen** der Ärztinnen und Ärzte, besonders die Pflicht zur Dokumentation, das Verbot der berufswidrigen Werbung und die Regeln zur Erstellung einer Honorarforderung, von den übrigen Partnerinnen und Partnern beachtet wird;
- die medizinische Kooperationsgemeinschaft sich verpflichtet, im **Rechtsverkehr** die Namen aller Partnerinnen und Partner und ihre Berufsbezeichnungen anzugeben und – sofern es sich um eine eingetragene Partnerschaftsgesellschaft handelt – den Zusatz »Partnerschaft« zu führen.
Bei einer juristischen Person des privaten Rechts muss der **Name der juristischen Person** neben dem Namen einer ärztlichen Gesellschafterin/eines ärztlichen Gesellschafters und die Bezeichnung »Medizinische Kooperationsgemeinschaft« geführt werden.

An **sonstigen Partnerschaften** dürfen sich Ärzte und Ärztinnen beteiligen, wenn sie in der Partnerschaft nicht die Heilkunde am Menschen ausüben. Der Eintritt in eine derartige Partnerschaftsgesellschaft ist der Ärztekammer anzuzeigen (§ 23c Musterberufsordnung).

4

■ Medizinische Kooperationsgemeinschaften

Welche Personen eine medizinische Kooperationsgemeinschaft vereinbaren können, ist ▶ Übersicht 4.1 zu entnehmen.

Übersicht 4.1. Mögliche Berufsgruppen einer medizinischen Kooperationsgemeinschaft

Akademische Berufe
- Ärzte, Zahnärzte
- Psychologische Psychotherapeuten, Kinder- und Jugendlichenpsycho-therapeuten, Diplompsychologen
- Klinische Chemiker und andere Naturwissenschaftler
- Diplom-Sozialpädagogen, Diplom-Heilpädagogen

Staatlich anerkannte Berufe und weitere Berufe im Gesundheitswesen
- Hebammen
- Logopäden und Angehörige gleichgestellter sprachtherapeutischer Berufe
- Ergotherapeuten
- Angehörige der Berufe in der Physiotherapie
- Medizinisch-technische Assistenten
- Angehörige staatlich anerkannter Pflegeberufe
- Diätassistenten

▶ Vor Vertragsschluss Landesärzte-kammer fragen

Vor Abschluss eines Kooperationsvertrags sollte immer mit der zuständigen **Landesärztekammer** abgeklärt werden, ob diese im konkreten Fall Bedenken gegen die geplante Zusammenarbeit sieht oder nicht.

Beispiel

Im Eingangsbeispiel wäre eine **Zusammenarbeit** von Physiotherapeut Nikolaus und Orthopäde Schneider im Rahmen einer medizinischen Kooperationsgemein-schaft also grundsätzlich möglich.

Voraussetzung für den Zusammenschluss ist es, dass die mit dem Arzt ko-operierende Berufsgruppe einen gleichgerichteten oder integrierenden diagnos-tischen oder therapeutischen Zweck bei der Heilbehandlung, Rehabilitation und Prävention erfüllen kann. Erforderlich ist ferner ein räumlich nahes und koordiniertes Zusammenwirken.

Beispiel

Möglich ist eine **Zusammenarbeit** zwischen
- einem Orthopäden und einem Physiotherapeuten,
- einem Gynäkologen und einer Hebamme.

Problematisch ist die **Zusammenarbeit zwischen Arzt und Heilpraktiker**. Die Voraussetzungen des § 23b MBO sind bei einem Heilpraktiker nicht gegeben. Der Heilpraktiker übt weder einen akademischen Heilberuf noch einen staatlichen Ausbildungsberuf im Gesundheitswesen aus.

4.1.2 Unerlaubte »Kooperationsformen«

Ärzten ist es nicht gestattet, sich für die Zuweisung von Patienten ein Entgelt oder andere Vorteile versprechen oder gewähren zu lassen oder selbst zu versprechen oder zu gewähren (§ 31 MBO). Diese Vorschrift soll verhindern, dass der Arzt Zuweisungsentscheidungen aus entgeltlichen und damit sachfremden Erwägungen heraus trifft. Die ärztliche Entscheidung muss allein im **Interesse des Patienten**, also allein aufgrund von medizinischen Erwägungen getroffen werden. Verboten sind nicht nur entsprechende Vertragsgestaltungen (z.B. zwischen Physiotherapeut und Orthopäde), sondern auch jede Überweisung oder Auftragserteilung. Der Begriff **Zuweisung** ist also weit auszulegen.

▶ Zuweisungsentscheidungen sollen frei von Einflüssen sein

Auch die Begriffe **Entgelt** und **andere Vorteile** im Text des § 31 MBO sind weit auszulegen. Sie erfassen sämtliche wirtschaftlichen Vorteile. Es werden nur solche Gegenwerte erfasst, die die Zuweisung als solche belohnen.

Kein Verstoß gegen § 31 MBO liegt vor, wenn der Vorteil für die Erbringung ärztlicher Leistungen oder Zusatzleistungen gewährt wird, sofern diese Zusatzleistung auch tatsächlich erbracht wird.

❗ **Ausnahme:** Das Entgelt für die Zusatzleistung ist im Verhältnis zur Leistung nicht angemessen.

Ein Vorteil für die Zuweisung von Patienten liegt nicht vor, wenn die Zahlung als Kostenbeteiligung für **gemeinsam benutzte Einrichtungen** erfolgt. Nicht erlaubt sind in diesem Zusammenhang überhöhte Zahlungen (z.B. als verdeckte Provisionen).

▶ Kostenbeteiligung ist keine Zuwendung

Auch die Annahme von Geschenken und anderen Vorteilen ist den Ärzten verboten. § 32 MBO verbietet Ärzten,

▶ Nur kleine Geschenke dürfen angenomen werden

- von Patienten oder anderen Personen Geschenke oder andere Vorteile für sich oder Dritte zu fordern,
- sich oder Dritten versprechen zu lassen oder anzunehmen.

Voraussetzung ist ferner, dass durch die Handlungsweise des Arztes der Eindruck erweckt wird, dass die Unabhängigkeit der ärztlichen Entscheidung beeinflusst wird. Maßgebend ist allein die **Erweckung des Eindrucks**, nicht die tatsächliche Beeinflussung der ärztlichen Entscheidung.

Allerdings sieht die MBO in Satz 2 des § 32 keine Beeinflussung, wenn der Wert des Geschenks oder des anderen Vorteils geringfügig ist. Die **Geringfügigkeitsgrenze** ist etwa **bei 40 €** anzusetzen.

Beispiel

Wenn Physiotherapeut Schwarz dem Orthopäden, mit dem er seit Jahren – durch die Patienten – in Kontakt steht, einmal im Jahr **eine Flasche Wein** schenkt, stellt dies für den Arzt keinen Verstoß gegen ärztliches Berufsrecht dar.

4.2   Kooperation mit Therapeuten

Die Zusammenarbeit mit anderen Therapeuten ist **weniger reglementiert** als die Zusammenarbeit von Therapeuten mit Ärzten. Ob Therapeuten der gleichen Berufsgruppe oder Therapeuten verschiedener Berufsgruppen miteinander kooperieren wollen, hängt von den wirtschaftlichen und unternehmerischen Zielen der Beteiligten ab. Therapeuten können ihre Zusammenarbeit weitgehend frei gestalten.

4.3   Organisationsformen

Die Zusammenarbeit mit Ärzten oder anderen Therapeuten kann in Form einer **Gemeinschaftspraxis** oder einer **Praxisgemeinschaft** organisiert werden. Beide Begriffe sind nicht in einem Gesetz definiert. Eine Definition von Praxisgemeinschaft und Gemeinschaftspraxis findet sich allerdings in den gemeinsamen Empfehlungen der Spitzenverbände der Krankenkassen vom 09.09.1997.

> Praxisgemeinschaft oder Gemeinschaftspraxis sind **Organisationsformen**. In welcher **Rechtsform** die Organisation ausgestaltet werden kann, lesen Sie in ▸ Kap. 4.4.

4.3.1   Gemeinschaftspraxis

▸ Gemeinschaftspraxis bedeutet gemeinsames Eigentum

In einer **Gemeinschaftspraxis** schließen sich Leistungserbringer aus einem oder mehreren Heilmittelbereichen zur gemeinsamen Nutzung der Praxisausstattung zusammen. Räume und Praxisausstattung gehören den Gesellschaftern gemeinsam. Die Gesellschafter erhalten gemeinsam eine Kassenzulassung und rechnen die erbrachten Leistungen gemeinsam unter einem Institutionskennzeichen ab.

Die Gemeinschaftspraxis ist im Vergleich zur Praxisgemeinschaft ein wesentlich **engerer Zusammenschluss**. Die Mitglieder wollen eng zusammenarbeiten, haben gemeinsame berufliche Ziele und wollen diese gemeinsam verwirklichen. Eine Gemeinschaftspraxis wird eher von Personen derselben Berufsgruppe gegründet.

Beispiel
Die Physiotherapeuten Denk, Keller und Wesel arbeiten seit Jahren als Angestellte zusammen. Sie beschließen, die Zusammenarbeit zukünftig als Selbstständige fortzusetzen. Jeder deckt ein anderes Behandlungsgebiet ab, so dass sie zusammen ein breites physiotherapeutisches Behandlungsspektrum aufweisen können.
→ Die drei Physiotherapeuten könnten eine **Gemeinschaftspraxis** gründen, die den Patienten das gesamte Behandlungsspektrum anbieten kann.

Eine Gemeinschaft können alle Personen eingehen, es sei denn, es bestehen **berufsrechtliche Vorbehalte**. Diese können für Ärzte, Zahnärzte, Tierärzte oder Apotheker bestehen. Hier ist im Einzelfall zu prüfen, ob der Zusammenschluss in einer Gemeinschaftspraxis möglich ist, oder ob die Zusammenarbeit in einer anderen Organisationsform verwirklicht werden muss (lesen Sie hierzu auch ▸ Kap. 4.1).

Sofern für die Ausübung des Berufs eine Zulassung, eine Erlaubnis oder eine Bestallung erforderlich ist, muss auch in einer Gemeinschaftspraxis jeder

der Beteiligten eine **gesonderte Zulassung**, Erlaubnis oder Bestallung haben, die zur Berufsausübung berechtigen (zu den Zulassungsvoraussetzungen von Therapeuten lesen Sie bitte ▸ Kap. 15).

Bei Gründung einer Gemeinschaftspraxis oder deren Erweiterung sind die in ▸ Übersicht 4.2 zusammengestellten Aspekte wichtig.

Übersicht 4.2. Checkliste: Gründung einer Gemeinschaftspraxis

- Der Mietvertrag wird auf die Gemeinschaftspraxis abgeschlossen.
- Vertragspartner z.B. mit Energieversorgungsunternehmen, Telefongesellschaften ist die Gemeinschaftspraxis.
- Praxisgegenstände und Praxisräume werden gemeinsam genutzt.
- Praxisgegenstände sind gemeinsames Eigentum.
- Ersatzbeschaffungen werden von der Gemeinschaftspraxis vorgenommen.
- Die Gemeinschaftspraxis trägt die anfallenden Kosten.
- Arbeitgeber von Mitarbeitern ist die Gemeinschaftspraxis, und nur diese kann kündigen.
- Die Gemeinschaftspraxis kann aufgelöst werden. Die Regeln enthält der Gesellschaftsvertrag.

4.3.2 Praxisgemeinschaft

In einer **Praxisgemeinschaft** schließen sich Leistungserbringer zur gemeinsamen Nutzung der Praxisausstattung zusammen. Jeder Leistungserbringer bleibt **Eigentümer** der von ihm in die Praxis eingebrachten Praxisausstattung, auch wenn alle Praxisgegenstände gemeinsam genutzt werden. Jeder dieser Leistungserbringer erhält eine Zulassung und rechnet die erbrachten Leistungen unter seinem eigenen Institutionskennzeichen ab.

Eine Praxisgemeinschaft kann in den unterschiedlichsten Gestaltungsmöglichkeiten vorkommen. **Gemeinsam ist allen**, dass es neben den vom jeweiligen Eigentümer allein genutzten Praxisgegenständen auch immer gemeinsam genutzte Praxisausstattung gibt.

▸ Praxisgemeinschaft kombiniert alleiniges und gemeinsames Nutzungsrecht

Beispiel

Ergotherapeutin Sabine Leidner will mit Ergotherapeut René Schneider zusammenarbeiten. Sie mieten gemeinsam Praxisräume an, die sie wie folgt nutzen wollen: Empfangsbereich, Toiletten und Wartezimmer werden gemeinsam genutzt. Jeder Ergotherapeut erhält zwei Behandlungsräume, die er ausschließlich alleine nutzt.

→ Es liegt eine **Praxisgemeinschaft** vor, da jeder Ergotherapeut seinen eigentlichen Praxisbetrieb eigenverantwortlich betreibt.

Eine Praxisgemeinschaft können alle Personen eingehen, die die **Voraussetzungen für die Gründung einer eigenen Praxis** erfüllen. Sofern für den Betrieb einer Praxis eine Zulassung, eine Erlaubnis oder eine Bestallung erforderlich ist, muss in einer Praxisgemeinschaft jeder der selbstständigen Betreiber eine gesonderte Zulassung, Erlaubnis oder Bestallung haben.

Bei Gründung einer Praxisgemeinschaft oder Erweiterung einer bestehenden Praxisgemeinschaft sind die in ▸ Übersicht 4.3 zusammengestellten Aspekte wichtig.

> Übersicht 4.3. Checkliste für die Gründung einer Praxisgemeinschaft
>
> — Wird der Mietvertrag auf die Praxisgemeinschaft oder nur auf ein Mitglied der Praxisgemeinschaft abgeschlossen?
> — Wer wird Vertragspartner von z.B. Energieversorgungsunternehmen, Telefongesellschaften?
> — Welche Praxisgegenstände und Praxisräume werden gemeinsam genutzt?
> — Welche Praxisgegenstände sind gemeinsames Eigentum? Was gehört jedem alleine?
> — Wie werden Ersatzbeschaffungen vorgenommen?
> — In welchem Verhältnis werden die Kosten aufgeteilt?
> — Sollen gemeinsam Mitarbeiter beschäftigt werden?
>   - Jedes Mitglied kann mit dem Mitarbeiter einen **eigenen Arbeitsvertrag** schließen. Der Mitarbeiter hat dann mehrere Arbeitsverhältnisse mit möglicherweise unterschiedlichen Arbeitsverträgen. Jeder der Praxisinhaber kann in diesem Fall unabhängig von den anderen den Arbeitsvertrag kündigen.
>   - Die Mitglieder der Praxisgemeinschaft schließen **gemeinsam einen Arbeitsvertrag** mit dem Mitarbeiter. Dann hat der Mitarbeiter einen Arbeitgeber und nur einen Arbeitsvertrag. Dieser kann dann aber nur von allen Mitgliedern der Praxisgemeinschaft gemeinsam gekündigt werden.
> — Wie kann die Praxisgemeinschaft wieder aufgelöst werden?

4.4   Rechtsformen

Der **Gesellschaftsvertrag** bestimmt die Rechtsform, in der die gewählte Organisationsform durchgeführt wird. Der Gesellschaftsvertrag schafft verbindliche Regelungen, nach denen sich die Mitglieder der Organisationsform zu richten haben.

4.4.1   Gesellschaft des bürgerlichen Rechts

► GdbR ist einfach zu gründen

Die Gesellschaft bürgerlichen Rechts (GdbR) ist gesetzlich in den §§ 705 ff Bürgerliches Gesetzbuch (BGB) geregelt. **Gesellschafter einer GdbR sind verpflichtet**, die Erreichung des vereinbarten gemeinsamen Zwecks zu fördern und die hierzu versprochenen Einlagen zu erbringen. Die von den Gesellschaftern zu leistenden Einlagen können unterschiedlich oder gleich sein. Sie können aus Geld, Bürgschaften, Sach- oder Dienstleistungen bestehen.

■ Gesetzliche Regelungen

► Gesetzliche Regelungen statt Gesellschaftsvertrag

Sofern im Gesellschaftsvertrag nichts anderes vereinbart ist, gelten die **gesetzlichen Regelungen:**
- Die Gesellschafter leisten gleiche Beiträge.
- Die Gesellschafter haben dieselben Rechte und Pflichten.
- Die Führung der Geschäfte steht den Gesellschaftern gemeinschaftlich zu.
- Die Gesellschafter vertreten gemeinsam die Gesellschaft nach außen.
- Die Ansprüche aus dem Gesellschaftsverhältnis sind nicht übertragbar.
- Gewinnbezugsrechte und Beteiligungen am Verlust sind für alle Gesellschafter gleich hoch.
- Eine Kündigung eines Gesellschafters führt zur Auflösung der Gesellschaft.

Beispiel

Die Logopäden Busch, Mann und Bader führen eine Gemeinschaftspraxis in der Rechtsform der GdbR. Busch und Mann möchten eine neue Praxiseinrichtung anschaffen. Bader ist nicht davon überzeugt, dass diese Anschaffung derzeit sinnvoll ist.

→ Stimmt Bader **gegen die Anschaffung**, können Busch und Mann ihren Plan nicht verwirklichen. Denn der Beschluss über die Anschaffung neuer Praxiseinrichtung fällt in den Bereich **Führung der Geschäfte**. Diese muss gemeinschaftlich erfolgen, d.h., es muss ein **einstimmiger Beschluss** zur Anschaffung getroffen werden. Bader kann mit seiner Neinstimme die Anschaffung verhindern.

→ Stimmt Bader **der Anschaffung zu**, wird – wenn die Auswahl für die Praxiseinrichtung abgeschlossen ist – ein **Kaufvertrag** geschlossen. Dieser muss von allen drei Gesellschaftern unterzeichnet werden, weil die Gesellschaft nur dann wirksam nach außen vertreten ist. Die drei Gesellschafter können aber auch einen Gesellschafter bevollmächtigen, für sie zu handeln. Dann kann dieser alleine nach außen auftreten und den Vertrag wirksam abschließen.

■ Gründung: Gesellschaftsvertrag

Die Gesellschaft beginnt mit dem Abschluss des Gesellschaftsvertrags. Dieser kann mündlich oder schriftlich geschlossen werden. Damit die getroffenen Vereinbarungen nachweisbar sind, ist ein **schriftlicher Gesellschaftsvertrag** zu empfehlen. Dieser Gesellschaftsvertrag muss nicht notariell beurkundet sein. (Lesen Sie zur Zulassung ▶ Kap. 15.)

Ein Gesellschaftsvertrag für eine GdbR sollte Regelungen zu den in ▶ Übersicht 4.4 genannten Punkten enthalten.

▶ Gesellschaftsvertrag ist zu empfehlen

Übersicht 4.4. Checkliste für einen GdbR-Gesellschaftsvertrag

▬ Beteiligte Gesellschafter

▬ Beginn der Gesellschaft

▬ Dauer der Gesellschaft

▬ Beiträge zur Gesellschaft, um diese in Gang zu bringen
   Wichtig: Dies können auch Sachleistungen, z.B. medizinische Geräte oder sonstige Praxiseinrichtungsgegenstände sein.

▬ Geschäftsführung der Gesellschaft
   Wichtig: Mit welchen Mehrheiten müssen die Beschlüsse gefasst werden?
   – Bei einer Zwei-Personen-Gesellschaft wird i.d.R. Einstimmigkeit erforderlich sein.
   – Ab drei Gesellschaftern ist eine gemeinsame Geschäftsführung durch Einstimmigkeit der Beschlüsse problematisch, weil ein Gesellschafter dann alles blockieren kann. Für eine derartige GdbR ist daher eine Geschäftsführung durch Mehrheitsbeschlüsse praktikabler.

▬ Vertretung der Gesellschaft nach außen
   Wichtig: Das zur Geschäftsführung Gesagte gilt hier entsprechend.

▬ Gewinnermittlung und Verteilung sowie Beteiligung an Verlusten

▬ Gesellschafterversammlung

▬ Kündigung durch die Gesellschafter und Möglichkeit der Fortsetzung durch die übrigen Gesellschafter oder die Aufnahme neuer Gesellschafter

▼

4

> **Wichtig:** Wird hierzu keine Regelung getroffen, ist die GdbR nach der Kündigung durch einen Gesellschafter aufzulösen und auseinanderzusetzen!
>
> ▬ Ausscheiden eines Gesellschafters aus anderen Gründen, z.B. durch Tod, bei dauernder Berufsunfähigkeit oder durch Ausschluss
> **Wichtig:** Ein Ausschluss kann nur durch Beschluss der Gesellschafterversammlung und bei Vorliegen wichtiger Gründe erfolgen, z.B. wenn ein Gesellschafter seinen Zahlungsverpflichtungen gegenüber der Gesellschaft nicht nachkommt!
>
> ▬ Längerer Ausfall eines Gesellschafters durch Erkrankung oder andere Gründe in der Person des Gesellschafters
> **Wichtig:** Der längere Ausfall eines Gesellschafters durch Erkrankung oder weil dieser z.B. ein freies Jahr (Sabbatical) einlegen will, führt nicht nur zu einer Störung des Praxisbetriebs, sondern auch zu einer Veränderung der Gesamteinnahmen und Gewinne. Der Gesellschaftsvertrag sollte für diese Fälle eine Regelung enthalten, um in der konkreten Situation Streitigkeiten zu vermeiden!
>
> ▬ Auflösung und Liquidation der Gesellschaft
> ▬ Haftung der Gesellschafter
> **Wichtig:** Die Gesellschafter haften mit ihrem Gesellschafts- und Privatvermögen für alle Verbindlichkeiten der Gesellschaft. Es gibt keine Möglichkeit der Haftungsbegrenzung nach außen. Im Innenverhältnis der Gesellschafter untereinander kann die Haftung anders verteilt werden, z.B. nach der Höhe der Gesellschaftsanteile!
>
> ▬ Konkurrenzausschlussklausel/Wettbewerbsverbot
> **Wichtig:** Mit einer entsprechenden Regelung werden ausscheidende Gesellschafter verpflichtet, für eine bestimmte Dauer und in einem bestimmten Umkreis keine Konkurrenz zu machen, und für den Fall der Zuwiderhandlung Schadenersatz zu leisten!

▪ Zusammenfassung

Die **GdbR** hat folgende Vor- und Nachteile:

Vorteile	Nachteile
Leicht zu errichten	Keine Haftungsbegrenzung und kein Haftungsausschluss möglich
Fehlende vertragliche Bestimmungen werden durch die §§ 705 ff. BGB ersetzt	Nur eingeschränkte eigene Rechtspersönlichkeit
Leicht aufzulösen	Nach außen nur gemeinsame Geschäftsführungs- und Vertretungsbefugnis

4.4.2   Partnerschaftsgesellschaft

▶ Geeignet für alle Angehörige freier Berufe

Die **Partnerschaftsgesellschaft** ist im Partnerschaftsgesellschaftsgesetz (PartGG) geregelt. In einer Partnerschaftsgesellschaft können sich **Angehörige freier Berufe** zur gemeinsamen Berufsausübung zusammenschließen. Mitglieder einer Partnerschaftsgesellschaft können nur natürliche Personen sein. Die Gesellschaft übt kein Handelsgewerbe aus.

■ **Angehörige freier Berufe**

In ► Übersicht 4.5 sind die freien Berufe aufgelistet:

— Die in § **1 Absatz 2 Satz 2 PartGG** aufgelisteten Berufsgruppen zählen **ausdrücklich** zu den freien Berufen.

— Die hinzukommenden freien Berufe ergeben sich aus der Definition der freien Berufe in § **1 Absatz 2 Satz 1 PartGG.**

Die freien Berufe haben im Allgemeinen auf der Grundlage besonderer beruflicher Qualifikation oder schöpferischer Begabung die persönliche, eigenverantwortliche und fachlich unabhängige Erbringung von Dienstleistungen höherer Art im Interesse der Auftraggeber und der Allgemeinheit zum Inhalt (§ 1 Absatz 2 Satz 1 PartGG). Ausgehend von dieser **Definition** erweitert sich das Spektrum der freien Berufe.

► Definition umfasst u.a. Heilpraktiker und Heilmittelerbringer

---

Übersicht 4.5. Angehörige freier Berufe

Freie Berufe nach § 1 Absatz 2 Satz 2 PartGG

- Ärzte
- Zahnärzte
- Tierärzte
- Heilpraktiker
- Krankengymnasten
- Heilmasseure
- Diplom-Psychologen
- Ähnliche Berufe, die die Kriterien eines freien Berufs erfüllen

Freie Berufe im Sinne der Definition in § 1 Absatz 2 Satz 1 PartGG

- Ergotherapeuten
- Diätassistenten
- Medizinische Fußpfleger
- Hebammen/Entbindungspfleger
- Logopäden
- Masseure und medizinische Bademeister
- Physiotherapeuten

■ **Gründung: Partnerschaftsvertrag/Partnerschaftsregister**

Die Partnerschaftsgesellschaft wird durch einen Partnerschaftsvertrag (§ 3 PartGG) gegründet. Sie muss nach Gründung außerdem beim zuständigen Registergericht zum **Partnerschaftsregister** angemeldet werden. Nur wenn die Partnerschaftsgesellschaft im Partnerschaftsregister eingetragen ist, wird sie im Verhältnis zu Dritten wirksam (lesen Sie hierzu auch ► Kap. 15).

Der Partnerschaftsvertrag muss die in ► Übersicht 4.6 aufgelisteten Punkte enthalten.

► Partnerschaftsvertrag ist notwendig

Übersicht 4.6. Checkliste: Mindestregelungen im Partnerschaftsvertrag

- Name der Gesellschaft
- Sitz der Gesellschaft
- Name und Vorname sowie den in der Partnerschaft ausgeübten Beruf und den Wohnort jeden Partners
- Gegenstand der Partnerschaft

► Es erfolgt eine Eintragung im Partnerschaftsregister

Die Eintragung der Partnerschaftsgesellschaft in das **Partnerschaftsregister** hat folgende Wirkungen:

- Die Partnerschaft hat eine eigene Rechtspersönlichkeit, mit der sie im Rechtsverkehr auftreten kann.
- Die Partnerschaft kann als solche klagen und verklagt werden.
- In erster Linie haftet das Vermögen der Partnerschaft für Verbindlichkeiten der Partnerschaft und Fehler der Partnerschaft. Allerdings haften die Partner zusätzlich noch mit ihrem Privatvermögen zusammen mit dem Gesellschaftsvermögen als Gesamtschuldner (§ 8 PartGG). Die Haftung einer Partnerschaftsgesellschaft ist hier wie bei der GdbR.

War **nur ein Partner** mit der Bearbeitung des Auftrags befasst, haftet dieser für berufliche Fehler neben der Partnerschaft mit seinem Privatvermögen. Die anderen Partner, die nicht mit der Bearbeitung des Auftrags befasst waren, haften nicht mit ihrem Privatvermögen.

Praxistipp

Über die nach § 3 PartGG zwingenden Bestandteile des Partnerschaftsvertrags hinaus sollten die Spielregeln für die Gesellschaft in einem **detaillierten Gesellschaftsvertrag** geregelt werden (lesen Sie hierzu ► Übersicht 4.7).

Übersicht 4.7. Checkliste: Zusatzregelungen im Partnerschaftsgesellschaftsvertrag

- Beginn der Partnerschaft
- Dauer der Partnerschaft
- Beiträge der Partner zur Gesellschaft/Verhältnis der Gesellschaftsanteile zueinander
- Geschäftsführungsbefugnis der einzelnen Partner
- Vertretung der Partnerschaft nach außen
- Gewinnermittlung und Verteilung, Beteiligung an Verlusten
- Gesellschaftsversammlung und Beschlussfassung
- Kündigung durch einen Partner und Folgen für die Fortführung der Partnerschaft
- Ausscheiden aus der Partnerschaft aus anderen Gründen
- Ausschluss eines Partners
- Vorsorge für längeren Ausfall eines Partners durch Erkrankung oder aus anderen Gründen
- Liquidation der Gesellschaft
- Konkurrenzausschlussklausel
- Partnerschaftsvertrag bedarf der Schriftform

Es ist keine notarielle Beurkundung des Partnerschaftsvertrags erforderlich, wohl aber die **notarielle Beglaubigung** der Unterschriften der Partner zum Zweck der Anmeldung beim Partnerschaftsregister.

■   Zusammenfassung

Die **Partnerschaftsgesellschaft** hat folgende Vor- und Nachteile:

Vorteile	Nachteile
Beschränkung der Haftung für schaden-stiftendes Verhalten eines Partners	Gründung nur mittels notariell beglaubigter Unterschrift möglich
Träger eigener Rechte und Pflichten	Jede Änderung in der Partnerschaft erfordert neuen Partnerschaftsvertrag
Vertretung nach außen wegen Register-eintragung nachlesbar	Ist ein Partner Mitglied eines verkammerten Berufs, wird die Kammer vor der Eintragung gehört, ob Eintragungshindernisse bestehen. Dies kann zu Verzögerungen führen

4.4.3 Gesellschaft mit beschränkter Haftung (GmbH)

Die gesetzlichen Regeln für eine Gesellschaft mit beschränkter Haftung (GmbH) finden sich im **GmbH-Gesetz** (GmbHG). Die **GmbH** als Rechtsform kommt im Gesundheitswesen nur vereinzelt vor. Sie bietet sich an, wenn zwischen einem freiberuflichen und einem gewerblichen Teil der Tätigkeit unterschieden werden muss, und/oder wenn hohe Haftungsrisiken drohen. Ein wesentlicher Unterschied zwischen der GmbH einerseits sowie der GdbR und der Partnerschaftsgesellschaft andererseits besteht nämlich darin, dass in einer GmbH **nur das Vermögen der GmbH haftet** und die Gesellschafter **gerade nicht** noch zusätzlich mit ihrem Privatvermögen haften.

▶ GmbH-Gesetz enthält detaillierte Vorgaben

Das GmbH-Recht ist wesentlich **komplexer** als das Recht der GdbR und der Partnerschaft. Die Geschäftsführer einer GmbH haben eine Vielzahl rechtlicher Regelungen zu beachten und müssen bei Verletzung ihrer gesetzlichen Pflichten mit Strafen rechnen. Auch deswegen ist im konkreten Einzelfall immer zu prüfen, ob die GmbH für die vorgesehene Zusammenarbeit die richtige Rechtsform ist.

■   Gründung durch Gesellschaftsvertrag

Die GmbH ist eine Kapitalgesellschaft. Sie wird durch einen **Gesellschaftsvertrag** gegründet (lesen Sie hierzu ▶ Übersicht 4.8). Dieser Vertrag muss notariell beurkundet und von allen Gesellschaftern unterschrieben werden. Hat die GmbH **höchstens drei Gesellschafter**, kann die Gründung in einem vereinfachten Verfahren erfolgen, für das das GmbH-Gesetz ein **Musterprotokoll** zur Verwendung vorsieht.

▶ Gesellschaftsvertrag als Gründungsakt

Übersicht 4.8. Checkliste: Mindestinhalt GmbH-Gesellschaftsvertrag

- Firma (Name) der Gesellschaft
- Sitz der Gesellschaft
- Gegenstand des Unternehmens
- Betrag des Stammkapitals
  Hinweis: Das **Mindeststammkapital** einer GmbH beträgt 25.000 €. Daneben ist eine die **Mini-GmbH nach deutschem Recht** möglich: Eine GmbH, die das Mindeststammkapital nicht hat, wird als Unternehmer-

▼

> gesellschaft bezeichnet. Sie führt in der Firma nicht den Zusatz **GmbH**, sondern **Unternehmensgesellschaft** (haftungsbeschränkt), **UG** (haftungsbeschränkt).
> - Zahl und Nennbeträge der Geschäftsanteile, die jeder Gesellschafter gegen Einlage auf das Stammkapital (Stammeinlage) übernimmt
> - Dauer der Gesellschaft und Geschäftsjahr
> - Geschäftsführung und Vertretung
> - Jahresabschluss
> - Gewinnverteilung
> - Ggf. weitere Verpflichtungen der Gesellschafter gegenüber der Gesellschaft

▶ Eintragung in das Handelsregister notwendig

Die GmbH muss zum **Handelsregister** angemeldet und dort eingetragen werden, um wirksam gegründet zu sein. Die Anmeldung darf erst erfolgen, wenn auf die Stammeinlagen ein Viertel des Nennbetrags eingezahlt ist, sofern es sich nicht um Sacheinlagen handelt. **Eingetragen** werden:

- Firma,
- Sitz des Unternehmens,
- eine inländische Geschäftsanschrift,
- Gegenstand des Unternehmens,
- Höhe des Stammkapitals,
- Tag des Abschlusses des Gesellschaftsvertrags und
- Personen der Geschäftsführer.

■ Führung der GmbH

▶ Geschäftsführer führen die GmbH

Die GmbH hat **einen oder mehrere Geschäftsführer**, die die GmbH tatsächlich führen und nach außen rechtsgeschäftlich vertreten. Der Geschäftsführer wird i.d.R. schon im Gesellschaftsvertrag berufen. Die Bestellung kann aber auch in einem gesonderten Vertrag erfolgen, was bei Wechsel des Geschäftsführers die Regel ist.

Die Geschäftsführer einer GmbH treffen viele im Gesetz ausführlich **geregelten Pflichten**. Unter anderem müssen sie Bücher führen und das Betriebsvermögen in einer Jahresbilanz ermitteln, die Gesellschaftsversammlung einberufen und dort gefasste Beschlüsse umsetzen.

Die **Rechte** der Gesellschafter in Angelegenheit der Gesellschaft ergeben sich in erster Linie aus dem Gesellschaftsvertrag. Nur wenn dieser keine Regelungen enthält, greifen die Regelungen des GmbHG (zu Fragen der Zulassung lesen Sie bitte ▶ Kap. 15).

■ Zusammenfassung

Die **GmbH** hat folgende Vor- und Nachteile:

Vorteile	Nachteile
Beschränkung der Haftung auf das Gesellschaftsvermögen	Gesellschaftsvertrag bedarf der notariellen Form
Träger eigener Rechte und Pflichten	Jede Änderung des Gesellschaftsvertrags erfordert einen neuen Notarvertrag
Vertretung nach außen durch den Geschäftsführer	Jede Änderung in den Personen der Geschäftsführer sowie die Beendigung der Vertretungsbefugnis eines Geschäftsführers ist zur Eintragung in das Handelsregister anzumelden
	Ist ein Gesellschafter Mitglied eines verkammerten Berufs, wird die Kammer vor der Eintragung gehört, ob Eintragungshindernisse bestehen. Dies kann zu Verzögerungen führen
	Kaufmann kraft Gesetzes, daher Bilanzierungspflicht
	Gewerbesteuerpflicht

5 Krankenkassen: Leistungsabgabe und Abrechnung

»Wer es schafft, in einem Jahr partout nicht krank zu werden, soll künftig von seiner Krankenkasse eine Prämie erhalten. Für Geld machen die Leute bekanntlich alles, für Geld bleiben sie sogar gesund.**«** (Wolfgang Mocker [*1954], deutscher Journalist und Autor)

Behandlungen sind häufig teuer. Die **gesetzlich Krankenversicherten** zahlen ihre monatlichen Beiträge an die Krankenkasse und erhalten dafür Sachleistungen von den Krankenkassen. Der Therapeut rechnet direkt mit der Krankenkasse ab, für die er die Leistungen erbringt. Die **privat Versicherten** zahlen ebenfalls ihre Beiträge – aber an eine private Krankenkasse. Der Therapeut rechnet mit dem Patienten, der Patient mit seiner privaten Krankenkasse ab. In den nun folgenden Abschnitten steht der gesetzlich versicherte Patient im Mittelpunkt (zum Thema Privatpatient lesen Sie bitte ▶ Kap. 11).

5.1   Verhältnis Patient – Kasse

▶ Gesetzlich geregeltes Vertragsverhältnis

Zwischen dem Patienten und seiner gesetzlichen Krankenkasse besteht ein Rechtsverhältnis, dessen Einzelheiten im **Fünften Buch Sozialgesetzbuch (SGB V)** geregelt sind. Aus den Vorschriften des SGB V und den dazu erlassenen Verordnungen und Rahmenempfehlungen ergibt sich u.a.,

- ob ein Patient Anspruch auf ein ärztliches Rezept hat,
- welche Kosten von der Krankenkasse übernommen werden müssen,
- welches Honorar der Krankenkasse in Rechnung gestellt werden kann.

Beispiel

Patientin Berner hatte einen Verkehrsunfall. Ihr Orthopäde verordnete ihr **Massagebehandlungen**. Nun teilte er ihr mit, dass er keine weiteren Behandlungen mehr verordnen könne, weil die Kasse weitere Kosten nicht übernehme.

5.1.1   Anspruch auf Krankenbehandlung und Heilmittel

Gesetzlich Versicherte haben **Anspruch auf Krankenbehandlung**, wenn diese notwendig ist, um eine Krankheit zu erkennen, zu heilen, ihre Verschlimmerung zu verhüten oder Krankheitsbeschwerden zu lindern (§ 27 SGB V). Zur Krankenbehandlung gehört auch die Versorgung mit Heil- und Hilfsmitteln. Was zu Heilmitteln zählt, ist in § 32 SGB V geregelt (lesen Sie hierzu ▶ Kap. 5.1.2).

▶ Behandlung begrenzt durch Wirtschaftlichkeitsgebot

Bei allen Maßnahmen gilt jedoch auch das **Wirtschaftlichkeitsgebot** nach § 12 SGB V.

[§ 12 SGB V Wirtschaftlichkeitsgebot]

1. Die Leistungen müssen ausreichend, zweckmäßig und wirtschaftlich sein; sie dürfen das Maß des Notwendigen nicht überschreiten. Leistungen, die nicht notwendig oder unwirtschaftlich sind, können Versicherte nicht beanspruchen, dürfen die Leistungserbringer nicht bewirken und die Krankenkassen nicht bewilligen.

2. Ist für eine Leistung ein Festbetrag festgesetzt, erfüllt die Krankenkasse ihre Leistungspflicht mit dem Festbetrag.

3. …

Nach der Rechtsprechung des Bundessozialgerichts sind Leistungen immer **dann wirtschaftlich**, wenn der erwartete Erfolg in einem angemessenen Verhältnis zum Aufwand steht und ein etwa gleichwertiger Erfolg nicht auf einem anderen, weniger aufwendigen Weg erzielt werden kann (BSG, 6 RKa 4/78).

▶ Weitere Verordnung kann abgelehnt werden

Es muss daher immer im **konkreten Einzelfall** entschieden werden, ob eine **(weitere) Verordnung** sinnvoll ist. Selbst wenn der Arzt den Heilmittelrichtlinien folgt, kann die verordnete Leistung unwirtschaftlich sein, wenn sich der gleiche Erfolg auch auf einem weniger aufwändigen Weg erreichen lässt. Der Arzt muss vor der Verordnung alle Vor- und Nachteile verschiedener möglicher Heilmittel gegeneinander abwägen und darf nur das Heilmittel verordnen, das am wirtschaftlichsten ist. Er ist zur Verordnung eines Heilmittels allerdings verpflichtet, wenn es keinen anderen, weniger aufwändigen Weg gibt.

Beispiel

Auf obigen Beispielfall bezogen bedeutet dies, dass Patientin Berner nur dann einen **Anspruch auf ein weiteres Rezept** hat, wenn

- weitere Massagen notwendig sind, um noch vorhandene Beschwerden zu lindern,
- es keine anderen, weniger aufwändigen Leistungen gibt, die zum gleichen Erfolg führen.

5.1.2 Heilmittel im Sinne von § 32 SGB V

Nach § 32 SGB V haben gesetzlich Versicherte auch **Anspruch auf Heilmittel**. Das Gesetz definiert nicht, was Heilmittel sind. Nicht alle Mittel, die der Krankheitsheilung dienen, werden als Heilmittel bezeichnet. Gesetzlich krankenversicherte Personen haben Anspruch auf ärztliche Behandlung, auf Arznei- und Verbandsmittel (§ 31 SGB V) und auf die Versorgung mit Heilmitteln.

▶ Heilmittel sind Behandlungen durch Therapeuten

Heilmittel sind **Behandlungen**, die durch einen Therapeuten – und zwar durch diesen persönlich – erbracht werden. Diese Behandlungen sind einem der folgenden **Therapiebereiche** zuzuordnen:

- Ergotherapie,
- Physikalische Therapie,
- Podologische Therapie,
- Stimm-, Sprech- und Sprachtherapie.

■ Heilmittelrichtlinien

Eine Konkretisierung der Heilmittel erfolgt in den Richtlinien über die Verordnung von u.a. Heilmitteln nach § 92 Absatz 1 Nr. 6 SGB V (**Heilmittelrichtlinien**). Nach den Richtlinien müssen **Heilmittel** als Teil der Krankenbehandlung **notwendig sein**, um

▶ Konkretes steht in den Heilmittelrichtlinien

- eine Krankheit zu heilen, ihre Verschlimmerung zu verhüten oder Krankheitsbeschwerden zu lindern,
- eine Schwächung der Gesundheit, die in absehbarer Zeit voraussichtlich zu einer Krankheit führen würde, zu beseitigen,
- einer Gefährdung der gesundheitlichen Entwicklung eines Kindes entgegenzuwirken oder
- Pflegebedürftigkeit zu vermeiden bzw. zu vermindern.

Ein **Anspruch** auf Verordnung von Heilmitteln **besteht** jedoch **nicht**, wenn die Heilmittel

- der Eigenverantwortung des Versicherten zugerechnet werden (§ 2 Absatz 1 Satz 1 SGB V),
- nicht notwendig oder unwirtschaftlich sind (§ 12 Absatz 1 SGB V),
- von geringem oder umstrittenen therapeutischem Nutzen oder geringem Abgabepreis sind (§ 34 Absatz 4 Satz 1 SGB V).

Die Heilmittelrichtlinien (HMR) präzisieren, **in welcher Form** sowohl die behandelnden und verordnenden Ärzte als auch die Krankenkassen das Wirtschaftlichkeitsgebot bei Heilmitteln zu beachten, anzuwenden und umzusetzen haben. Heilmittel, deren Verordnungsfähigkeit nicht durch die Heilmittelrichtlinien positiv festgestellt ist, können nicht verordnet werden.

Die Heilmittelrichtlinien betreffen die **Versicherten der gesetzlichen Krankenkassen**. Versicherte erhalten keine Geldleistungen, sondern ausschließlich Sach- und Dienstleistungen (§ 2 SGB V). Die Heilmittel stellen **Dienstleistungen** dar. Diese Dienstleistungen werden nicht von den Krankenkassen selbst verabreicht, sondern von Leistungserbringern, den Heilmittelerbringern.

▶ Nur Vertragsärzte dürfen Verordnungen ausstellen

Die Verordnung von Heilmitteln erfolgt durch **Vertragsärzte** der gesetzlichen Krankenkassen. In § 92 Abs. 1 Nr. 6 SGB V ist deshalb geregelt, dass die gesetzlichen Krankenkassen und die Ärzte eine Richtlinie über die ausreichende, zweckmäßige und wirtschaftliche Versorgung der Versicherten mit Heilmitteln erstellen müssen. Dies ist durch die Heilmittelrichtlinie geschehen. Weitere Richtlinien gibt es für die Behandlung der Versicherten durch Ärzte und für die Verordnung von Arzneimitteln.

> ❯ Die Heilmittelrichtlinien sind eine **Vereinbarung** zwischen den gesetzlichen Krankenkassen und den Ärzten. Die Vereinbarung wurde von den Krankenkassen und vom Bundesausschuss der Ärzte bundesweit getroffen.

■ Heilmittelkatalog

▶ Heilmittelkatalog (HMK) ordnet Heilmittel bestimmten Diagnosen zu

Der **Heilmittelkatalog** (HMK) ist ein Bestandteil der Heilmittelrichtlinien. Der Heilmittelkatalog beschreibt, **welche Heilmittel** bei welchen Diagnosen **in welchen Mengen** im Regelfall zu einer medizinisch angemessenen und wirtschaftlichen Versorgung führen. Maßstab ist der typische Patient. Die im Katalog vorgegebenen Heilmittel sowie verordnungsfähigen Mengen beruhen also auf Erfahrungswerten der Praxis. Der Heilmittelkatalog ist in verschiedene Diagnosegruppen unterteilt. Der verordnende Arzt prüft also zunächst, welcher **Diagnosegruppe** des Katalogs die von ihm gestellte Diagnose zuzuordnen ist. Dann prüft der Arzt, welche **Leitsymptomatik** des Patienten vorliegt. Die **Zuordnungsmöglichkeiten** werden vom Heilmittelkatalog vorgegeben. Zu jeder Leitsymptomatik gibt der Heilmittelkatalog die anzustrebenden Therapieziele an.

Praxistipp

Die Texte der Heilmittelrichtlinien und des Heilmittelkatalogs finden Sie im Internet u.a. unter www.g-ba.de/informationen/richtlinien.

Besonders lesefreundlich sind diese juristischen Texte jedoch nicht. Verwenden Sie im Praxisalltag eine der **handelsüblichen Darstellungen** im Buchformat. Diese Texte sind durch die Art der Gestaltung und der Gliederung leichter zu lesen.

■ Verträge zwischen gesetzlichen Krankenkassen und Berufsverbänden der Heilmittelerbringer

Neben den Heilmittelrichtlinien als Vereinbarung zwischen den gesetzlichen Krankenkassen und den Ärzten gibt es **Verträge** zwischen den gesetzlichen Krankenkassen und den Leistungserbringern, den Heilmittelerbringern. Diese

Vereinbarungen betreffen u.a. die Vergütung und Verfahrensfragen im Zusammenhang mit der Abrechung. Geschlossen werden die Vereinbarungen i.d.R. zwischen den gesetzlichen Krankenkassen und den Berufsverbänden der Leistungserbringer (Heilmittelerbringer) – und zwar auf **Landesebene** und nach den verschiedenen Kassenarten getrennt.

Auch die sog. **Rahmenempfehlungen** der gesetzlichen Krankenkassen und der Berufsverbände der Leistungserbringer auf Bundesebene bedeuten nicht inhaltsgleiche Verträge – bezogen auf die Kassenarten und die Bundesländer. Die Konditionen für die Leistungserbringer sind also bundesweit gesehen nicht einheitlich. Die Rahmenempfehlungen sind jedoch die **Grundlage** der Vertragsverhandlungen auf Ebene der Bundesländer.

▸ Rahmenempfehlungen sind regional unterschiedlich

In den Rahmenempfehlungen sind nach § 125 Abs. 1 SGB V besonders die in ▸ Übersicht 5.1 aufgelisteten Punkte zu regeln.

Übersicht 5.1. Inhaltspunkte von Vertragsverhandlungen (§ 125 Abs. 1 SGB V)

- Inhalt der einzelnen Heilmittel einschließlich Umfang und Häufigkeit ihrer Anwendung im Regelfall sowie deren Regelbehandlungszeit
- Maßnahmen zur Fortbildung und Qualitätssicherung, die die Qualität der Behandlung, der Versorgungsabläufe und der Behandlungsergebnisse umfassen
- Inhalt und Umfang der Zusammenarbeit des Heilmittelerbringers mit dem verordnenden Vertragsarzt
- Maßnahmen der Wirtschaftlichkeit der Leistungserbringung und deren Prüfung
- Vorgaben für die Vergütungsstrukturen

Für die **Versicherten anderer Kostenträger** (z.B. für die Berufsgenossenschaften) gelten andere Regelungen. Privatpatienten sollten sich bei ihrer privaten Krankenversicherung erkundigen, welche Heilmittel in welchen Mengen bezahlt werden.

5.1.3 Heilmittelabgabe mittels Verordnung

Zu Lasten der gesetzlichen Krankenkassen können Heilmittel nur durch **Verordnung eines Vertragsarztes** abgegeben werden (Abschnitt II Nr. 9 Heilmittelrichtlinien). Der Leistungserbringer des Heilmittels – also der Therapeut – ist an diese ärztliche Verordnung gebunden. Der gesetzlich versicherte Patient benötigt eine **ärztliche Verordnung** eines Heilmittels auf dem dafür vorgesehenen **Vordruck**, wenn die gesetzliche Krankenkasse die Kosten übernehmen soll. Welche Verordnungsvordrucke es gibt und welchen Inhalt die Verordnungen haben müssen, lesen Sie bitte in ▸ Kap. 8.4.1.

▸ Für ärztliche Verordnungen sind Vordrucke zu verwenden

Der **Heilmittelkatalog** gibt Auskunft darüber, mit welchen Heilmitteln in welcher Verordnungsmenge die Therapieziele im Regelfall zu erreichen sind. Das sog. **vorrangige Heilmittel** ist für den Regelfall vorgesehen. Ein zusätzliches, ergänzendes Heilmittel kann der Arzt verordnen, soweit dies medizinisch erforderlich ist. Für den Fall, dass das vorrangige Heilmittel nicht angewendet werden kann, gibt der Heilmittelkatalog sog. **optionale Heilmittel** vor.

▸ Vorrangige Heilmittel decken den Regelbedarf ab

■ Verordnungsmöglichkeiten

Das Therapieziel kann – so der Heilmittelkatalog – in der Regel mit der vorgesehenen Gesamtverordnungsmenge erreicht werden. In der **Erstverordnung** sind also nur die im Heilmittelkatalog festgelegten Teilmengen verordnungsfähig. Sofern erforderlich, kann eine **Folgeverordnung** durch den Arzt vorgenommen werden. Der Arzt muss sich aber vor Ausstellung einer Folgeverordnung erneut vom gesundheitlichen Zustand des Patienten überzeugen.

▶ Weitere Verordnungen nur außerhalb des Regelfalls

Wenn sich das Therapieziel im Einzelfall nicht mit der im Heilmittelkatalog vorgesehenen Gesamtverordnungsmenge erreichen lässt, sind weitere Verordnungen – **außerhalb des Regelfalls**, besonders **längerfristige Verordnungen** – möglich. Eine solche Verordnung bedarf allerdings einer weiterführenden Diagnostik und einer besonderen Begründung mit prognostischer Einschätzung auf der Verordnung. Die **Verordnungsmenge** richtet sich dann also nicht mehr nach dem Katalog, sondern nach dem medizinisch Erforderlichen im Einzelfall. Die Verordnungsmenge ist allerdings so zu bemessen, dass mindestens eine ärztliche Untersuchung innerhalb von 12 Wochen gewährleistet ist.

Verordnungen außerhalb des Regelfalls sind vom Versicherten vor der Fortsetzung der Therapie der zuständigen Krankenkasse zur **Genehmigung** vorzulegen. Teilweise verzichten die Krankenkassen auf die Genehmigung im Einzelfall.

■ ■ Neue Erkrankungsphase oder Rezidiv (Rückfall)

▶ Besonderheiten bei Rückfall

- Tritt **nach** einem behandlungsfreien Intervall von mindestens 12 Wochen eine neue Erkrankungsphase oder ein Rezidiv auf, ist die Verordnung als **neuer Regelfall** zu betrachten. Also können in einem solchen Fall nochmals Heilmittel bis zur Gesamtverordnungsmenge vom Arzt verordnet werden.
- Tritt **vor** Ablauf eines behandlungsfreien Intervalls von 12 Wochen eine neue Erkrankungsphase oder ein Rezidiv auf, ist eine Verordnung **außerhalb des Regelfalls** vorzunehmen.

■ Verordnungsvordrucke

Für die Verordnung von Heilmitteln sind **spezielle Vordrucke** vorgesehen, d.h., es gibt eigene Vordrucke für die Verordnungen von Maßnahmen

- der Physikalischen Therapie,
- der Stimm-, Sprech- und Sprachtherapie,
- der Ergotherapie.

Auf der **Vorderseite** befinden sich die Verordnung des Arztes und die Abrechung der Leistungserbringer. Auf der **Rückseite** muss der Patient den Empfang der Behandlungsleistung je Behandlungstermin beim Therapeuten bestätigen. Weiteres lesen Sie bitte in ▶ Kap. 8.4.1.

5.2 Verhältnis Patient – Praxis

▶ Behandlungsvertrag ist Dienstvertrag

Zwischen Patient – egal, ob gesetzlich Versicherter oder privat Versicherter – und Praxis wird ein Behandlungsvertrag geschlossen. Dieser **Behandlungsvertrag** ist ein **Dienstvertrag**, auf den grundsätzlich die Vorschriften der §§ 611 ff. BGB Anwendung finden. Der Behandlungsvertrag mit einem gesetzlich Versicherten kommt zustande, wenn der Patient seine ärztliche Verordnung vorlegt und auf deren Grundlage Behandlungstermine vereinbart werden. Der Vertrag wird in den meisten Fällen mündlich geschlossen.

Beispiel

Patientin Fröhlich kommt in die Praxis für Ergotherapie. Sie übergibt der Ergotherapeutin Vogel ein Kassenrezept über 10-mal Ergotherapie und möchte sofort alle Termine vereinbaren. Nach Vereinbarung der 10 Termine verlässt Patientin Fröhlich die Praxis.

> → Es ist ein **Behandlungsvertrag** über 10-mal Ergotherapie geschlossen worden – unabhängig davon, dass die Behandlungen zu späteren Zeitpunkten erfolgen.

- Therapeutenwahl

Das Recht des gesetzlich Versicherten auf freie Arztwahl ist gesetzlich geregelt in § 76 SGB V. Für die Heilmittelerbringer gibt es **keine vergleichbare gesetzliche Regelung**. Es besteht lediglich eine **vertragliche Vereinbarung** mit den Krankenkassen nach § 6 der Rahmenempfehlungen, die den Versicherten unter den zugelassenen Heilmittelerbringern die Wahl freistellt (freie Therapeutenwahl). Der gesetzlich Versicherte darf sich eine bestimmte Praxis aussuchen. Er hat aber kein Recht darauf, sich innerhalb der Praxis einen bestimmten Behandler auszusuchen, es sei denn, er vereinbart dies bei Abschluss des Behandlungsvertrags ausdrücklich. Das Recht auf freie Therapeutenwahl darf weder vom Leistungserbringer noch von der Krankenkasse beeinflusst werden.

▶ Recht auf freie Therapeutenwahl

Beispiel

Patientin Klein kommt in die Praxis für Physiotherapie Schwab. Sie übergibt ein Kassenrezept über 6-mal Physiotherapie, möchte sofort alle Termine vereinbaren, wünscht jedoch ausdrücklich die Behandlung durch Physiotherapeut Reif. Die Praxisinhaberin Schwab sichert Frau Klein dies zu.

> → Es ist ein Behandlungsvertrag über 6 Physiotherapiebehandlungen durch den Physiotherapeuten Reif geschlossen worden. Physiotherapeutin Schwab muss, um den Vertrag zu erfüllen, dafür sorgen, dass Physiotherapeut Reif Frau Klein behandelt. Frau Klein hat einen **vertraglichen Anspruch** auf Behandlungen durch Physiotherapeut Reif.

- Nichterscheinen des Patienten

Der Behandlungsvertrag verpflichtet den Patienten, zum vereinbarten Termin zu erscheinen. Tut er dies nicht, oder kommt er zu spät, so dass die Behandlung nicht mehr stattfinden kann, kommt er mit seinen **vertraglichen Pflichten** in Verzug. Der Grund für das Nichterscheinen oder das Zuspätkommen spielt hierbei grundsätzlich keine Rolle.

Aufgrund des Verzugs des Patienten ist die Praxis grundsätzlich berechtigt, für den ausgefallenen Termin die vereinbarte **Vergütung** zu verlangen (§ 615 BGB). Aber kein Grundsatz ohne **Ausnahmen**:

▶ Vergütung für ausgefallene Termine nicht in jedem Fall

- Sagt der **Patient** den Termin rechtzeitig vorher – und nicht kurzfristig – ab, muss sich die Praxis bemühen, einen Ersatzpatienten einzubestellen (auch wenn dies in der Regel schwer möglich ist). Unterlässt sie dies, besteht kein Honoraranspruch.
- Sagt die **Praxis** den Termin ab, oder kann der Patient aus Gründen, die im Bereich der Praxis liegen, nicht behandelt werden, besteht kein Honoraranspruch.

❗ Nach Auffassung der Krankenkassen entsteht bei Nichterscheinen des Patienten oder bei einem Zuspätkommen **kein Vergütungsanspruch**, da tatsächlich keine Behandlung durchgeführt wurde.

▼

Gegenüber den Krankenkassen können Sie die ausgefallene Behandlung also i.d.R. nicht abrechnen. Die Abrechnung nicht erbrachter Leistungen ist ein schwerwiegender Vertragsverstoß nach § 24 Rahmenempfehlungen.

5.3 Verhältnis Praxis – Kasse

▶ Naturalleistungsprinzip statt Geldzahlung

In der gesetzlichen Krankenversicherung versicherte Patienten erhalten **Dienst- und Sachleistungen**, ohne hierfür irgendwelche Beträge (außer der Praxisgebühr und den Zuzahlungen) vorlegen zu müssen. Die gesetzlichen Krankenkassen stellen über ihre Vertragspartner – Ärzte, Heilmittelpraxen u.a. – den Versicherten die notwendigen Leistungen in natura zur Verfügung (sog. **Naturalleistungsprinzip**).

Zu Zulassungsfragen lesen Sie bitte ▶ Kap. 15.

❯❯ **Heilmittel** dürfen nur durch einen zugelassenen Leistungserbringer und aufgrund vorheriger ärztlicher Verordnung erbracht werden.

▪ Vertragspartnerschaften

▶ Vertragspartner sind z.B. Krankenkasse und Berufsverband

In § 125 Absatz 2 SGB V ist bestimmt, dass die Versorgung der Versicherten mit Heilmitteln durch Verträge geregelt wird. Derartige **Verträge** einschließlich der Preisregelungen, der Regelungen zur Abrechnung der Leistungen und zu Fortbildung können zwischen den in ▶ Übersicht 5.2 aufgelisteten **Vertragspartnern** geschlossen werden.

> **Übersicht 5.2. Mögliche Vertragspartnerschaften**
>
> - Eine Krankenkasse mit einem Leistungserbringer von Heilmitteln
> - Eine Krankenkasse mit einem Zusammenschluss von Leistungserbringern von Heilmitteln
> - Eine Krankenkasse mit einem Berufsverband der Leistungserbringer
> - Eine Arbeitsgemeinschaft von Krankenkassen mit einem Leistungserbringer
> - Eine Arbeitsgemeinschaft von Krankenkassen mit einem Zusammenschluss von Leistungserbringern von Heilmitteln
> - Eine Arbeitsgemeinschaft von Krankenkassen mit einem Berufsverband der Leistungserbringer
> - Ein Krankenkassenverband mit einem Leistungserbringer
> - Ein Krankenkassenverband mit einem Zusammenschluss von Leistungserbringern von Heilmitteln
> - Ein Krankenkassenverband mit einem Berufsverband der Leistungserbringer
> - Krankenkassenverbände mit einem Leistungserbringer
> - Krankenkassenverbände mit einem Zusammenschluss von Leistungserbringern von Heilmitteln
> - Krankenkassenverbände mit einem Berufsverband der Leistungserbringer (das ist die gängige Variante bei Heilmittelerbringern)

Die nach § 125 Absatz 2 SGB abgeschlossenen Verträge regeln das Verhältnis zwischen der gesetzlichen Krankenkasse und der Praxis des Heilmittelerbringers. Die **Verträge** beinhalten:

- Einzelheiten der Versorgung,
- Preise und
- Abrechnung.

Die Spitzenverbände der gesetzlichen Krankenversicherung (GKV) und die maßgeblichen Spitzenorganisationen der Heilmittelerbringer auf **Bundesebene** geben nach § 125 Absatz 1 SGB V gemeinsam **Rahmenempfehlungen** für eine einheitliche Versorgung mit Heilmitteln ab. Diese Rahmenempfehlungen bilden die Grundlage für die Verträge nach § 125 Absatz 2 SGB V.

▶ Rahmenempfehlungen sollen einheitliche Versorgung gewährleisten

> **Praxistipp**
>
> Die **Rahmenempfehlungen** können Sie nachlesen bzw. downloaden unter http://www.gkv-spitzenverband.de/Rahmenempfehlungen_Heilmittel.gkvnet.

5.3.1 Ärztliche Verordnung führt zu Versorgungsvertrag

Was unter den **Einzelheiten der Versorgung** zu verstehen ist, ist gesetzlich nicht geregelt. Versorgung selbst ist die Abgabe von Heilmitteln durch den zugelassenen Behandler. **Grundlage für die Behandlung** ist die ordnungsgemäß ausgestellte ärztliche Verordnung auf dem vom Vertragsarzt ausgestellten Vordruck. Nach der ständigen Rechtsprechung des Bundessozialgerichts liegt darin ein Angebot der Krankenkasse auf Abschluss eines **öffentlich-rechtlichen Versorgungsvertrags** zur Behandlung des Versicherten. Der Vertragsarzt vertritt hierbei die Krankenkasse. Der Versicherte überbringt dem Leistungserbringer seiner Wahl dann als Bote die ärztliche Verordnung als Willenserklärung zum Abschluss eines Vertrags. Der Heilmittelerbringer nimmt dieses Angebot zum Vertragsschluss durch eine entsprechende Willenserklärung an. Die Annahmeerklärung kann z.B. in der Entgegennahme des Rezepts und Vereinbarung von Terminen bestehen. Zu einem wirksamen Vertragsschluss ist es nicht erforderlich, dass der Therapeut dem gesetzlich versicherten Patienten wörtlich erklärt, dass er das Vertragsangebot annimmt.

▶ Öffentlich-rechtlicher Versorgungsvertrag mithilfe des Rezepts

Bei einer **ärztlichen Verordnung außerhalb des Regelfalls** (lesen Sie hierzu ▶ Kap. 5.1.3) ist das Vertragsangebot bis zur Genehmigung durch die Krankenkasse schwebend unwirksam. Der Vertrag zwischen Therapeut und Krankenkasse kommt erst zustande, wenn die Genehmigung vorliegt oder die Krankenkasse ausdrücklich erklärt, dass eine solche Genehmigung nicht erforderlich ist.

Der Versorgungsvertrag führt zu vertraglichen Pflichten gegenüber der Krankenkasse, aber zu auch vertraglichen Pflichten gegenüber dem Patienten (lesen Sie hierzu bitte ▶ Kap. 8.1).

5.3.2 Ärztliche Verordnung: Prüfpflicht für Therapeuten

Nur eine **gültige ärztliche Verordnung** führt zu einem wirksamen Versorgungsvertrag und löst einen Zahlungsanspruch gegen die gesetzliche Krankenkasse aus. Nach einem neuen Urteil des Bundessozialgerichts (B 1 KR 04/09 R) vom 27.10.2009 müssen Therapeuten grundsätzlich eine ärztliche Verordnung nicht nur **formal** prüfen, sondern auch **inhaltlich** – und zwar auf Vollständigkeit und Plausibilität.

▶ Ärztliche Verordnung muss gültig sein

Die konkretisierenden Angaben finden sich im einschlägigen Rahmenvertrag. Im Übrigen sind die Abschnitte VI und VII der HeilM-Rl (§§ 12 ff. HeilM-

▶ Therapeut muss Rezept umfassend prüfen

RL n. F.) bzw. §§ 17 und 18 der gemeinsamen Rahmenempfehlungen zu berücksichtigen. Geprüft werden muss also, ob sämtliche Angaben auf dem Rezept den Heilmittelrichtlinien und dem Heilmittelkatalog entsprechen. Der Therapeut muss **prüfen**, ob

- die Rezeptdaten richtig eingetragen sind,
- das Rezept vollständig ausgefüllt ist, und
- sämtliche Angaben auf dem Rezept den Heilmittelrichtlinien (HMR) und dem Heilmittelkatalog (HMK) entsprechen.

Ein Rezept muss nur noch dann von der zuständigen Krankenkasse bezahlt werden, wenn alle Angaben den Regelungen der Heilmittelrichtlinien und dem Heilmittelkatalog entsprechen. Enthält ein Rezept einen **erkennbaren Fehler**, dann ist es ungültig, und die Krankenkasse muss die Behandlungskosten nicht erstatten. In den Rahmenverträgen können Einzelheiten und Änderungsmöglichkeiten durch den Therapeuten sowie Einzelheiten der Prüfpflicht geregelt sein. Als **erkennbar** gilt alles, was der Therapeut in den Heilmittelrichtlinien und dem Heilmittelkatalog nachlesen kann. Der Therapeut muss daher z.B. jetzt **prüfen**, ob

- bei der Indikation ein Heilmittel verordnungsfähig ist, und welches dies ist,
- Leitsymptomatik und Indikationsschlüssel zusammenpassen,
- die Anzahl der verordneten Behandlungen dem HMK entspricht,
- es Besonderheiten bei Wiederholungs-/Folgeverordnungen gibt.

► Vordrucke sind festgelegt

Die Verordnung darf ausschließlich auf **vereinbarten Vordrucken** erfolgen. Die Vordrucke müssen vollständig ausgefüllt sein. Änderungen und Ergänzungen der Heilmittelverordnung bedürfen i.d.R. einer erneuten Arztunterschrift mit Datumsangabe.

► Das ist im Rezept anzugeben

Im Übrigen gilt nach § 13 HeilM-RL n. F.: In der Heilmittelverordnung sind nach Maßgabe der vereinbarten Vordrucke die Heilmittel **eindeutig** zu bezeichnen. Ferner sind alle für die individuelle Therapie erforderlichen **Einzelangaben** zu machen. Anzugeben sind vor allem die in ► Übersicht 5.3 aufgeführten Punkte.

Übersicht 5.3. Angaben nach § 13 HeilM-RL n. F.

- Angaben zur Verordnung nach Maßgabe des Verordnungsvordrucks
- Art der Verordnung (Erstverordnung, Folgeverordnung oder Verordnung außerhalb des Regelfalls)
- Hausbesuch (ja/nein)
- Durchführung der Therapie als Einzel- oder Gruppentherapie
- Ggf. der späteste Zeitpunkt des Behandlungsbeginns, soweit abweichend von § 15 notwendig,
- Verordnungsmenge
- Heilmittel gemäß Katalog
- Ggf. ergänzende Angaben zum Heilmittel (z.B. KG oder Übungsbehandlung im Bewegungsbad),
- Frequenzempfehlung
- Therapiedauer bei Stimm-, Sprech- und Sprachtherapie sowie Manueller Lymphdrainage
- Vollständiger Indikationsschlüssel

▼

Hinweis: Dieser setzt sich aus der Bezeichnung der Diagnosegruppe und der Leitsymptomatik zusammen (z.B. Maßnahmen der Physikalischen Therapie »ZN1a«). Abweichend davon ist für die Stimm-, Sprech- und Sprachtherapie sowie für die Ergotherapie lediglich die Bezeichnung der Diagnosegruppe anzugeben.

- Konkrete Diagnose mit Therapieziel(en) nach Maßgabe des jeweiligen Heilmittelkatalogs, ergänzende Hinweise (z.B. Befunde, Vor- und Begleiterkrankungen)
- Medizinische Begründung bei Verordnungen außerhalb des Regelfalls
- Spezifische, für die Heilmitteltherapie relevante Befunde, v.a. bei Stimm-, Sprech- und Sprachtherapie, Ergotherapie und bei Verordnungen außerhalb des Regelfalls
- Ggf. Anforderung eines Therapieberichts

❶ Damit Therapeuten ihre Vergütungsansprüche gegenüber der Krankenkasse nicht gefährden, sollten sie die **ärztliche Verordnung vor Aufnahme der Behandlung prüfen!** Patienten, die mit einer unvollständigen oder falschen Verordnung kommen, müssen zum behandelnden Arzt zurückgeschickt werden; sie sollten nicht behandelt werden, weil es an einem wirksamen Vertragsangebot fehlt. Der Therapeut, der die notwendige Behandlung aufgrund einer fehlerhaften Verordnung beginnt, trägt das wirtschaftliche Risiko der Nichtzahlung durch die Krankenkasse. Eine fehlerhafte Verordnung sollte spätestens bis zur Abrechnung korrigiert sein.

5.3.3 Krankenkasse: Abrechnung der ärztlichen Verordnung

Zur Abgabe der ärztlich verordneten Leistungen ist der Heilmittelerbringer berechtigt, aber auch verpflichtet. Die **ärztliche Verordnung ist nicht übertragbar** und gilt nur für den Versicherten, auf den sie ausgestellt ist.

Die erbrachte Behandlung wird vom Heilmittelerbringer auf der Rückseite der Verordnung verständlich dargestellt. Der Heilmittelerbringer hat sich die Leistung **am Tage der Leistungsabgabe** (Behandlungstag) durch Unterschrift auf dem Verordnungsblatt bestätigen zu lassen. Nachträgliche Bestätigungen, Vordatierungen und Globalbestätigungen sind nicht zulässig. Liegt die Verordnung im Original zur Genehmigung bei der Krankenkasse vor und wurde mit der Behandlung vor Genehmigung begonnen, kann der Patient den Erhalt der Leistungen auf einem gesonderten Blatt durch seine Unterschrift bestätigen. Dieses Blatt ist dann später zusammen mit der Originalverordnung an die Krankenkasse zu schicken.

▶ Patient unterschreibt Verordnungsblatt

▪ Preise

Nach § 125 Absatz 2 SGB V müssen in den Verträgen zwischen Krankenkassen und Leistungserbringern auch Preise vereinbart werden. Durch die Anerkennung der geltenden Vereinbarungen nach § 124 Absatz 2 Nr. 3 SGB V bestimmen die **vereinbarten Preise** die Vergütung, die der Leistungserbringer von der gesetzlichen Krankenkasse für seine Leistungen bekommt.

Die **Preisvereinbarungen** werden mit jedem Verband der Leistungserbringer einzeln geschlossen. Die vereinbarten Preise sind **Höchstpreise**. Höhere

▶ Preisvereinbarungen treffen die Berufverbände

Beträge darf daher keine Krankenkasse anerkennen. Die Höchstpreisbestimmung gilt nur für die jeweiligen Vertragspartner. Daher kann es mit unterschiedlichen Verbänden unterschiedliche Preisvereinbarungen geben.

Die Krankenkassen sind nach § 15 SGB I verpflichtet, über alle Rechts- und Sachfragen **Auskunft** zu erteilen. Auf der Basis dieser Bestimmung kann jeder Therapeut von einer Krankenkasse Auskunft über die für ihn geltenden Verträge verlangen.

■ Zuzahlung

▶ Zuzahlung beträgt 10%

▶ sowie 10 € pro Verordnung

Nach § 32 Absatz 2 SGB V müssen gesetzlich Krankenversicherte, die das 18. Lebensjahr vollendet haben, zu den Kosten der Heilmittel eine **Zuzahlung** leisten. Die Höhe der Zuzahlung ist in § 61 Satz 3 SGB V geregelt. Die **Zuzahlung beträgt 10% der Kosten sowie 10 € pro Verordnung**. Die Zuzahlung muss der Versicherte auch bezahlen, wenn Massagen, Bäder und Krankengymnastik als Bestandteil der ärztlichen Behandlung oder bei ambulanter Behandlung in Krankenhäusern und anderen Einrichtungen abgegeben werden. Die **Zuzahlungen sind begrenzt**

━ auf **2%** des Einkommens des Versicherten,

━ bei chronisch kranken Versicherten auf **1%** des Einkommens.

Die Leistungserbringer müssen die Zuzahlung einziehen und anschließend mit ihrem Vergütungsanspruch gegen die Krankenkasse verrechnen. Die **Krankenkasse** selbst zieht die Zuzahlung nur dann ein, wenn der Versicherte trotz einer schriftlichen Zahlungsaufforderung durch den Therapeuten nicht bezahlt (§ 43b SGB V).

Beispiel

Patient Heilmann wurden 6 krankengymnastische Einzelbehandlungen verordnet. Die Leistungen wurden von der Praxis Stark erbracht. Der Preis für eine krankengymnastische Behandlung beträgt 15 €.

→ Patient Heilmann zahlt an **Zuzahlung 10 €** für die Verordnung sowie **10% aus 15 € für jede Behandlung**, also 6×1,50 € = 9 €. Patient Heilmann zahlt an Zuzahlung insgesamt 19 €.

■ Abrechnungsverfahren

▶ Form und Inhalt des Abrechnungsverfahrens durch Richtlinien geregelt

Die Spitzenverbände der Krankenkassen bestimmen **Form und Inhalt des Abrechnungsverfahrens** in gemeinsamen Richtlinien (§ 302 Absatz 2 SGB V). Bei der Abrechnung sind die Richtlinien in den Leistungs- und Lieferverträgen zu beachten. Jede Kassenart stellt im **Internet** Informationen zur praktischen Durchführung des Abrechnungsverfahrens zur Verfügung. Bestandteile der Abrechnung sind ▶ Übersicht 5.4 zu entnehmen.

Übersicht 5.4. Checkliste: Abrechnung der ärztlichen Verordnung

━ Abrechnungsdaten

━ Urbelege jeweils im Original (Verordnungsblätter, Berechtigungsscheine)

━ Ggf. Leistungszusage der Krankenkasse im Original (z.B. Kostenvoranschlag)

━ Gesamtaufstellung (Gesamt- oder Sammelrechnung)

━ Begleitzettel für Urbelege

Zur Abrechnung benötigt der Leistungserbringer ein **Institutionskennzeichen** (**IK**), das durch die Arbeitsgemeinschaft Institutionskennzeichnen (SVI) auf Antrag vergeben wird. Unter dem Namen des IK werden Name, Anschrift, Geldinstitut und Kontonummer gespeichert.

▶ Institutionskennzeichen beantragen

> **Praxistipp**
>
> Das **SVI** erreichen Sie unter folgender Anschrift:
> Arbeitsgemeinschaft Institutionskennzeichen (SVI)
> Alte Heerstraße 111
> 53757 Sankt Augustin
> Tel: 02241-23101

Sofern auf Landesebene keine anderen Regelungen getroffen wurden, gelten für das **Abrechnungsverfahren** die folgenden Regeln:
- Vollständig erbrachte Leistungen sind **einmal monatlich** mit der Krankenkasse abzurechnen.
- Die Bezahlung der Rechnung erfolgt i.d.R. **innerhalb von vier Wochen** nach Eingang der vollständigen Abrechnungsunterlagen. Die Frist beginnt mit Eingang aller Abrechnungsunterlagen bei der Krankenkasse oder einer von ihr benannten Stelle.

Lesen Sie zur Weiterführung bitte ▶ Kap. 8.4.1.

> **Praxistipp**
>
> Bei **Abrechnungsproblemen** mit den Krankenkassen kann Ihnen Ihr zuständiger Berufsverband helfen.

5.3.4 Verpflichtung zur Fortbildung

Um eine qualitativ gesicherte Heilmittelerbringung sicherzustellen, hat der Gesetzgeber für Heilmittelerbringer eine **Fortbildungsverpflichtung** eingeführt. Der Spitzenverband Bund der Krankenkassen und die für die Wahrnehmung der Interessen der Heilmittelerbringer maßgeblichen Spitzenorganisationen auf Bundesebene sind nach § 125 Absatz 1 Nr. 2 SGB V verpflichtet, in die Rahmenempfehlungen **Regelungen zur Fortbildung** der Heilmittelerbringer aufzunehmen. Diese Regelungen sollen Maßnahmen zur Fortbildung und Qualitätssicherung beinhalten, die die Qualität der Behandlung, der Versorgungsabläufe und der Behandlungsergebnisse fördern. Die entsprechenden Regelungen finden sich in Anlage 4 zu den Rahmenempfehlungen nach § 125 SGB V mit dem Titel »Fortbildung im Bereich Heilmittel (Physiotherapie, Ergotherapie und Stimm-, Sprech- und Sprachtherapie)«.

> ⬥ Die **Fortbildungspflicht** gilt nur für zugelassene Leistungserbringer und die fachlichen Leiter einer Praxis. Sie gilt nicht für die Angestellten oder für freie Mitarbeiter.

▶ Gesetzliche Fortbildungspflicht für Selbstständige und fachliche Leiter

■ Sammeln von Fortbildungspunkten

Die Fortbildung wird mittels eines **Punktesystems** ermittelt. Ein Fortbildungspunkt entspricht einer Unterrichtseinheit von 45 Minuten. In einem Betrachtungszeitraum von 4 Jahren muss der Leistungserbringer 60 Fortbildungspunkte nachweisen. Um eine kontinuierliche Fortbildung zu erreichen, sollen 15 Fortbildungspunkte jährlich erreicht werden. Der Betrachtungszeitraum für die Fortbildung begann erstmals am 01.01.2007.

■   Überprüfung der Fortbildungsnachweise

▶ Nachweis der Fortbildung wird geprüft

Der **Nachweis der Fortbildung** wird durch die Landesverbände der Krankenkassen geprüft. Wird die Fortbildung nicht oder nicht vollständig absolviert, können die Rechnungen des Leistungserbringers gekürzt werden. Die Landesverbände der Krankenkassen können dem Leistungserbringer oder fachlichen Leiter jedoch eine **Nachfrist** von 12 Monaten gewähren, innerhalb derer die noch fehlenden Fortbildungspunkte nachgeholt werden können.

▶ Rechnungskürzung kann drohen

Eine **Rechnungskürzung** kommt erst nach Ablauf des Betrachtungszeitraums in Betracht, für den ersten Betrachtungszeitraum also frühestens ab 01.01.2011, unter Einbeziehung der Nachfrist frühestens ab 01.01.2012. Die Spitzenverbände der Krankenkassen haben festgelegt, dass von diesem Zeitpunkt an bis zum Monatsende der Vorlage des Fortbildungsnachweises der Rechnungsbetrag **pauschal um 7,5%** gekürzt werden soll, bei Wiederholungsfällen in Heilmittelpraxen **um 15%**.

Nach § 124 Absatz 6 Satz 2 SGB V kann dem fortbildungsunwilligen Leistungserbringer auch die **Zulassung** entzogen werden, wenn er die Fortbildung nicht innerhalb einer Nachfrist erbringt. Diese Maßnahme darf aber nur angeordnet werden, wenn das mildere Mittel der Rechnungskürzung den Leistungserbringer nicht zur Fortbildung bewegt.

6 Krankenkassenunabhängige Leistungen

»In der ersten Hälfte unseres Lebens opfern wir unsere Gesundheit, um Geld zu erwerben, in der zweiten Hälfte opfern wir unser Geld, um die Gesundheit wiederzuerlangen. Und während dieser Zeit gehen Gesundheit und Leben von dannen.« (Voltaire [1694–1778], französischer Philosoph, Historiker und Geschichtsschriftsteller)

Therapeuten beziehen in der Regel den größten Teil ihrer Einnahmen aus den Leistungen, die sie mit den Krankenkassen und Berufsgenossenschaften abrechnen, sowie aus den Zahlungen ihrer Privatpatienten. Aufgrund des zunehmenden Wettbewerbsdrucks – und den diversen »Jahrhundertreformen im Gesundheitswesen« – ist es für jeden Therapeuten sehr wichtig, **zusätzliche Einnahmemöglichkeiten** zu erschließen. Eine abschließende Aufzählung von zusätzlichen Angeboten für die Patienten/Kunden gibt es nicht. Denkbar sind u.a. folgende **Möglichkeiten**:

- Arbeitsplatzberatung,
- Autogenes Training,
- Bäder,
- Gesundheitsförderung in den Betrieben,
- Massagen,
- Qi-Gong,
- Rückenschule,
- Sauna,
- Verkauf (Lernspiele, Massageöl, Nackenkissen, Sprechspiele, Therapiebälle u.v.m.),
- Vorträge in der eigenen Praxis für Patienten.

> **Praxistipp**
>
> Verwässern Sie Ihr Profil als Therapeut nicht! Betrachten Sie die **Zusatzangebote** als Zusatz und nicht als Ihr Hauptgeschäft!

6.1   Arten von Zusatzangeboten

■ Fortbildungsveranstaltungen

Wenn ein Therapeut auf einem Gebiet besonders **spezialisiert** ist, bietet es sich an, Fortbildungen, Kurse, Seminare oder Vorträge durchzuführen für

- Berufsgruppen (andere Therapeuten),
- Kollegen,
- Mitarbeiter.

■ Medizinische Leistungen

In vielen Fällen benötigt der Patient weitere Behandlungen, er erhält aber keine Verordnung mehr von seinem Arzt. Es gibt zumindest **zwei Gründe**, weshalb der Patient selbst bezahlen muss:

- **Anzahl:** Die maximale Behandlungsanzahl nach dem Heilmittelkatalog ist erreicht.
- **Therapieform:** Bestimmte Therapieformen sind zwar gut für den Patienten, werden aber von den Krankenkassen nicht bezahlt, da sie nicht Bestandteil des Heilmittelkatalogs sind, z.B.:
  - Fußzonenreflexbehandlungen,
  - Spieltherapie,
  - Shiatsu.

❗ Prüfen Sie zu Ihrer eigenen Sicherheit sorgfältig, ob Ihr Patient krank ist. Erkrankte Patienten dürfen Sie nur gegen Rezept behandeln. Lesen Sie hierzu bitte ▶ Kap. 8.

■ Prävention

Neben der sog. **kurativen Medizin** und den Maßnahmen der Rehabilitation stellt mittlerweile die Prävention ein weiteres wichtiges Tätigkeitsfeld dar.

Was ist unter **Prävention** zu verstehen? Alles, was zur Vermeidung von Krankheiten beitragen kann, z.B.:

- Bäder,
- Gerätetraining (Fitnesstraining),
- Herz- und Kreislauftraining,
- Massagen (zum Wohlfühlen),
- Rückenschule,
- Seminare für Patienten,
- Vorträge für Patienten,
- Produktverkauf:

  Viele Patienten sind froh, wenn Sie nicht nach Produkten suchen müssen, sondern diese beim Therapeuten direkt erhalten können. Als **Gegenstände** kommen z.B. in Betracht:

  - Gymnastikbälle,
  - Kissen,
  - Lernspiele,
  - Massageöle,
  - Matratzen,
  - Sitzkissen,
  - Sprechspiele,
  - Therapiebänder.

▶ Produktverkauf als zusätzliche Einnahmequelle

> **Praxistipp**
>
> Halten Sie sich bei der Werbung und beim Verkauf der Produkte an die Vorgaben des Heilmittelwerbegesetzes. Lesen Sie hierzu bitte ▶ Kap. 14.2.2.

■■ Untervermietung

Die Untervermietung von **Praxisräumen** für z.B. externe Fortbildungsveranstaltungen bringt dem Therapeuten nicht (unmittelbar) mehr Patienten; sie führt aber zu zusätzlichen Einnahmen, senkt also im Ergebnis die Betriebskosten (Mietzinsen). Die Praxisräume müssen aber während der normalen Praxiszeiten der Behandlung von Patienten dienen. Die Vermietung ist also auf die **Abende** und die **Wochenenden** zu beschränken.

▶ Untervermietung zur vollen Nutzung der Räume

> **Praxistipp**
>
> Vergewissern Sie sich, dass Sie die **Erlaubnis** Ihres Vermieters zur Untervermietung haben. Lesen Sie hierzu bitte ▶ Kap. 7.

6.2 Steuerliche Folgen der Abgabe von kassenunabhängigen Leistungen

6.2.1 Einkommensteuer

Die Einnahmen aus der Abgabe von kassenunabhängigen Leistungen unterliegen der Einkommensteuer. Sie sind entweder Einkünfte aus selbstständiger (freiberuflicher) Tätigkeit im Sinne des § **18 EStG** oder Einkünfte aus Gewerbetrieb im Sinne des § **15** EStG. Lesen Sie hierzu bitte auch ► Kap. 12.

6.2.2 Gewerbesteuer

Im Gegensatz zur produktbezogenen Umsatzsteuer ist die Gewerbesteuer **betriebsbezogen**. Maßgebend für die Besteuerung ist also die ausgeübte Tätigkeit und der hieraus erzielte Gewinn. Da Therapeuten grundsätzlich eine **freiberufliche Tätigkeit** ausüben, sind die Leistungen **gewerbesteuerfrei**, sofern sie

- eigenverantwortlich,
- aufgrund eigener fachlicher Qualifikation und
- persönlich

erbracht werden (vgl. § 18 EStG). Liegen diese Voraussetzungen vor, ist die Tätigkeit grundsätzlich nicht gewerbesteuerpflichtig.

> ❗ Bei den Finanzämtern geht die Tendenz dahin, bei allen Leistungen, die auch von Gewerbetreibenden angeboten werden, grundsätzlich von einer **gewerblichen Tätigkeit** auszugehen. Betroffen von derartigen Einschätzungen kann z.B. der **Verkauf von Gesundheitsprodukten** sein, da diese auch auf dem freien Markt von Gewerbetreibenden erworben werden können. Handel gilt grundsätzlich immer als Gewerbe.

- Einzelne Fallgruppen
- ▪ Fortbildungsveranstaltungen

► Fortbildungsveranstaltungen sind steuerlich unproblematisch

Das Halten von Vorträgen ist eine freiberufliche Tätigkeit im Sinne des § 18 Absatz 1 Ziffer 1 EStG. Der Vortragende gibt eigenverantwortlich, persönlich und aufgrund seiner fachlichen Qualifikation sein Wissen weiter. Es besteht **keine Gewerbesteuerpflicht**.

▪ ▪ Medizinische Leistungen

Es kann Gewerbesteuerpflicht bestehen, wenn die Leistung nicht eigenverantwortlich, persönlich und aufgrund fachlicher Qualifikation erbracht werden. Hier wird im **konkreten Einzelfall** zu prüfen sein.

▪ ▪ Präventionsleistungen

Diese Leistungen sind u.U. gewerbesteuerpflichtig, wenn sie nicht eigenverantwortlich, persönlich und aufgrund fachlicher Qualifikation erbracht werden. Hier wird im **konkreten Einzelfall** zu prüfen sein. Gewerbliche Tätigkeit kann in diesem Bereich dort beginnen, wo Heilkunde ohne konkreten Vorbeugeanlass zur Körperertüchtigung, Fitnessübung oder Gymnastik wird.

▪ ▪ Produktverkauf

► Produktverkauf

Ist auf jeden Fall eine gewerbliche Tätigkeit und löst **Gewerbesteuerpflicht** aus. Dabei ist die Art des verkauften Produkts ohne Bedeutung. Auch wenn das verkaufte medizinische Hilfsmittel den Heilungserfolg begünstigen oder beschleunigen kann, liegt gewerbesteuerpflichtiger Handel vor.

▪ ▪ Untervermietung

► Untervermietung

Die Untervermietung z.B. von Praxisräumen ist in der Regel **gewerblich**, wenn die Vermietung z.B. an Fortbildungsveranstalter erfolgt.

- Tipps zur Vermeidung/Verminderung von Problemen
- ■ Buchhaltung

Richten Sie für die kassenunabhängigen Leistungen, soweit sie der Gewerbesteuer unterfallen (können), eine **weitere Buchführung** ein. Geht das Finanzamt bei Ihrer konkreten Fallgestaltung nicht von der Gewerbesteuerpflicht aus, haben Sie etwas zusätzliche Arbeit, aber keine Probleme. Geht das Finanzamt von teilweisen gewerbesteuerpflichtigen Einkünften aus, so besteht die Gefahr der **Infizierung**. Infizierung bedeutet, dass die gesamten Praxisgewinne zur Bemessung der Gewerbesteuer herangezogen werden.

- ■ Gesellschaftsgründung

Sinnvoll ist es, eine **Gesellschaft** mit dem gewünschten (gewerblichen) Zweck (Prävention, Verkauf etc.) zu gründen.

- ■ Praxisräume

Für gewerbliche Unternehmungen sollte man **einen Praxisraum** reservieren.

❯❯ Wer seine Tätigkeit in der Rechtsform einer **GmbH** ausübt, unterliegt **immer** der Gewerbesteuer.

6.2.3 Umsatzsteuer

Rechnet der Therapeut auf der Grundlage einer Verordnung mit den gesetzlichen Krankenkassen oder Privatpatienten ab, so sind diese Umsätze als **heilberufliche Tätigkeit von der Umsatzsteuer befreit** (§ 4 UStG). Dieser Grundsatz gilt auch für juristische Personen (z.B. GmbH) oder andere Rechtsformen (z.B. GdbR oder Partnerschaftsgesellschaft).

Kassenunabhängige Leistungen können umsatzsteuerpflichtig, aber auch umsatzsteuerbefreit sein. Sie sind dann nicht mehr von der Umsatzsteuer befreit, wenn sie **keine Heilbehandlung** darstellen. Es ist daher bei jeder vom Therapeuten angebotenen kassenunabhängigen Leistung zu prüfen, ob sie als Heilbehandlung einzustufen und deswegen nach § 4 Nr. 14a UStG von der Umsatzsteuer befreit ist.

- Einzelne Fallgruppen
- ■ Fortbildungsveranstaltungen

Die Einnahmen sind **umsatzsteuerpflichtig** – sowohl bei Veranstaltungen für Patienten als auch bei solchen für potentielle Patienten, da sie nicht der Heilbehandlung dienen.

▶ Fortbildungsveranstaltungen unterliegen der Umsatzsteuer

- ■ Medizinische Leistungen

Sie können von der Umsatzsteuer befreit sein, wenn sie als **Heilbehandlung** im Sinne des § 4 Nr. 14a UStG anzusehen sind.

- ■ Präventionsleistungen

Es handelt sich nicht um Heilbehandlungen, also sind die Einnahmen **umsatzsteuerpflichtig**.

- ■ Produktverkauf

Der Verkauf von Produkten ist keine Ausübung einer heilberuflichen Tätigkeit, selbst dann nicht, wenn die verkauften Produkte die Gesundheit des Käufers fördern. **Umsatzsteuerpflicht** liegt daher vor.

▪ ▪ Untervermietung

Bei der Untervermietung z.B. von Praxisräumen an externe Weiterbildungsver-
anstalter liegt **Umsatzsteuerpflicht** vor.

6.3   Versicherungsrechtliche Aspekte der Abgabe von kassenunabhängigen Leistungen

Gegenüber den Krankenkassen sind Heilmittelerbringer zum Abschluss einer
Berufs- und Betriebshaftpflichtversicherung verpflichtet (§ 11 Absatz 6 der
gemeinsamen Rahmenempfehlungen gemäß § 125 Abs. 1 SGB V). Lesen Sie
hierzu bitte ▶ Kap. 13.

Der **Versicherungsschutz** erstreckt sich auf die Behandlung von Patienten
der gesetzlichen Krankenversicherungen und der Privatpatienten gegen Verordnung.

> **Praxistipp**
>
> Klären Sie mit Ihrem Versicherer ab, ob auch **Ihre geplanten (gewerbli-
> chen) Tätigkeiten** versichert sind. Falls nein, lassen Sie den Versicherungs-
> schutz entsprechend ausweiten.

7 Mietverhältnisse

»Zu Michaeli und Georgi steigen die Hausbesitzer bis ins letzte Stockwerk empor, um die Miete zu kassieren. Dann kommen sie dem Wunsche der Hausbewohner nach und gehen mit der Miete herunter.« (Gottlieb Moritz Saphir [1795–1858], österreichischer Satiriker, Journalist und Kritiker)

7.1   Grundüberlegungen

Die meisten Therapeuten, die sich selbstständig machen, können dies nicht in eigenen Räumen tun, sondern müssen geeignete Räume anmieten. Geeignete **Mietobjekte**, die den Anforderungen an die berufliche Tätigkeit genügen, lassen sich über Zeitungsanzeigen oder Makler finden. Hat die Suche zum Erfolg geführt, ist der nächste Schritt der Abschluss eines Mietvertrags über die beruflich genutzten Räume.

Definition

- Ein **Mietverhältnis** liegt vor, wenn Räume oder Sachen gegen Entgelt an einen anderen überlassen werden. Der Mieter darf die Räume und Sachen benutzen. Die gesetzlichen Regelungen für Mietverhältnisse finden sich in den §§ 535 bis 580a BGB.
- Ein **Pachtverhältnis** liegt vor, wenn Räume, Flächen oder Sachen gegen Entgelt an einen anderen überlassen werden und dieser den Nutzen aus der Sache ziehen darf. Für ein Pachtverhältnis gelten im Wesentlichen die Mietvorschriften.

7.1.1   Gewerberaummietvertrag

▶ Praxen gelten als Gewerberäume

Bei der Anmietung von Räumen, die gewerblich genutzt werden sollen, gelten andere rechtlichen Regelungen als bei der Anmietung von Wohnräumen. Ein Gewerberaummietvertrag liegt vor, wenn es der **Zweck des Vertrags** ist, dass in den Räumen ein Gewerbe oder ein Beruf ausgeübt werden soll. Auch bei Räumen, die von einem **Freiberufler zur beruflichen Nutzung** angemietet werden, spricht man von Gewerberäumen.

Bei einem Gewerberaummietvertrag bestehen **keine besonderen Mieterschutzrechte**, wie sie bei der Anmietung von Wohnraum gelten. Es gibt vor allem

- keinen Kündigungsschutz,
- keine Sozialklausel und
- keine Vollstreckungsschutzvorschriften.

Beispiel
Logopädin Greiner hat seit 2 Jahren einen Mietvertrag für Praxisräume. Aufgrund Umsatzrückgangs wegen eigener Erkrankung konnte sie jetzt die Miete nicht bezahlen. Der Vermieter kündigt deswegen fristlos.
→ Die **Kündigung** des Vermieters **ist wirksam**. Logopädin Greiner muss die Praxisräume sofort räumen. Sie hat auch keinen Anspruch auf eine angemessene Räumungsfrist.

Beim Gewerberaummietvertrag kann der Vermieter vertraglich für ihn **vorteilhafte Regelungen** vereinbaren, die ihm bei Vermietung von Wohnraum verwehrt wären, z.B. ist es **erlaubt**, im Mietvertrag

- Mietminderungsansprüche des Mieters auszuschließen,
- Gewährleistungsansprüche auszuschließen,
- Mieterhöhungen zu vereinbaren,
- Schönheitsreparaturen und Instandsetzungsarbeiten auf den Mieter zu verlagern,
- eine Kaution zu vereinbaren, die höher ist als 3 Monatsmieten.

Bei der Anmietung von Gewerberäumen ist daher der **Inhalt des Mietvertrags** stärker auszuhandeln als bei der Anmietung von Wohnräumen. Das **Gewerberaummietrecht** gilt immer dann, wenn es eindeutig ist, dass die gesamten angemieteten Räume gewerblich oder zur Ausübung eines Berufs genutzt werden.

▶ Gewerberaummietrecht immer bei beruflicher Nutzung

7.1.2 Mischmietverhältnis

Ein Mischmietverhältnis liegt vor, wenn in einem einheitlichen Mietvertrag zugleich **Wohnraum und Gewerberäume** angemietet werden.

Beispiel

Physiotherapeut Glaser mietet in einem Vorort ein 2-stöckiges Haus an. Den ersten Stock will er als Praxis nutzen, den zweiten Stock als Privatwohnung. Es wird nur ein Mietvertrag geschlossen, in dem der Vermieter dem Physiotherapeuten Glaser das Recht einräumt, den ersten Stock gewerblich zu nutzen.

→ Es liegt ein **Mischmietverhältnis** vor, weil ein Teil der gemieteten Räume gewerblich, der andere privat genutzt wird.

Mischmietverhältnis bedeutet nicht, dass für den gewerblich genutzten Teil des Mietobjekts das Gewerberaummietrecht gilt, für den privat genutzten Teil das Wohnraummietrecht. **Es gilt immer nur ein Recht.** Welches Recht anzuwenden ist, bestimmt sich nach dem Inhalt des Mietvertrags. Je nachdem, wo dessen Schwerpunkt liegt, findet entweder Gewerberaummietrecht oder Wohnraummietrecht Anwendung. **Indizien** für das anzuwendende Recht sind z.B.:

▶ Gewerberaummietrecht oder Wohnraummietrecht

- **Wille der Vertragsparteien:** Diese können grundsätzlich das anzuwendende Recht vereinbaren. Allerdings dürfte die Vereinbarung des für den Mieter ungünstigeren Gewerberaummietrechts unzulässig sein, wenn nur ein geringer Teil der gemieteten Räume zur Ausübung des Berufs, der überwiegende Teil jedoch für Wohnzwecke genutzt wird. Zulässig ist jedoch die Vereinbarung von Wohnraummietrecht auch für die gewerblich genutzten Räume.
- **Vertragszweck:** Ist der Vertragszweck allein die berufliche Nutzung der angemieteten Räume, und benutzt der Mieter trotzdem einige Räume für Wohnzwecke, gilt Gewerberaummietrecht.

Für Mischmietverhältnisse kann es für den Vermieter Einschränkungen geben, denn sie sind nicht überall erlaubt. Die **Einschränkung** kann sich aus geltenden Verordnungen ergeben.

▶ Einschränkung durch Rechtsverordnung möglich

- Einschränkungen von Mischmietverhältnissen
- ■ (Regionale) Zweckentfremdungsverordnungen

Diese untersagen die Zweckentfremdung von Wohnraum. Eine Wohnung gilt dann als **zweckentfremdet**, wenn der gesamte Wohnraum umgenutzt werden soll. Eine Zweckentfremdung liegt aber nicht vor, wenn weniger als die Hälfte der Wohnfläche ausschließlich beruflichen oder gewerblichen Zwecken dient.

Gibt es in der Stadt/Gemeinde, in der die Räume gemietet werden sollen, eine derartige Zweckentfremdungsverordnung, und soll der gesamte Wohnraum oder mehr als die Hälfte der Wohnfläche ausschließlich beruflich oder gewerblich genutzt werden, muss der Vermieter bei der Stadt/Gemeinde einen **Antrag auf Genehmigung** der Zweckentfremdung stellen. Nur wenn die Ausnahmegenehmigung erteilt wird, kann der beabsichtigte Mietvertrag abgeschlossen werden.

■■ Stellplatzverordnungen

► Stellplatzverordnungen regeln
Anzahl der Parkplätze

Diese schreiben bei gewerblicher Nutzung von Räumen eine **bestimmte Anzahl von Stellplätzen** vor. Die Anforderungen können meist bei bisher ausschließlich zu Wohnzwecken genutzten Räumen nicht erfüllt werden. Viele Stellplatzverordnungen lassen es zu, für die erforderlichen, aber nicht vorhandenen Stellplätze eine **Ablösesumme** zu zahlen. Wurde die Ablösesumme gezahlt, müssen keine Stellplätze mehr nachgewiesen werden.

■■ Wohnungseigentumsgesetz (WEG)

► Bei Eigentümergemeinschaften
kann es Probleme geben

Handelt es sich bei der zur Vermietung vorgesehenen Wohnung um eine Eigentumsanlage nach dem WEG, muss aus der Teilungserklärung oder Gemeinschaftsordnung hervorgehen, ob und unter welchen Bedingungen eine gewerbliche Nutzung der Räume möglich ist. Im Zweifel sollte die **Zustimmung der Eigentümergemeinschaft** zur gewerblichen Nutzung vom Vermieter eingeholt werden. Die Zustimmung des Verwalters genügt nicht. Ist die gewerbliche Nutzung nicht erlaubt, kann die Eigentümergemeinschaft den vermietenden Miteigentümer zwingen, das Mietverhältnis zu beenden.

> **Praxistipp**
>
> Für den Mieter ist es wichtig, dass er diese Punkte **vor Abschluss des Mietvertrags** klärt und sich ggf. die entsprechenden Bestätigungen durch den Vermieter vorlegen lässt.

7.1.3 Gewerbliche Nutzung der gemieteten Wohnung

► Ausdrückliche Erlaubnis des
Vermieters einholen

Für Existenzgründer liegt der Gedanke nahe, die selbstständige Tätigkeit doch erst einmal in der angemieteten Wohnung zu beginnen. Wenn ein normaler Wohnraummietvertrag geschlossen wurde, darf die Wohnung nicht zu beruflichen oder gewerblichen Zwecken genutzt werden. Hierfür benötigt der Mieter grundsätzlich die **ausdrückliche Erlaubnis des Vermieters**. Die berufliche oder gewerbliche Tätigkeit in der einer Wohnung bedarf besonders dann der **Erlaubnis des Vermieters**, wenn

- Hilfskräfte/Personal beschäftigt werden,
- durch die Tätigkeit Lärm verursacht wird, oder
- die berufliche Tätigkeit Kundenbesuch mit sich bringt.

Erteilt der Vermieter die Erlaubnis nicht, oder untersagt er eine ohne Erlaubnis in der Wohnung aufgenommene berufliche Tätigkeit, dann muss sich der Mieter hieran halten. Nutzt der Mieter entgegen eines berechtigten Verbots des Vermieters die Wohnung gewerblich, kann der Vermieter das Mietverhältnis wegen **schuldhafter Vertragsverletzung** kündigen.

Beispiel

Masseur Müller will neben seiner Tätigkeit im Krankenhaus abends und am Wochenende als Selbstständiger in seiner Mietwohnung Massagen anbieten. Im Mietvertrag steht ausdrücklich, dass die **gewerbliche Nutzung untersagt** ist.

→ Müller darf in der Mietwohnung seine berufliche Tätigkeit nicht ausüben.

→ Müller kann den Vermieter um Erlaubnis bzw. Aufhebung der Untersagung bitten. Lehnt der Vermieter ab, bleibt eine berufliche Tätigkeit in der Mietwohnung untersagt.

▼

→ Übt Müller trotz des ausdrücklichen Verbots seine berufliche Tätigkeit in der Mietwohnung aus, kann der Vermieter das Mietverhältnis kündigen. Ein Kündigungsgrund liegt nicht vor, wenn Müller nur ausnahmsweise einmal einen Patienten in seiner Wohnung behandelt.

Unabhängig von diesen mietrechtlichen Fragen, muss der (angehende) Therapeut prüfen, ob seine Räume die für die Kassenzulassung erforderlichen Voraussetzungen erfüllen (lesen Sie zu den Voraussetzungen der Zulassung ▶ Kap. 15).

7.2   Konkurrenzschutzklausel

Beispiel
Physiotherapeut Lehmann hat seine Räume seit 5 Jahren gemietet. Seine Praxis ist gut eingeführt. Als in dem Gebäude ein anderer Mieter seine Räume verlässt, will der Vermieter diese an einen **weiteren Physiotherapeuten** vermieten.
  → Darf der Vermieter dies tun? Was kann Lehmann dagegen tun?

Es ist umstritten, ob ein Vermieter auch **ohne ausdrückliche Vereinbarung** verpflichtet ist, seinen Mieter vor Wettbewerbern zu schützen. Es gibt Gerichte, die dieses bejahen und dem durch **Konkurrenz** geschädigten Mieter Rechte gegen den Vermieter einräumen. Es gibt aber auch Gerichte, die in einer derartigen Pflicht des Vermieters einen Verstoß gegen das Grundrecht auf Berufsfreiheit und gegen das Gesetz gegen Wettbewerbsbeschränkungen sehen.

> ▶ Ausdrückliche Vereinbarung bietet Schutz

   Vor diesem Hintergrund hat ein Therapeut, der für seine berufliche Tätigkeit Räume anmietet, nur dann einen wirksamen **Konkurrenzschutz**, wenn er im Mietvertrag eine entsprechende Klausel ausdrücklich vereinbart.

Beispiel
Eine derartige Klausel kann folgendermaßen **formuliert** sein:
   »Der Vermieter verpflichtet sich, währen der Dauer des Mietverhältnisse in dem Mietobjekt ... keine Räume zu beruflichen oder gewerblichen Nutzung an Therapeuten der Berufsgruppe ... zu vermieten.«

Schützt der Vermieter seinen Mieter nicht vor Konkurrenz, kann der Mieter nur **gegen seinen Vermieter**, nicht aber gegen den Konkurrenten vorgehen. Der **Mieter** kann z.B.
- seinen Konkurrenzschutzanspruch gegen seinen Vermieter im Eilverfahren durch eine einstweilige Verfügung durchsetzen,
- die Miete mindern, weil das Mietobjekt wegen der Verletzung der Konkurrenzschutzklausel mangelhaft ist.

7.3   Mietvertrag

Inhalt und **Hauptpflichten** des Mietvertrags sind nach § **535 BGB** festgeschrieben:
- Durch den Mietvertrag wird der Vermieter verpflichtet, dem Mieter den Gebrauch der Mietsache während der Mietzeit zu gewähren. Der Vermieter hat die Mietsache dem Mieter in einem zum vertragsgemäßen Gebrauch geeigneten Zustand zu überlassen und sie während der Mietzeit in diesem Zustand zu erhalten. Er hat die auf der Mietsache ruhenden Lasten zu tragen.
- Der Mieter ist verpflichtet, dem Vermieter die vereinbarte Miete zu entrichten.

7.3.1 Form des Mietvertrags

▪ Gewerberaummietvertrag

▶ Mündlich und schriftlich wirksam

Mietverträge über Gewerberaum können mündlich und schriftlich abgeschlossen werden. Auch mündlich abgeschlossene Verträge sind wirksam. Aus Beweisgründen sollte der Mietvertrag jedoch immer **schriftlich** geschlossen werden.

▪ Mischmietverhältnisse

▶ Schriftform bei befristeten Verträgen

Für Mietverträge über Wohnraum mit einer längeren Laufzeit als einem Jahr sieht § 550 BGB die **Schriftform** vor. Wird die Schriftform nicht eingehalten, gilt der Vertrag als auf **unbestimmte Zeit** geschlossen – also unbefristet. Diese Vorschrift spielt für Mieter dann eine Rolle, wenn ein Mischmietverhältnis eingegangen wird, bei dem die Wohnzwecke überwiegen.

Beispiel

Logopädin Meisner will ein Reihenhaus mieten, dessen Erdgeschoss sie für berufliche Zwecke nutzten will. Das gesamte übrige Haus soll Wohnzwecken dienen. Logopädin Meisner will das Haus zunächst für 5 Jahre mieten und einigt sich mit dem Vermieter entsprechend. Ein schriftlicher Mietvertrag wird nicht geschlossen, der Vertragsschluss wird lediglich mit Handschlag besiegelt.

→ Es ist ein **unbefristeter Mietvertrag** zustande gekommen, weil die in § 550 BGB vorgeschriebene Schriftform nicht eingehalten wurde.

7.3.2 Inhalt des Mietvertrags

▶ Individuelle Verträge möglich

Bei **Gewerberaummietverträgen** können alle Einzelheiten des Mietvertrags **individuell ausgehandelt** und die entsprechenden Vereinbarungen frei formuliert werden. Gleichwohl verwenden viele Vermieter vorformulierte Vertragsmuster, die ihre individuelle Anpassung an den konkreten Fall durch handschriftliche Ergänzungen oder das Streichen von Regelungen erfahren.

Vorformulierte Vertragsentwürfe können grundsätzlich dem Recht der allgemeinen Geschäftsbedingungen (§§ 305 ff. BGB) unterfallen, wenn der Vermieter den Entwurf mehrfach verwenden will oder schon verwendet hat, und keine Veränderungen an den Mustern vorgenommen werden. Formularmietverträge können Regelungen enthalten, die gegen die §§ 305 ff. BGB verstoßen. Bestehen in dieser Hinsicht beim Mieter Bedenken, dann sollte er – vor der Unterzeichnung des Vertrags –diesen von einem **Anwalt** überprüfen lassen, um unliebsame Überraschungen zu vermeiden.

▶ Vertragsentwurf veränderbar

Je mehr ein **vorformulierter Vertragsentwurf** in den Vertragsverhandlungen verändert wird, umso mehr spricht dies für einen trotz Formulierungsvorschlägen individuell ausgehandelten Vertrag, auf den die §§ 305 ff. BGB dann keine Anwendung finden.

Die auf jeden Fall In einem Mietvertrag zu regelnden Punkte sind in der Checkliste in ▶ Übersicht 7.1 zusammengefasst.

> **Übersicht 7.1. Checkliste: Mietvertrag**
>
> — **Mietsache**
>   Was wird gemietet? Die Mietsache sollte genau beschrieben werden! Gehören zur Mietsache auch Kellerräume, Nebenräume oder Stellplätze, sind diese im Mietvertrag aufzuführen.
> — **Mietzweck**
>   Der Vermieter haftet dafür, dass die gemieteten Räume auch zum vereinbarten Zweck genutzt werden können. Der Zweck des Mietvertrags muss daher eindeutig formuliert werden, also z.B. Einrichtung und Betrieb einer physiotherapeutischen Praxis.
> — Dauer des Mietverhältnisses (lesen Sie hierzu ▶ Kap. 7.3.4)
> — Höhe und Fälligkeit des Mietzinses (lesen Sie hierzu ▶ Kap. 7.3.3)
> — Höhe und Fälligkeit von Nebenkostenvorauszahlungen, Abrechnungszeitraum und -frist (lesen Sie hierzu ▶ Kap. 7.3.3)
> — Konkurrenzschutzklausel (lesen Sie hierzu ▶ Kap. 7.2)
> — Pflichten bei Beendigung des Mietverhältnisses (lesen Sie hierzu ▶ Kap. 7.3.4)
> — **Sonderregelungen**, z.B.
>   – Pflicht des Vermieters, bei Gründung einer Gesellschaft oder Erweiterung der bestehenden Gesellschaft die neuen Gesellschafter in den Mietvertrag aufzunehmen
> — **Bei Anmietung von Wohnraum für gewerbliche Zwecke**
>   – Versicherung des Vermieters, dass dies zulässig ist (lesen Sie hierzu ▶ Kap. 7.1)
>   – Erlaubnis des Vermieters für Einbauten und Veränderungen sowie Regelung, dass die Einbauten und Veränderungen bei Beendigung des Mietverhältnisses nicht zurückgebaut werden müssen

7.3.3 Höhe der Miete

Mietzins

Im gewerblichen Bereich kann die **Miete frei vereinbart** werden. Einen besonderen **Schutz vor Übervorteilung** für den Mieter gibt es nicht. Der Mieter muss selbst prüfen, ob die vom Vermieter geforderte Miete dem Zustand der Mietsache, dem allgemeinen Mietpreisniveau für Gewerberäume, der Lage der Räume usw. angemessen ist. Die Vertragsparteien können eine **Pauschalmiete** oder eine **Miete pro m²** vereinbaren. Auch in diesem Punkt herrscht Vertragsfreiheit.

▶ Mietzins kann frei vereinbart werden

■ Mieterhöhungen

Mieterhöhungen sind möglich,

— wenn sie bereits bei Abschluss des Mietvertrags vereinbart werden,
— wenn sich die Vertragsparteien während der Dauer des Mietverhältnisses auf eine Mieterhöhung einigen,
— durch eine wirksame Änderungskündigung seitens des Vermieters.

▶ Mieterhöhungen schon bei Abschluss Mietvertrag vereinbar

Eine **Änderungskündigung** ist ohne Einschränkung zulässig in unbefristeten Mietverhältnissen. In befristeten Mietverhältnissen ist sie nur erlaubt, wenn die vereinbarte Laufzeit abgelaufen ist und das Mietverhältnis darüber hinaus fortgesetzt wird, oder wenn der Mietvertrag einen Erhöhungsvorbehalt enthält. Eine Änderungskündigung liegt vor, wenn der Mietvertrag gekündigt und gleichzeitig ein neuer – mit veränderten Bedingungen – angeboten wird.

■ ■ Staffelmiete

▶ Staffelmietvereinbarung führt zu regelmäßigen Mieterhöhungen

Von einer Staffelmiete spricht man, wenn bei Abschluss des Mietvertrags festgelegt wird, dass sich die Miete zu bestimmten Zeitpunkten um einen bestimmten Betrag erhöht. Zum vereinbarten Zeitpunkt tritt dann die **erhöhte Miete** an die Stelle der bisherigen Miete, ohne dass der Vermieter in irgendeiner Weise tätig werden muss. Mit einer **Staffelmietvereinbarung** können bei Mietverträgen über Gewerberäume Erhöhungen der Miete nach beliebigen Zeiträumen und in beliebiger Höhe ausgemacht werden.

Beispiel

Logopäde Brecht gründet seine Praxis neu. Der Vermieter kommt ihm in den ersten Monaten mit der Miete entgegen, will dafür aber in den folgenden Jahren, wenn die Praxis eingeführt ist, einen Ausgleich. Daher treffen Brecht und der Vermieter **folgende Vereinbarung**:

»Der Mietzins beträgt in den ersten 12 Monaten 1500 €. Danach erhöht sich die Miete zu folgenden Zeitpunkten: 01.01.2012 auf 1600 €, 01.01.2013 auf 1700 €, 01.01.2014 auf 2.000 €.«

→ Logopäde Brecht hat eine **Staffelmiete** vereinbart. Zu den genannten Zeitpunkten muss er die erhöhte Miete zahlen, ohne dass der Vermieter ihn hierzu besonders auffordern muss.

Wenn eine Staffelmiete vereinbart werden soll, ist auf **klare Formulierungen** zu achten. Unklarheiten können z.B. entstehen, wenn eine **prozentuale Erhöhung** vereinbart wird, jedoch nicht zu erkennen ist, ob ab der zweiten Erhöhung die neue Miete von der Grundmiete oder der bereits einmal erhöhten Miete zu berechnen ist.

Beispiel

Bei **prozentualen Erhöhungen** sollten Sie folgende **Formulierungen** wählen:

»Die Miete erhöht sich zum 01.01.2012 erstmals um 20%, zum 01.01.2013 erhöht sie sich um weitere 20%. Berechnungsgrundlage für die zweite und folgende Erhöhungen ist die Grundmiete/die erhöhte Miete.«

■ ■ Wertsicherungsklausel/Gleitklausel

▶ Miete kann an einen bestimmten Maßstab geknüpft werden

Eine Wertsicherungsklausel ist eine Vereinbarung, mit der die **Höhe der Miete an einen bestimmten Maßstab geknüpft** wird. Der anzuwendende Maßstab kann z.B. der **Lebenshaltungskostenindex** sein. Steigt der Lebenshaltungskostenindex um einen bestimmten Prozentsatz – z.B. 5%, dann steigt auch die ursprünglich vereinbarte Miete um diesen Prozentsatz, also um z.B. 5%. Wertsicherungsklauseln werden auch als Gleitklauseln bezeichnet.

Wertsicherungsklauseln sind auf der Grundlage des Preisangabegesetzes in Verbindung mit der hierzu ergangenen Preisklauselverordnung **nur zulässig,** wenn

▬ die Entwicklung der Miete durch die Änderung eines vom statischen Bundes- oder Landesamt ermittelten Preisindexes für die Gesamtlebenshaltung oder eines vom statistischen Amt der Europäischen Gemeinschaft ermittelten Verbraucherindexes bestimmt werden soll,

▬ der Vermieter auf die Dauer von mindestens 10 Jahren auf das Recht zur ordentlichen Kündigung verzichtet,

- der Mieter das Recht hat, die Vertragsdauer auf mindestens 10 Jahre zu verlängern (festes Optionsrecht),
- die Schriftform der §§ 578, 550, 126 BGB bei Abschluss des Mietvertrags und eventueller Nachträge eingehalten wird.

▶ Schriftform notwendig

Nebenkosten

Das **BGB** geht davon aus, dass mit dem vereinbarten Mietzins auch die Nebenkosten als abgegolten anzusehen sind (= **Warmmiete**). Diese Regel kann aber durch vertragliche Vereinbarung abbedungen werden. Es kann vereinbart werden, dass der Mieter eine Kaltmiete sowie Nebenkosten bezahlt.

▶ Warmmiete ist gesetzlicher Normalfall

Bei Vereinbarung einer **Kaltmiete** ist der vereinbarte Mietzins lediglich das Entgelt für die Überlassung der Räume. Daneben fallen jedoch noch **verbrauchsabhängige** Nebenkosten an, z.B. für Strom, Wasser, Heizung, und **verbrauchsunabhängige** Nebenkosten, z.B. für Gebäudeelementarversicherung, Grundsteuer, Schornsteinfeger. Für diese müssen bei einem Mietvertrag über Gewerberäume Mieter und Vermieter eine Vereinbarung treffen.

Da die gesetzlichen Regelungen für die Verlagerung der Nebenkosten auf den Mieter nur für Wohnraummietverhältnisse gelten, müssen bei Gewerberaummietverhältnissen Mieter und Vermieter auch aushandeln, welche **verbrauchsunabhängigen Nebenkosten** auf den Mieter überwälzt werden. Hierbei gibt es keine Beschränkungen.

Bei Vereinbarung einer Kaltmiete hat der Mieter die **verbrauchsabhängigen Nebenkosten** auf jeden Fall zu tragen, da er sie ja verursacht. Manche dieser Nebenkosten kann der Mieter direkt mit dem Lieferanten – z.B. Stromversorgungsunternehmen – abrechnen, andere – i.d.R. Heizölkosten, Wasserkosten – können nur über den Vermieter abgerechnet werden. Zu **regeln** sind für diese Nebenkosten z.B.

- Umlagemaßstab für Wasser und Warmwasser,
- Umlagemaßstab für Heizkosten, sofern nicht nach Verbrauch abgerechnet wird,
- Abrechnungszeitraum,
- Abrechnungsfrist für Nebenkosten.

In den meisten Mietverträgen werden **Nebenkostenvorauszahlungen** vereinbart, die monatlich mit der Kaltmiete an den Vermieter zu zahlen sind. Am Ende des Abrechnungszeitraums hat der Vermieter dann innerhalb der Abrechnungsfrist eine **Nebenkostenabrechnung** zu erstellen. Hinsichtlich der geltend gemachten Nebenkosten hat der Mieter ein **Einsichtsrecht** und kann verlangen, dass ihm die geltend gemachten Beträge belegt werden. Der Mieter hat aber kein Recht auf Zusendung oder Aushändigung entsprechender Belege – es sei denn, im Mietvertrag wird dies ausdrücklich vereinbart.

▶ Nebenkostenvorauszahlungen ersparen hohe Nachzahlungen

7.3.4 Vertragsdauer

Mietverträge können **abgeschlossen** werden für
- unbestimmte Dauer (unbefristete Verträge) oder
- bestimmte Dauer (befristete Verträge).

Welche Vertragsform und welche Vertragsdauer die passenden sind, lässt sich allgemein nicht beantworten. Entscheidend sind auch hier – wie so oft – die Umstände des konkreten Einzelfalls, aber auch die übrigen Konditionen des Mietvertrags wie z.B. Lage der Praxisräume, Miethöhe, Kaution usw.

Unbefristete Verträge

► Mietzeit endet nur durch Kündigung

Bei einem unbefristeten Vertrag bleibt bei Vertragsschluss dessen **Laufzeit offen**. Es wird also kein Enddatum vereinbart. Ein unbefristeter Vertrag kann nur **durch Kündigung** beendet werden.

▪ Kündigungsfristen

Für Kündigungen von Gewerberäumen sind die Kündigungsfristen für eine ordentliche Kündigung in § 580a Absatz 2 BGB geregelt.

[§ 580a BGB Kündigungsfristen]

1. …

2. Bei einem Mietverhältnis über Geschäftsräume ist die ordentliche Kündigung spätestens am dritten Werktag eines Kalendervierteljahres zum Ablauf des nächsten Kalendervierteljahres zulässig.

3. …

4. …, Absatz 2 … ist auch dann anzuwenden, wenn ein Mietverhältnis außerordentlich mit der gesetzlichen Frist gekündigt werden kann.

Praxistipp

Ordentliche Kündigungen von Gewerberäumen sind nach § 580a Absatz 2 BGB **nur zulässig zum**
1. 31.03.
2. 30.06.
3. 30.09.
4. 31.12.

► Kündigungstermin immer zum Quartalsende

Die Kündigung muss dem Vertragspartner bis zum **3. Werktag des Vorquartals** zugegangen sein. Geht die Kündigung später zu, verschiebt sich der **Kündigungstermin** um ein Vierteljahr.

Beispiel

Ergotherapeut Kaiser betreibt seine Praxis in gemieteten Räumen. Der Mietvertrag ist auf unbestimmte Zeit geschlossen. Aus Altersgründen will er seine Praxis demnächst aufgeben. Er kündigt am **20.01. zum 30.06.**

→ Die Kündigung kann zum 30.06. nicht mehr wirksam werden, denn sie ist nicht rechtzeitig bis zum 3. Werktag des Vorquartals ausgesprochen worden. Die Kündigung wird **erst zum 30.09. wirksam.** Ergotherapeut Kaiser muss seine Pflichten aus dem Mietvertrag also bis 30.09. erfüllen – es sei denn, er einigt sich mit dem Vermieter auf eine vorzeitige Beendigung vor dem 30.09.

► Kündigungsfristen für beide Seiten

Diese Kündigungsfristen gelten für Mieter und Vermieter gleichermaßen. **Kündigungsgründe** müssen weder Vermieter noch Mieter offenlegen. Der Vermieter muss bei einer Kündigung auch kein berechtigtes Interesse an der Kündigung nachweisen.

Beispiel

Logopäde Mann hat seine Praxisräume schon seit 25 Jahren gemietet. Der Mietvertrag enthält keine besonderen Vereinbarungen zur Kündigung. Mit dem Vermieter gab es bisher keine Probleme, Logopäde Mann hat seine Miete auch immer pünktlich bezahlt. Am 03. Januar 2011 findet Logopäde Mann zu seinem Entsetzen im Briefkasten die Kündigung des Mietverhältnisses zum 30.06.2011.

▼

→ Der Vermieter hat die **gesetzliche Kündigungsfrist** eingehalten. Logopäde Mann muss bis zum 30.06.2011 aus den Praxisräumen ausziehen.

Im Mietvertrag über Gewerberäume können die **Kündigungsfristen frei vereinbart** werden. Es können sowohl kürzere als auch längere Fristen als die gesetzlichen Kündigungsfristen vereinbart werden. Vertraglich vereinbarte Kündigungsfristen gehen den gesetzlichen Kündigungsfristen vor!

Befristete Verträge

Bei befristeten Mietverträgen wird ein **Enddatum** vereinbart. Das Mietverhältnis endet dann automatisch mit Ablauf des vereinbarten Termins, ohne dass es einer Kündigung durch Mieter oder Vermieter bedarf.

▶ Mietende steht bei Vertragsschluss fest

■ Verlängerung des Mietverhältnisses

Bei **Gewerberaummietverträgen** gibt es – im Gegensatz zu Wohnraummietverträgen – kein Recht des Mieters, nach Ablauf der vereinbarten Befristung eine **Verlängerung/Fortsetzung des Mietverhältnisses** zu verlangen. Einer Fortsetzung des Mietverhältnisses über die vereinbarte Befristung hinaus muss der Mieter mit dem Vermieter also ausdrücklich vereinbaren. Kommt es nicht zu einer derartigen Vereinbarung, muss der Mieter zum Ablauf der Befristung ausziehen.

Beispiel

Physiotherapeut Kaspar hat einen auf 5 Jahre befristeten Mietvertrag geschlossen. Seine Praxis hat er in dieser Zeit gut etabliert. Er möchte deswegen nicht umziehen. Physiotherapeut Kaspar spricht deswegen seinen Vermieter wegen einer **Verlängerung** an. Der Vermieter will den Vertrag nur fortsetzen, wenn Kaspar eine höhere Miete zahlt.

→ Physiotherapeut Kaspar hat **keinen Rechtsanspruch** auf Verlängerung des Mietverhältnisses. Er kann es nur fortsetzen, wenn er auf die Forderung nach einer höheren Miete eingeht.

Mieter und Vermieter können bei **Abschluss eines befristeten Mietvertrags** vereinbaren, dass
- sich das Mietverhältnis **automatisch** verlängert, wenn nicht eine der Parteien dieser Verlängerung ausdrücklich widerspricht oder kündigt. Eine derartige Klausel kann z.B. so **formuliert** werden:
»Der Mietvertrag verlängert sich automatisch um ein Jahr, wenn nicht eine der Vertragsparteien 3 Monate vor Ablauf der vereinbarten Befristung der Verlängerung widerspricht oder kündigt.«
- der Mieter ein **Optionsrecht** hat, das ihm gestattet, durch einseitige Erklärung gegenüber dem Vermieter die Verlängerung des Mietverhältnisses herbeizuführen. Ein derartiges Optionsrecht kann z.B. so **formuliert** werden:
»Der Mieter hat ein Optionsrecht für weitere 5 Jahre. Das Optionsrecht muss spätestens 3 Monate vor Ablauf der vereinbarten Befristung ausgeübt werden.«

► Kündigung vor Ablauf der
vereinbarten Befristung

■   Kündigung vor Ablauf der Befristung

Bei einem befristeten Mietvertrag ist eine **Kündigung vor Ablauf der vereinbarten Befristung grundsätzlich nicht möglich**. Etwas anderes **gilt nur**, wenn

▬ ein Recht zur Kündigung während der Dauer der Befristung im Mietvertrag ausdrücklich vereinbart wurde oder

▬ der Vermieter eine Gebrauchsüberlassung an Dritte nicht erlaubt (§ 540 BGB).

Diese Vorschrift greift aber nur, wenn der Mieter zur Untervermietung aufgrund der vertraglichen Vereinbarungen die **Erlaubnis des Vermieters** benötigt. Grundsätzlich ist ein Vermieter nicht verpflichtet, einen vom Mieter vorgeschlagenen Untermieter zu akzeptieren. Der Mieter hat daher **keinen Rechtsanspruch** auf Erteilung der entsprechenden Erlaubnis. Er hat aber **nach § 540 BGB das Recht**, bei Versagung der Erlaubnis das Mietverhältnis dann ordentlich zu kündigen, wenn nicht in der Person des Untermieters ein wichtiger Grund für die Verweigerung der Erlaubnis liegt. Erlaubt der Vermieter die Untervermietung, dann endet das Untermietverhältnis mit Ablauf der Hauptmietzeit.

Beispiel

Ergotherapeut Vogel hat einen auf 5 Jahre befristeten Vertrag. Aus persönlichen Gründen will er vorzeitig die Berufstätigkeit aufgeben und daher den Vertrag beenden. Er schlägt dem Vermieter vor, einen Untermieter aufzunehmen, der seine Praxis weiterführt. Der Vermieter lehnt den vorgeschlagenen Praxisübernehmer ohne nähere Begründung ab und verweigert Vogel die Erlaubnis zur Untervermietung.

→ Vogel kann den **Mietvertrag nach § 540 BGB kündigen**, sofern die Person des Praxisübernehmers nicht der wichtige Grund für die Ablehnung ist.

Pflichten bei Ende des Mietverhältnisses

Unabhängig davon, ob das Mietverhältnis wegen Ablauf einer vereinbarten Befristung oder aufgrund Kündigung durch den Mieter oder Vermieter endet, hat der Mieter folgende **Pflichten**:

► Räume sind fristgerecht zu räumen

▬ **Rückgabepflicht:** Am letzten Tag des Mietverhältnisses muss der Mieter die gemieteten Räume vollständig geräumt zurückgeben und die überlassenen Schlüssel an den Vermieter aushändigen.
Der Mieter kann natürlich auch vorher die Räume und Schlüssel übergeben, aber nicht später. Eine **verspätete Rückgabe** der Mieträume kann Schadensersatzansprüche des Vermieters nach sich ziehen. Er kann z.B. eine Nutzungsentschädigung verlangen.

► Umbauten sind rückgängig
zu machen

▬ **Rückbaupflicht:** Der Mieter muss auf seine Kosten Einbauten und Einrichtungen, die er zu Beginn oder während der Mietzeit vorgenommen oder vom Vormieter übernommen hat, zurückbauen oder entfernen. Die gemieteten Räume sind also grundsätzlich im **Originalzustand** zurückzugeben. Diese **Verpflichtung** besteht selbst dann, wenn die Einbauten und Einrichtungen mit Zustimmung des Vermieters erfolgt sind. Die Pflicht zum Rückbau entfällt nur, wenn mit dem Vermieter ausdrücklich vereinbart wurde, dass nicht zurückgebaut werden muss.
Gibt es keine derartige Vereinbarung, unterbleibt trotzdem der Rückbau, und besteht kein Grund zur Annahme, dass der Vermieter auf die Entfernung nach Beendigung des Mietverhältnisses verzichtet hat, kann der Vermieter Schadensersatzansprüche z.B. in Form einer Nutzungsentschädigung geltend machen.

8 Patientenrechte und Patientenpflichten

»Ich gratuliere Ihnen zu dem Entschlusse, mein Patient zu werden. Und wie sieht es aus, haben Sie schon eine Krankheit gewählt?« (Martin Gerhard Reisenberg [*1949], Diplom-Bibliothekar in Leipzig und Autor)

Patienten haben **Rechte**. Manche Patienten sind sehr gut über ihre Rechte informiert, manche gar nicht. Patienten haben aber auch **Pflichten**. Dasselbe gilt für Therapeuten. Das Behandlungsverhältnis zwischen Patient und Therapeut ist vertrauensvoll, wenn beide Seiten ihre Rechte und Pflichten beachten.

8.1   Behandlungsvertrag

Zwischen Patient und Therapeut kommt ein Behandlungsvertrag zustande. Dies gilt für gesetzlich versicherte Patienten ebenso wie für privat versicherte Patienten. Bei gesetzlich versicherten Patienten spricht man – im Verhältnis zur Krankenkasse – von einem **Versorgungsvertrag** (lesen Sie hierzu bitte ▶ Kap. 5.3.1, Behandlungsvertrag bei privat versicherten Patienten ▶ Kap. 11.1).

▶ Dienstvertrag verpflichtet Patienten und Therapeut

Beim Behandlungsvertrag handelt es sich um einen **Dienstvertrag** im Sinne der §§ 611 BGB, der den

- Therapeuten zur Erbringung einer **Dienstleistung** auf medizinischem Gebiet verpflichtet,
- Patienten zur Zahlung der vereinbarten **Vergütung** verpflichtet.

Für gesetzlich versicherte Patienten trifft dies für die **Zuzahlungen** zu, die übrige Vergütung trägt die Krankenkasse, bei der der Patient versichert ist. Bei Privatpatienten ist nur dieser gegenüber dem Therapeuten zur Zahlung der Vergütung verpflichtet.

Der Therapeut ist aufgrund des Behandlungsvertrags verpflichtet, eine **mangelfreie Leistung** (= Behandlung) zu erbringen. Verstößt der Therapeut gegen diese vertragliche Verpflichtung, dann haftet er wegen einer Vertragsverletzung gegenüber dem Patienten. Das heißt, ist die Leistung (= Behandlung) mangelhaft, kann dies zu Schadenersatzansprüchen des Patienten führen.

▶ Fehlerfreie Leistung geschuldet, aber kein Erfolg

> Der Therapeut schuldet eine **fehlerfreie Leistung, aber keinen Erfolg.** Bringt die verordnete und ordnungsgemäß erbrachte Behandlung nicht den gewünschten Erfolg (= Heilung), haftet der Therapeut nicht. Es liegt dann kein Tatbestand vor, der einen Schadenersatzanspruch rechtfertigt.

8.1.1   Hauptpflichten

■ Haftung des Therapeuten für fehlerhafte Behandlung

Ein **Schadenersatzanspruch** des Patienten ist nur berechtigt, wenn zwischen der objektiv fehlerhaften Behandlung und dem eingetretenen Schaden ein kausaler Zusammenhang besteht und dem Therapeuten ein Verschulden zur Last gelegt werden kann.

▶ Vorsatz und Fahrlässigkeit begründen Haftung

Der Therapeut haftet nach § 276 BGB grundsätzlich für **Vorsatz und Fahrlässigkeit**. Liegen Vorsatz oder Fahrlässigkeit nicht vor, sind die Voraussetzungen für eine Haftung nicht gegeben. Die beiden **Begriffe** werden wie folgt voneinander abgegrenzt:

- **Vorsatz** liegt vor, wenn der Therapeut den Patienten bewusst falsch behandelt. **Bedingt vorsätzlich** handelt ein Therapeut, der einen möglichen Eintritt eines schädigenden Ereignisses voraussieht und den Schadenseintritt billigend in Kauf nimmt. Auch wer bedingt vorsätzlich handelt, haftet.
- **Bewusst fahrlässig** handelt, wer einen möglichen Eintritt eines schädigenden Ereignisses voraussieht, aber darauf vertraut, dass dieser Schaden nicht eintre-

ten wird. **Unbewusst fahrlässig** handelt, wer den möglichen Eintritt eines schädigenden Ereignisses nicht kennt, ihn bei gehöriger Sorgfalt hätte voraussehen und verhindern können. In diesem Bereich wird **zusätzlich** differenziert:

- **Grobe Fahrlässigkeit** liegt vor, wenn die im Verkehr erforderliche Sorgfalt in besonders schwerem Maße verletzt wird.
- **Einfache** (normale, gewöhnliche) **Fahrlässigkeit** liegt vor, wenn die besonderen Merkmale grober Fahrlässigkeit nicht erfüllt sind.

Der falsch behandelte Patient hat **vertragliche Haftungsansprüche** gegen den Vertragspartner, also den Praxisinhaber. Wird die Behandlung durch **Angestellte** der Praxis durchgeführt, dann sind diese Erfüllungsgehilfen des Praxisinhabers. Für diese haftet der Praxisinhaber nach § 278 BGB wie für eigenes Verschulden. Der Patient kann sich in diesem Fall mit seinen vertraglichen Haftungsansprüchen also auch an den Praxisinhaber halten. Daneben hat er aber gegen den behandelnden Therapeuten selbst noch einen sog. **deliktischen Haftungsanspruch** nach § 823 BGB. Auch dieser Anspruch setzt jedoch ein Verschulden des behandelnden Therapeuten voraus.

▶ Patient hat vertragliche Haftungsansprüche

❯ Im Bereich der Behandlungsverträge gibt es **keine Haftung ohne Verschulden!**

Bei der **deliktischen Haftung** muss der Praxisinhaber neben dem behandelnden Therapeuten nur dann haften, wenn er bei der Auswahl des Therapeuten die im Verkehr erforderliche Sorgfalt nicht beachtet hat oder wenn der Schaden auch bei Anwendung dieser Sorgfalt entstanden sein würde (§ 831 BGB). Beweist der Praxisinhaber, dass er den behandelnden Therapeuten sorgfältig ausgesucht hat und dieser über die zur Behandlung notwendigen Fertigkeiten und Fähigkeiten verfügt, dann muss er nicht haften.

▶ Deliktische Haftung des Praxisinhabers

❗ Gegenüber den Krankenkassen sind Sie als Heilmittelerbringer verpflichtet, eine **Berufs- und Betriebshaftpflichtversicherung** in ausreichender Höhe abzuschließen (§ 11 Absatz 6 Gemeinsame Rahmenempfehlungen gem. § 125 Abs. 1 SGB V).

- Haftung in anderen Fällen

Aus dem Behandlungsvertrag haftet der Therapeut nicht nur für eine fehlerhafte Behandlung, sondern auch für **andere Schäden**, die dem Patienten in der Praxis schuldhaft zugefügt werden.

Beispiel

Patient Blume steht zur Terminvereinbarung am Empfangstresen, den eine Vase mit frischen Schnittblumen ziert. Mitarbeiterin Klein will Patient Blume den Zettel mit den vereinbarten Terminen aushändigen und stößt dabei an die Vase, deren Inhalt sich über den Anzug von Patient Blume ergießt.

→ Der Behandlungsvertrag erfasst auch derartige Schäden. Kann der Mitarbeiterin Klein **Fahrlässigkeit** vorgehalten werden, muss der Praxisinhaber für den nassen Anzug des Patienten haften. Da der Schaden vermutlich mit einer Reinigung des Anzugs behoben ist, beschränkt sich der Anspruch des Patienten auf Ersatz der Reinigungskosten.

Praxistipp

Gegen derartige Schadenersatzansprüche sind Sie mit einer **Betriebshaftpflichtversicherung** abgesichert.

8.1.2 Nebenpflichten

▶ Nebenpflichten für beide Seiten

Der Behandlungsvertrag bringt für Therapeuten und Patienten neben den o.g. Hauptpflichten eine Vielzahl von **Nebenpflichten** mit sich:

Auf Therapeutenseite	Auf Patientenseite
Verkehrssicherungspflicht	Pflicht, vereinbarte Termine einzuhalten
Einsichts- und Auskunftsgewährung	Pflicht, sich nicht behandeln zu lassen, wenn er an einer ansteckenden Krankheit leidet
Schweigepflicht	Pflicht, sich gegenüber Praxisinhaber und Praxispersonal ordnungsgemäß zu verhalten
Dokumentationspflichten	
Pflicht zur ordnungsgemäßen Abrechnung	

Eine **Verletzung der Nebenpflichten** aus dem Behandlungsvertrag zieht grundsätzlich auch immer eine **Haftung** des Therapeuten nach sich. Der Praxisinhaber haftet auch in diesen Fällen für Fehler seiner Mitarbeiter.

■ Haftung für Kleidung und Wertsachen

Aufgrund der im konkreten Praxisbetrieb notwendigen organisatorischen Abläufe können den Praxisinhaber gegenüber dem Patient noch **weitere konkrete Nebenpflichten** treffen:

Kann der Patient z.B. während der Behandlung seine Kleidung und Wertsachen nicht beobachten, hat der Praxisinhaber für **sichere Aufbewahrungsplätze** zu sorgen, wenn er eine Haftung vermeiden will, oder er muss den Patienten Gelegenheit geben, ihre Kleidung und Wertsachen mit in den Behandlungsraum zu nehmen.

Mit einem deutlichen **Hinweis im Wartezimmer**, dass für in der Garderobe zurückgelassene Kleidung keine Haftung übernommen wird, können Sie die Haftung für deren Verlust ausschließen.

> **Muster für Patientenhinweis im Wartezimmer**
>
> Liebe Patienten und Patientinnen!
> Sie können Ihre Garderobe, Wertsachen u.a. mit in den Behandlungsraum nehmen. Für Garderobe, Wertgegenstände und sonstige Sachen, die im Wartezimmer während der Behandlung zurückbleiben, übernehmen wir keine Haftung.

8.2 Behandlungen ohne Rezept

▶ Behandlungen ohne ärztliche Verordnung nur mit sektoraler Heilpraktikererlaubnis

Die verschiedenen Gesundheitsreformen haben teilweise dazu geführt, dass Ärzte weniger Behandlungen durch Therapeuten verordnen, was bei den Therapeuten zu Umsatzeinbußen, bei den Patienten zu Verstimmungen führt. Viele Therapeuten überlegen, ob die Umsatzeinbußen durch **Behandlungen ohne ärztliche Verordnung** ausgeglichen werden können. Einige Patienten erwägen, die aus ihrer Sicht notwendigen therapeutischen Behandlungen selbst zu beauftragen und aus eigener Tasche zu zahlen. Wenn diese möglich wäre, wäre beiden geholfen!

Beispiel

Physiotherapeut Kerner wird von einem unter starken Schmerzen leidenden Patienten gebeten, ihn zu behandeln. Darf Herr Kerner das?

→ Trotz der abgeschlossenen Ausbildung darf Kerner dies nicht tun, da die Behandlung als Ausübung der Heilkunde gilt und daher eine **Zulassung als Heilpraktiker** oder eine **sektorale Heilpraktikererlaubnis** notwendig ist (lesen Sie hierzu bitte ▶ Kap. 3).

❯ Haben Sie als Therapeut zusätzlich eine Heilpraktikerzulassung oder eine sektorale Heilpraktikererlaubnis, dann dürfen Sie **Behandlungen ohne Rezept** durchführen.

Liegen diese Voraussetzungen nicht vor, darf der Therapeut die Behandlungen nur aufgrund einer ärztlichen Verordnung durchführen. Denn es gibt **keine gesetzliche Ausnahmevorschrift** für Heilmittelerbringer, die ihnen erlaubt, ihre Leistung (= Heilmittel) ohne ärztliche Verordnung abzugeben. Auch die Ausbildungs- und Prüfungsverordnungen und Berufsgesetze für die einzelnen Berufsgruppen erlauben keine Abgabe von Heilmitteln ohne ärztliche Verordnung.

Im Rahmen der Leistungserbringung gegenüber gesetzlich Versicherten schreibt § **18 Absatz 1** der gemeinsamen Rahmenempfehlungen gemäß § 125 Abs. 1 SGB V sogar **ausdrücklich** vor, dass Heilmittel nur gegen ärztliche Verordnung abgegeben werden dürfen.

▶ Keine Abgabe von Heilmitteln ohne ärztliche Verordnung

[§ 18 Absatz 1 der gemeinsamen Rahmenempfehlungen gemäß § 125 Abs. 1 SGB V]

Diagnose, Leitsymptomatik, Art, Anzahl, soweit erforderlich die Therapiezeit … und Frequenz der Leistungen ergeben sich aus der vom Vertragsarzt ausgestellten Verordnung. Die vertragsärztliche Verordnung kann ausgeführt werden, wenn diese für die Behandlung erforderlichen Informationen enthalten sind. Zur Abgabe dieser Leistungen ist der zugelassene Heilmittelerbringer dann entsprechend der Leistungsbeschreibung (vgl. § 8) berechtigt und verpflichtet.

❗ Vorsicht ist geboten, wenn ein Therapeut sog. **Präventionsbehandlungen** ohne ärztliche Verordnung anbieten will. Diese sind nach der Rechtsprechung des Bundesgerichtshofs für Strafsachen nur bei Patienten erlaubt, bei denen **keine Beschwerden** vorhanden sind. Der Beweis, dass eine völlig gesunde Person behandelt wurde, ist dann schwer zu erbringen, wenn sich die Präventionsbehandlung an eine reguläre Behandlung aufgrund ärztlicher Verordnung anschließt.

8.3   Datenschutz

[§ 35 Absatz 1 Sätze 1 und 2 SGB I Sozialgeheimnis]

[1]Jeder hat Anspruch darauf, dass die ihn betreffenden Sozialdaten (§ 67 Abs. 1 Zehntes Buch) von den Leistungsträgern nicht unbefugt erhoben, verarbeitet oder genutzt werden (Sozialgeheimnis). [2]Die Wahrung des Sozialgeheimnisses umfasst die Verpflichtung, auch innerhalb des Leistungsträgers sicherzustellen, dass die Sozialdaten nur Befugten zugänglich sind oder nur an diese weitergegeben werden …

▶ Sozialgeheimnis schützt Patientendaten

Im Verhältnis zwischen Patient und Leistungserbringer fallen vielen Daten an, die unter das **Sozialgeheimnis** fallen und zu schützen sind. Um diesem Anspruch gerecht zu werden, gibt es zahlreiche gesetzliche Regelungen zum Datenschutz. Der Datenschutz allgemein ist gesetzlich geregelt im **Bundesdatenschutzgesetz (BDS)** und in den Landesdatenschutzgesetzen. Spezielle **Datenschutzvorschriften** – auch für Heilmittelerbringer – finden sich in verschiedenen Vorschriften des Sozialgesetzbuches. In den Verträgen nach § **125 SGB V** (siehe § 7 der gemeinsamen Rahmenempfehlung gemäß § 125 Absatz 1 SGB V) ist darüber hinaus nochmals **ausdrücklich** festgelegt, dass

- die bei einer Behandlung erhobenen Daten nur **innerhalb des Leistungsauftrags** der Krankenversicherung verwendet werden dürfen,
- die **Bestimmungen des Datenschutzes** in §§ 35, 37 SGB I, § 284 SGB V sowie die §§ 67 bis 85 SGB X zu beachten sind,
- Daten, die durch die Inanspruchnahme des Behandlers bekannt oder vom Patienten offenbart wurden, nur zur **Erfüllung der** sich aus dem Vertrag ergebenden **Aufgaben** verarbeitet, bekannt gegeben, zugänglich gemacht oder sonst genutzt werden dürfen,
- die **Schweigepflicht** über die Person des Patienten und seines Krankheitszustandes zu beachten und sicherzustellen ist; Praxisinhaber müssen ihre Mitarbeiter entsprechend verpflichten.

Nach § 4 BDSG ist die **Erhebung, Verarbeitung und Nutzung personenbezogener Daten** nur zulässig, soweit dieses Gesetz oder eine andere Rechtsvorschrift dies erlaubt oder anordnet, oder wenn der Betroffene eingewilligt hat.

Das Erheben von Daten für **eigene Geschäftszwecke** sowie deren Weiterverwendung **erlaubt** § 28 BDSG ausdrücklich. Heilmittelerbringer dürfen daher Patientendaten erlaubterweise erheben, speichern und bearbeiten.

▶ § 67 SGB X regelt, welche Daten in der Praxis zu schützen sind

Der **Begriff der Daten** sowie weitere Definitionen finden sich in § 3 BDSG. Für die **Heilmittelerbringer** gilt darüber hinaus noch die speziellere Vorschrift des **§ 67 SGB X.**

[§ 67 SGB X Begriffsbestimmungen]

1. [1]Sozialdaten sind Einzelangaben über persönliche oder sachliche Verhältnisse einer bestimmten oder bestimmbaren natürlichen Person (Betroffener), die von einer in § 35 des Ersten Buches genannten Stelle im Hinblick auf ihre Aufgaben nach diesem Gesetzbuch erhoben, verarbeitet oder genutzt werden. [2]Betriebs- und Geschäftsgeheimnisse sind alle betriebs- oder geschäftsbezogenen Daten, auch von juristischen Personen, die Geheimnischarakter haben.

2. ...

3. [1]Automatisiert im Sinne dieses Gesetzbuches ist die Erhebung, Verarbeitung oder Nutzung von Sozialdaten, wenn sie unter Einsatz von Datenverarbeitungsanlagen durchgeführt wird (automatisierte Verarbeitung). [2]Eine nicht automatisierte Datei ist jede nicht automatisierte Sammlung von Sozialdaten, die gleichartig aufgebaut ist und nach be-

stimmten Merkmalen zugänglich ist und ausgewertet werden kann.

4. (außer Kraft)

5. Erheben ist das Beschaffen von Daten über den Betroffenen.

6. [1]Verarbeiten ist das Speichern, Verändern, Übermitteln, Sperren und Löschen von Sozialdaten. [2]Im Einzelnen ist, ungeachtet der dabei angewendeten Verfahren,

   1. Speichern das Erfassen, Aufnehmen oder Aufbewahren von Sozialdaten auf einem Datenträger zum Zwecke ihrer weiteren Verarbeitung oder Nutzung,

   2. Verändern das inhaltliche Umgestalten gespeicherter Sozialdaten,

   3. Übermitteln das Bekanntgeben gespeicherter oder durch Datenverarbeitung gewonnener Sozialdaten an einen Dritten in der Weise, dass

▼

a) die Daten an den Dritten weitergegeben werden oder

b) der Dritte zur Einsicht oder zum Abruf bereitgehaltene Daten einsieht oder abruft;

4. Sperren das vollständige oder teilweise Untersagen der weiteren Verarbeitung oder Nutzung von Sozialdaten durch entsprechende Kennzeichnung,

5. Löschen das Unkenntlichmachen gespeicherter Sozialdaten.

7. Nutzen ist jede Verwendung von Sozialdaten, soweit es sich nicht um Verarbeitung handelt, auch die Weitergabe innerhalb der verantwortlichen Stelle.

8. Anonymisieren ist das Verändern von Sozialdaten derart, dass die Einzelangaben über persönliche oder sachliche Verhältnisse nicht mehr oder nur mit einem unverhältnismäßig großen Aufwand an Zeit, Kosten und Arbeitskraft einer bestimmten oder bestimmbaren natürlichen Person zugeordnet werden können.

a) Pseudonymisieren ist das Ersetzen des Namens und anderer Identifikationsmerkmale durch ein Kennzeichen zu dem Zweck, die Bestimmung des Betroffenen auszuschließen oder wesentlich zu erschweren.

9. ¹Verantwortliche Stelle ist jede Person oder Stelle, die Sozialdaten für sich selbst erhebt, verarbeitet oder nutzt oder dies durch andere im Auftrag vornehmen lässt. ²Werden Sozialdaten von einem Leistungsträger im Sinne von § 12 des Ersten Buches erhoben, verarbeitet oder genutzt, ist verantwortliche Stelle der Leistungsträger. ³Ist der Leistungsträger eine Gebietskörperschaft, so sind eine verantwortliche Stelle die Organisationseinheiten, die eine Aufgabe nach einem der besonderen Teile dieses Gesetzbuches funktional durchführen.

10. ¹Empfänger ist jede Person oder Stelle, die Sozialdaten erhält. ²Dritter ist jede Person oder Stelle außerhalb der verantwortlichen Stelle. ³Dritte sind nicht der Betroffene sowie diejenigen Personen und Stellen, die im Inland, in einem anderen Mitgliedstaat der Europäischen Union oder in einem anderen Vertragsstaat des Abkommens über den Europäischen Wirtschaftsraum Sozialdaten im Auftrag erheben, verarbeiten oder nutzen.

11. Nicht-öffentliche Stellen sind natürliche und juristische Personen, Gesellschaften und andere Personenvereinigungen des privaten Rechts, soweit sie nicht unter § 81 Abs. 3 fallen.

12. Besondere Arten personenbezogener Daten sind Angaben über die rassische und ethnische Herkunft, politische Meinungen, religiöse oder philosophische Überzeugungen, Gewerkschaftszugehörigkeit, Gesundheit oder Sexualleben.

Der **Datenschutz** gilt für alle in § 67 SGB X genannten Daten und für alle denkbaren Verarbeitungsformen. Aus der Verordnung, den Äußerungen des Patienten und ggf. auch Gesprächen mit dem behandelnden Arzt erschließen sich dem Heilmittelerbringer eine Vielzahl der unterschiedlichsten Daten, die der Heilmittelerbringer – auf welche Art auch immer – in der **Patientenakte** speichert. Der Patient rechnet damit, dass seine persönlichen Daten und die Daten der Verordnung gespeichert werden, er rechnet aber vielleicht nicht damit, dass auch auf andere Art gewonnene Daten gespeichert werden. Um den Patienten vor unliebsamen Überraschungen zu schützen, sehen § **33 BDSG** eine **Hinweispflicht** des Datennutzers und § **34 BDSG** einen **Auskunftsanspruch** des Betroffenen vor.

▶ Patientenakte unterliegt Datenschutz

[§ 33 Absatz 1 Satz 1 BDSG Benachrichtigung des Betroffenen]

Werden erstmals personenbezogene Daten für eigene Zwecke ohne Kenntnis des Betroffenen gespeichert, ist der Betroffene von der Speicherung, der Art der Daten, der Zweckbestimmung der Erhebung, Verarbeitung oder Nutzung und der Identität der verantwortlichen Stelle zu benachrichtigen.

▼

[§ 34 BDSG Auskunft an den Betroffenen]

1. Der Betroffene kann Auskunft verlangen über

   1. die zu seiner Person gespeicherten Daten, auch soweit sie sich auf die Herkunft dieser Daten beziehen,

   2. Empfänger oder Kategorien von Empfängern, an die Daten weitergegeben werden, und

   3. den Zweck der Speicherung.

Der Betroffene soll die Art der personenbezogenen Daten, über die Auskunft erteilt werden soll, näher bezeichnen. ...

2. ...

3. ...

4. ...

5. ...

6. Die Auskunft ist auf Verlangen in Textform zu erteilen, soweit nicht wegen der besonderen Umstände eine andere Form der Auskunftserteilung angemessen ist.

7. Eine Pflicht zur Auskunftserteilung besteht nicht, wenn der Betroffene nach § 33 Abs. 2 Satz 1 Nr. 2, 3 und 5 bis 7 nicht zu benachrichtigen ist.

8. [1]Die Auskunft ist unentgeltlich. ...

8.4   Rezeptabrechnung

Wer als Heilmittelerbringer auf der Basis einer ärztlichen Verordnung behandelt, rechnet dieses Rezept nach Beendigung der verordneten Behandlungen ab. Die **Abrechnung** erfolgt gegenüber:

- **der gesetzlichen Krankenkasse**, wenn diese der Kostenträger ist. Dies ist bei gesetzlich Versicherten der Fall, bei denen die Behandlung nicht Folge eines Arbeitsunfalls ist.
- **dem Unfallversicherungsträger**, wenn dieser der Kostenträger ist. Dies ist bei gesetzlich und privat versicherten Arbeitnehmern der Fall, wenn die Behandlung als Folge eines Arbeitsunfalls oder einer Berufskrankheit verordnet wird. Beschäftigte sind kraft Gesetzes in der gesetzlichen Unfallversicherung versichert (§ 2 SGB VII).
- **dem Patient**en selbst, wenn die Behandlung auf der Basis eines Privatrezepts erfolgte.

8.4.1   Abrechnung mit gesetzlichen Krankenkassen

Für die Abrechnung mit den gesetzlichen Krankenkassen hat der Therapeut **zwei Möglichkeiten**:

- Er rechnet mit den einzelnen **Krankenkassen** selbst ab.
  Da die Krankenkassen bei nicht maschinenlesbaren Abrechnungen i.d.R. Abzüge vornehmen können, sollte sich der Therapeut eine spezielle **Abrechnungssoftware** anschaffen und mittels dieser maschinenlesbare Abrechnungen erstellen.

▶ Abrechnungsunternehmen kosten Geld

- Er sendet seine Rezepte an spezialisierte **Abrechnungsunternehmen**.
  Dieses Unternehmen nimmt dann die Abrechnung mit der jeweiligen Krankenkasse vor. Für seine Tätigkeit berechnet das Unternehmen eine Pauschale der Rechnungssumme. Der Therapeut schließt in diesem Fall mit der Abrechnungsstelle einen **Dienstleistungsvertrag**, in der auch die zu zahlende Pauschale (i.d.R. 1–2% der Rechnungssumme) vereinbart wird.

▶ Abrechnung nur mit ordnungsgemäßem Rezept

Voraussetzung ist in beiden Fällen ein **ordnungsgemäßes Rezept**. Fehlerhafte Rezepte können zu Problemen bei der Abrechnung und im schlechtesten Fall zur Nichtbezahlung erfolgter Behandlungen führen. Für jeden Heilmittelerbringer sehen die Rahmenempfehlungen zu § 125 SGB V **eigene Vordrucke** vor. (Lesen Sie bitte zur Abrechnung mit den gesetzlichen Krankenkassen ▶ Kap. 5.3.3. Welche Einzelheiten Sie in einer ärztlichen Verordnung überprüfen müssen, lesen Sie bitte ausführlich in ▶ Kap. 5.3.2.)

■ Verordnung von Physikalischer Therapie

Hier ist das **Formularmuster 13, blaue Farbe, DIN A5 hoch** vom Arzt zu ver- ▶ Formularmuster 13, blaue Farbe,
wenden. Die Verordnung ist ausschließlich auf diesem Vordruck möglich. Der   DIN A5
Vordruck muss vollständig ausgefüllt sein. Im Einzelnen gelten die in ▶ Übersicht 8.1 beschriebenen Vorgaben.

**Übersicht 8.1. Physikalische Therapie:
Formularmuster 13, blaueFarbe, DIN A5**

- Der Vordruck muss alle **Patientenangaben** (Name, Vorname, Geburtsdatum, Anschrift, zuständige Krankenkasse), Ausstellungsdatum, Anzahl der Verordnungen sowie Stempel und Unterschrift des Arztes enthalten.
- Die **verordneten Maßnahmen** sind eindeutig zu bezeichnen. Die Angabe einer Behandlungsfrequenz ist nicht erforderlich.
- **Therapieziele** sind nur dann anzugeben, wenn sie sich nicht aus der
  Diagnose und Leitsymptomatik erschließen.
- Im Heilmittelkatalog wurden Einzeldiagnosen zu Diagnosegruppen
  zusammengefasst. Eine **Verordnung von Maßnahmen** der Physikalischen Therapie liegt vor, wenn die Auswahl zwischen den im jeweiligen Abschnitt des Heilmittelkatalogs angegebenen Heilmitteln
  getroffen wird und die dort festgelegten Gesamtverordnungsmengen
  je Diagnosegruppe nicht überschritten werden. Nur solche Maßnahmen sind verordnungsfähig, die in den **Heilmittelrichtlinien** genannt
  werden.
- Liegt eine **Erstverordnung** vor, gilt jede weitere Verordnung zur Behandlung derselben Erkrankung als **Folgeverordnung**, auch wenn sich
  unter der Behandlung die Leitsymptomatik ändert und unterschiedliche Maßnahmen der Physikalischen Therapie zum Einsatz kommen.
  Beginnt ein neuer Regelfall, wird wieder eine Erstverordnung ausgestellt.
- Kann oder soll die Behandlung nicht innerhalb von 10 Tagen nach Ausstellung des Rezepts begonnen werden, muss das Feld **Behandlungsbeginn spätestens bis** … ausgefüllt sein.
- Neben dem Heilmittel **Manuelle Lymphdrainage** muss eine Minuten-
  angabe in Höhe von 30, 45 oder 60 Minuten stehen.
- Kann mit der nach Maßgabe des Heilmittelkatalogs bestimmten Gesamtverordnungsmenge im Regelfall die Behandlung nicht abgeschlossen werden, sind weitere Verordnungen möglich (= **Verordnung
  außerhalb des Regelfalls**). Solche Verordnungen (auch längerfristige
  Verordnungen) müssen besonders begründet werden, und es muss
  eine prognostische Einschätzung abgegeben werden.
- Der **Indikationsschlüssel** muss vollständig angegeben werden. Der Indikationsschlüssel setzt sich zusammen aus der Bezeichnung der Diagnosegruppe und dem Buchstaben der vorrangigen Leitsymptomatik
  im Katalog.

■ Verordnung von Maßnahmen der Stimm-, Sprech- und Sprachtherapie

Hier ist das **Formularmuster 14, blaue Farbe, DIN A4 hoch** vom Arzt zu ver- ▶ Formularmuster 14, blaue Farbe,
wenden. Die Verordnung ist ausschließlich auf diesem Vordruck möglich. Der   DIN A4
Vordruck muss vollständig ausgefüllt sein. Im Einzelnen gelten die in ▶ Übersicht 8.2 beschriebenen Vorgaben.

Übersicht 8.2. Logopädie: Formularmuster 14, blaue Farbe, DIN A4

- Der Vordruck muss alle **Patientenangaben** (Name, Vorname, Geburtsdatum, Anschrift, zuständige Krankenkasse), Ausstellungsdatum, Anzahl der Verordnungen sowie Stempel und Unterschrift des Arztes enthalten.
- Die **verordneten Maßnahmen** sind eindeutig zu bezeichnen. Die Angabe einer **Behandlungsfrequenz** ist erforderlich.
- **Therapieziele** sind nur dann anzugeben, wenn sie sich nicht aus der Diagnose und Leitsymptomatik erschließen.
- Im Heilmittelkatalog wurden Einzeldiagnosen zu Diagnosegruppen zusammengefasst. Eine **Verordnung von Maßnahmen** der Stimm-, Sprech- und Sprachtherapie liegt vor, wenn die Auswahl zwischen den im jeweiligen Abschnitt des Heilmittelkatalogs angegebenen Heilmitteln getroffen wird und die dort festgelegten Gesamtverordnungsmengen je Diagnosegruppe nicht überschritten werden. Nur solche Maßnahmen sind verordnungsfähig, die in den **Heilmittelrichtlinien** genannt werden.
- Liegt eine **Erstverordnung** vor, gilt jede weitere Verordnung zur Behandlung derselben Erkrankung als **Folgeverordnung**, auch wenn sich unter der Behandlung die Leitsymptomatik ändert und unterschiedliche Maßnahmen der Stimm-, Sprach- und Sprechtherapie zum Einsatz kommen. Beginnt ein neuer Regelfall, wird wieder eine Erstverordnung ausgestellt.
- Kann oder soll die Behandlung nicht innerhalb von 10 Tagen nach Ausstellung des Rezepts begonnen werden, muss das Feld **Behandlungsbeginn spätestens bis** … ausgefüllt sein.
- Das Feld **Therapiedauer pro Sitzung: … Minuten** muss nach Maßgabe des Heilmittelkatalogs in Abhängigkeit von der medizinischen Indikation (konkretes Störungsbild) sowie der jeweiligen Belastbarkeit des versicherten Patienten mit den jeweils erforderlichen Minutenangaben (30, 45 oder 60 Minuten) ausgefüllt sein.
- Kann mit der nach Maßgabe des Heilmittelkatalogs bestimmten Gesamtverordnungsmenge im Regelfall die Behandlung nicht abgeschlossen werden, sind weitere Verordnungen möglich (= **Verordnung außerhalb des Regelfalls**). Solche Verordnungen (auch längerfristige Verordnungen) müssen besonders begründet werden, und es muss eine prognostische Einschätzung abgegeben werden.
- Der **Indikationsschlüssel** muss vollständig angegeben werden. Der Indikationsschlüssel setzt sich zusammen aus der Bezeichnung der Diagnosegruppe und dem Buchstaben der vorrangigen Leitsymptomatik im Katalog.

■ **Verordnungen von Maßnahmen der Ergotherapie**

▶ Formularmuster 18, grüne Farbe, DIN A5 F

Hier ist das **Formularmuster 18, grüne Farbe, DIN A5 F hoch** vom Arzt zu verwenden. Die Verordnung ist ausschließlich auf diesem Vordruck möglich. Der Vordruck muss vollständig ausgefüllt sein. Im Einzelnen gelten die in ▶ Übersicht 8.3 beschriebenen Vorgaben.

Übersicht 8.3. Ergotherapie: Formularmuster 18, grüne Farbe, DIN A5 F

- Der Vordruck muss alle **Patientenangaben** (Name, Vorname, Geburtsdatum, Anschrift, zuständige Krankenkasse), Ausstellungsdatum, Anzahl der Verordnungen sowie Stempel und Unterschrift des Arztes enthalten.
- Die **verordneten Maßnahmen** sind eindeutig zu bezeichnen. Die Angabe einer **Behandlungsfrequenz** ist erforderlich.
- **Therapieziele** sind nur dann anzugeben, wenn sie sich nicht aus der Diagnose und Leitsymptomatik erschließen.
- Im Heilmittelkatalog wurden Einzeldiagnosen zu Diagnosegruppen zusammengefasst. Eine **Verordnung von Maßnahmen** der Ergotherapie liegt vor, wenn die Auswahl zwischen den im jeweiligen Abschnitt des Heilmittelkatalogs angegebenen Heilmitteln getroffen wird und die dort festgelegten Gesamtverordnungsmengen je Diagnosegruppe nicht überschritten werden. Nur solche Maßnahmen sind verordnungsfähig, die in den **Heilmittelrichtlinien** genannt werden.
- Liegt eine **Erstverordnung** vor, gilt jede weitere Verordnung zur Behandlung derselben Erkrankung als **Folgeverordnung**, auch wenn sich unter der Behandlung die Leitsymptomatik ändert und unterschiedliche Maßnahmen der Ergotherapie zum Einsatz kommen. Beginnt ein neuer Regelfall, wird wieder eine Erstverordnung ausgestellt.
- Kann oder soll die Behandlung nicht innerhalb von 14 Tagen nach Ausstellung des Rezepts begonnen werden, muss das Feld **Behandlungsbeginn spätestens bis** … ausgefüllt sein.
- Kann mit der nach Maßgabe des Heilmittelkatalogs bestimmten Gesamtverordnungsmenge im Regelfall die Behandlung nicht abgeschlossen werden, sind weitere Verordnungen möglich (= **Verordnung außerhalb des Regelfalls**). Solche Verordnungen müssen besonders begründet werden, und es muss eine prognostische Einschätzung abgegeben werden.
- Der **Indikationsschlüssel** muss vollständig angegeben werden. Der Indikationsschlüssel setzt sich zusammen aus der Bezeichnung der Diagnosegruppe und dem Buchstaben der vorrangigen Leitsymptomatik im Katalog.

Übersicht 8.4

Neben dem Vorhandensein des ordnungsgemäßen Rezepts müssen für eine ordnungsgemäße Abrechnung gegenüber der gesetzlichen Krankenkasse bei jedem Heilmittelerbringer noch folgende **Bedingungen** erfüllt sein:

- Die Behandlung hat innerhalb der **zulässigen Frist** nach Ausstellung der ärztlichen Verordnung zu beginnen.
- Die Behandlungen aufgrund dieses Rezepts dürfen nicht länger als **14 Tage** unterbrochen worden sein. Eine längere **Unterbrechung** als 14 Tage kann ausnahmsweise **zulässig** sein bei
  - therapeutisch indizierter Unterbrechung der Behandlung in Abstimmung mit dem behandelten Arzt,

▼

▶ Unterbrechung nur ausnahmsweise erlaubt

- Krankheit oder Urlaub des Patienten,
- Krankheit oder Urlaub des Therapeuten.

Die Details sind in den Rahmenverträgen geregelt und regional unterschiedlich

- Der Patient hat jede erfolgte Behandlung mit seiner Unterschrift zu bestätigen.
- Der behandelnde Therapeut hat das Rezept auf der Rückseite zu unterschreiben.
- IK-Nummer, Zuzahlung und Position des Heilmittels wurden auf dem Rezept eingetragen.

8.4.2 Abrechnung mit gesetzlichen Unfallversicherungsträgern

In der gesetzlichen Unfallversicherung Versicherte haben nach § **30 SGB VII** Anspruch auf Heilmittel.

[§ 30 SGB VII Heilmittel]

Heilmittel sind alle ärztlich verordneten Dienstleistungen, die einem Heilzweck dienen oder einen Heilerfolg sichern und nur von entsprechend ausgebildeten Personen erbracht werden dürfen. Hierzu gehören insbesondere Maßnahmen der Physikalischen Therapie sowie der Sprach- und Beschäftigungstherapie.

Nach § 34 Absatz 8 SGB VII werden die Beziehungen zwischen den Trägern der Gesetzlichen Unfallversicherung und Heilmittelerbringern durch Verträge geregelt. Vergütung von einem Träger der gesetzlichen Unfallversicherung kann der Therapeut unter folgenden **Voraussetzungen** verlangen:

- Der behandelnde Therapeut hat eine **Zulassung** zur Behandlung von Patienten der Unfallversicherung (BG-Zulassung).
- Das Rezept wurde von einem **Durchgangsarzt**, H-Arzt oder behandelnden Arzt bei Berufskrankheiten ausgestellt.
- Die Behandlung wurde **innerhalb einer Woche** nach Ausstellung des Rezepts begonnen.
- Die Verordnung erfolgte auf dem für die gesetzliche Unfallversicherung vorgesehenen **Verordnungsblatt**.
- Der Therapeut hat die in der ärztlichen Verordnung enthaltenen **Vorgaben**, besonders zu Beginn der Behandlung, den angegebenen Zeitabständen, Dosierung und Dauer eingehalten.

▶ Leistungs- und Gebührenverzeichnis für die Unfallversicherungen bestimmen die Preise

Die Vergütung des Therapeuten richtet sich nach dem Leistungs- und Gebührenverzeichnis für die Unfallversicherungen. Die dort angegebenen Gebühren beziehen sich auf **Zeitintervalle**. Der Therapeut kann grundsätzlich nur die im Leistungs- und Gebührenverzeichnis angegebenen Zeitintervalle abrechnen. Andere, darüber hinausgehende Zeitintervalle können nur dann abgerechnet werden, wenn sie vom Arzt unter Angabe der Leistungsziffer und Anzahl der Zeitintervalle sowie einer Begründung hierfür verordnet wurden.

8.4.3 Abrechnung mit Privatpatienten

Mit einem Privatpatienten rechnet der Therapeut grundsätzlich selbst ab (lesen Sie hierzu bitte ▶ Kap. 11, besonders ▶ Kap. 11.4).

8.5 Zahlungsverzug

Wenn nur ein Patient mal nicht oder verspätet zahlt, ist das nicht so schlimm. Mehrere säumige Patienten – besonders Privatpatienten oder Kunden freier Leistungsgebote – können unter Umständen aber das finanzielle Fundament der Praxis ins Wanken bringen. Derartige Folgen lassen sich nur vermeiden, wenn **säumige Zahler** konsequent gemahnt werden.

Die **Pflicht des Patienten zur Zahlung** ergibt sich aus dem **Behandlungsvertrag**. Bei Privatpatienten erstreckt sich diese Pflicht auf den vollen Rechnungsbetrag, bei gesetzlich Versicherten auf die Zuzahlungen (lesen Sie hierzu auch das folgende ▶ Kap. 8.6).

▶ Patient muss zuzahlen

■ Rechnung

Voraussetzung einer Zahlungspflicht auf Seiten des Patienten ist eine **ordnungsgemäße Rechnung**. Für den Patienten muss aus der Rechnung nachvollziehbar sein, wann welche Behandlungen zu welchem Preis erbracht worden sind. Daneben ist die Rechnung nur ordnungsgemäß, wenn sie an den richtigen Empfänger adressiert ist. Grundsätzlich ist das **Honorar** mit Zugang der ordnungsgemäßen Rechnung fällig und vom Patienten zu bezahlen. Weil dies vielleicht den Patienten nicht bewusst ist, ist zu empfehlen, ein **konkretes Datum** in der Rechnung anzugeben, bis zu dem der geforderte Betrag auf dem Konto eingegangen sein soll.

▶ Rechnung muss ordnungsgemäß sein

■ Mahnung

Zahlt der Patient bis zum angegebenen Datum oder – falls in der Rechnung kein Zahlungsdatum angegeben wurde – **nicht** innerhalb einer angemessenen Zeit, dann sollte wie folgt vorgegangen werden:

▶ Zahlungsdatum angeben

■ ■ Schreiben einer Mahnung

Dies ist rechtlich nicht erforderlich, wenn in der Rechnung ein Datum für die Zahlung enthalten war. Trotzdem sollten Sie mit einer **Mahnung** dem Patienten noch eine zweite Chance zur Zahlung geben. In der Mahnung sollte erneut eine **Fristsetzung** zur Zahlung enthalten sein.

▶ Mahnung als zweite Zahlungschance

■ ■ Berechnen von Verzugszinsen

Der Patient kommt in **Verzug**:
- durch Mahnung, wenn in der Rechnung kein Zahlungsdatum stand,
- ohne Mahnung, wenn in der Rechnung ein Zahlungsdatum stand und dieses ohne Zahlung verstrichen ist,
- ohne Mahnung, wenn er nicht innerhalb von 30 Tagen nach Fälligkeit und Zugang einer Rechnung oder gleichwertiger Zahlungsaufstellung Zahlung leistet.

▶ Verzug auch nach Mahnung

Diese Folge tritt allerdings nur ein, wenn der Patient in der Rechnung mit einer entsprechenden **Formulierung** auf diese Folge hingewiesen wurde.

> **Muster: Hinweise auf der Rechnung zum Verzug und dessen Folgen**
>
> Die Rechnung ist fällig und zahlbar bis … . Bitte überweisen Sie den angegebenen Betrag bis zu diesem Termin auf das Konto, Nr.: 000000000 bei der Musterbank (BLZ 000 000 00). Nach § 286 Absatz 3 BGB kommt der Schuldner einer Entgeltforderung in Verzug, wenn er nicht innerhalb von 30 Tagen nach Fälligkeit und Zugang einer Rechnung leistet. Verzug hat zur Folge, dass Sie Verzugszinsen zu zahlen haben. Der gesetzliche Verzugszinssatz beträgt bei Verbrauchern 5% über dem gesetzlichen Basiszinssatz, bei Nichtverbrauchern 8% über dem gesetzlichen Basiszins.

▶ Verzugszins mindestens gesetzlicher Basiszinssatz

Der **gesetzliche Basiszinssatz** ist in § 247 BGB geregelt. Der gesetzliche Basiszinssatz wird immer zum 01.01. und 01.07. angepasst.

> **Praxistipp**
>
> Den **aktuellen Basiszinssatz** finden Sie im Internet unter http://www.bundesbank.de direkt auf der Startseite.

■ Gerichtliches Mahnverfahren

▶ Gerichtliches Mahnverfahren ist kostengünstig

Zahlt der Patient auch auf die Mahnung nicht und hat sich auch nicht gemeldet, um z.B. Ratenzahlungen zu vereinbaren, sollte man so schnell wie möglich ein **gerichtliches Mahnverfahren** einleiten, um seine Ansprüche zu sichern. Die **Gerichtskosten** des gerichtlichen Mahnverfahrens sind vom Antragsteller zunächst vorzustrecken, werden dann aber Bestandteil der Forderung, so dass sie im Ergebnis vom Patienten zu tragen sind.

> ❯ Das **gerichtliche Mahnverfahren** ist ein standardisiertes, ausschließlich mittels Vordrucken durchgeführtes Verfahren, das der **schnellen Beitreibung** einer Forderung dient. Neben Schuldner und Gläubiger der Forderung sind nur die Rechtsgrundlage der Forderung, deren Höhe, zustehende Zinsen sowie sonstige Mahnkosten anzugeben. Weitere Ausführungen sind nicht zu machen.

▶ Automatisiertes Mahnbescheidverfahren jetzt Standard

Mittlerweile hat das **automatisierte Mahnbescheidverfahren** das herkömmliche Mahnbescheidverfahren, bei dem man sich einen Vordruck im Geschäft kaufen und zu Hause ausfüllen konnte, abgelöst. Die Beantragung eines Mahnbescheids erfolgt jetzt, indem man im **Internet** das Formular ausfüllt, es ausdruckt und an das zuständige Mahngericht sendet.

▶ Gerichtsvollzieher treibt Geld ein

Zahlt der Patient auch nach Zustellung des Mahnbescheids nicht, ist ein **Vollstreckungsbescheid** zu beantragen. Mit diesem kann dann ein **Gerichtsvollzieher** beauftragt werden, das dem Therapeuten zustehende Geld beim Patienten einzutreiben.

Der Therapeut kann seine Forderung auch – von Anfang an – durch einen **Rechtsanwalt** beitreiben lassen. Die Kosten hierfür hat der Schuldner, also der Patient, zu zahlen. Der Antragsteller – also der Therapeut – muss die Gerichts- und Anwaltskosten für die gerichtliche Beitreibung der Forderung nur dann selbst tragen, wenn der Patient zahlungsunfähig ist.

▶ Patient kann Widerspruch einlegen

Der Patient kann gegen den ihm zugestellten Mahnbescheid **Widerspruch**, gegen den zugestellten Vollstreckungsbescheid **Einspruch** einlegen. Widerspruch und Einspruch können sich gegen den Anspruch insgesamt, aber auch nur gegen Teile davon richten. In beiden Fällen wird der Fall dann vom Mahngericht an das örtlich zuständige **Zivilgericht** abgegeben. Dieses klärt dann den Fall im Rahmen des Klageverfahrens.

Spätestens jetzt ist die Einschaltung eines **Rechtsanwalts** zu empfehlen, weil prozessuale Regeln im Klageverfahren zu beachten sind. Sollte die Forderung des Therapeuten höher als 5.000 € sein, kommt der Fall zu einem **Landgericht**, vor dem sich der Kläger – also der Therapeut – nur durch einen **Rechtsanwalt** vertreten lassen kann. Aber auch wenn der Fall wegen eines Streitwerts unter 5.000 € vor einem **Amtsgericht** verhandelt wird, vor dem sich der Therapeut grundsätzlich auch selbst vertreten könnte, sollte er besser einen Rechtsanwalt einschalten.

▶ Rechtsanwalt zwingend beim Landgericht

■ Gerichtliches Klageverfahren

Im Gegensatz zum Mahnverfahren ist das Klageverfahren **nicht standardisiert**, es wird nicht mittels amtlichen Vordrucken durchgeführt. Kläger und Beklagter bringen ihre Argumente mittels **individueller**, auf den konkreten Fall bezogener **Schriftsätze** vor. Entschieden wird nach Prüfung aller Argumente, nach Durchführung einer mündlichen Verhandlung und ggf. nach Durchführung einer Beweisaufnahme durch den Richter mittels Urteil.

▶ Schriftsätze müssen Formalien einhalten

Im Klageverfahren muss der Therapeut seine Forderung genau beziffern, begründen, und für den Fall, dass der Patient Einwände erhebt, auch unter Beweis stellen. Für das Klageverfahren gelten spezielle **Prozessvorschriften**. Daher ist die Vertretung durch einen **Anwalt** auch im Verfahren vor einem Amtsgericht zu empfehlen, damit nicht allein durch Fehler in der Prozessführung der Anspruch gefährdet wird. Wird der Prozess vor einem Landgericht geführt, weil die Forderung höher als 5.000 € ist, besteht **Anwaltszwang**.

8.6 Zuzahlung

Bei gesetzlich krankenversicherten Patienten beschränkt sich die Zahlungspflicht auf die gesetzlich geregelte **Zuzahlung** (▶ Kap. 5.2 und 5.3.3). Dem in der GKV versicherten Patienten steht auch eine **Rechnung** über die von ihm zu leistenden Zuzahlungen zu. Zahlt er diese Rechnung nicht, kann gegen ihn grundsätzlich genauso vorgegangen werden wie gegen einen Privatpatienten (lesen Sie hierzu ▶ Kap. 8.5). Wurde der Patient gemahnt und zahlt gleichwohl nicht, geht nach § 43b SGB V das **Inkassorisiko** auf die zuständige Krankenkasse über. Diese kümmert sich um die Durchsetzung der Zuzahlung auf dem Verwaltungsrechtsweg. Der Praxisinhaber muss die Zuzahlung also nur beim Patienten anmahnen, aber nicht einklagen.

9 Praxisgründung

»Kleine Gelegenheiten sind häufig der Anfang großer Unternehmen.«
(Demosthenes [384–322 v.Chr], athenischer Politiker und Redner)

9.1   Allgemeines

Wer als Selbständiger erfolgreich tätig sein will, benötigt nicht nur die fachlichen Voraussetzungen hierfür. Er muss darüber hinaus auch der **Typ Mensch** sein, der sich in einer selbstständigen Tätigkeit mit all ihren Vor- und Nachteilen wohl fühlt. Vor- und Nachteile einer selbstständigen Tätigkeit sind in ▶ Übersicht 9.1 dargestellt.

Übersicht 9.1. Vor- und Nachteile einer selbstständigen Tätigkeit in eigener Praxis

Vorteile
- Sie sind Ihr eigener Chef.
- Sie können alles alleine entscheiden.
- Sie können sich Ihre Arbeitszeit frei einteilen.
- Sie können die Höhe Ihrer Einnahmen durch Ausweitung Ihrer Tätigkeit steigern.
- Je mehr Sie arbeiten, umso höher sind Ihre Einnahmen.

Nachteile
- Sie haben keine regelmäßigen Einnahmen.
- Sie tragen alleine das Risiko des wirtschaftlichen Erfolgs der Praxis.
- Krankheit und Urlaub führen zu Einnahmeausfall.
- Sie müssen zahlreiche gesetzliche Vorschriften kennen und beachten, z.B. im Bereich des Werberechts, des Steuerrechts usw.
- Sie müssen selbst dafür Sorge tragen, dass die Patienten Ihre Praxis aufsuchen und Sie Arbeit haben.

▶ Finanzielle Unsicherheit zumindest in der Anfangsphase

Der vermeintlichen großen Freiheit als Selbständiger stehen im Alltag viele Pflichten und in der Regel eine überdurchschnittliche Arbeitszeit gegenüber. Bei **Neugründung einer Praxis** kommt dann noch die finanzielle Unsicherheit zumindest in der Anfangsphase dazu. Wer sich als Heilmittelbringer selbstständig machen und **Erfolg** haben will, sollte sich
- die Chancen und Risiken einer Selbstständigkeit deutlich vor Augen führen,
- selbst gegenüber ehrlich sein und sich fragen, ob er wirklich ein Unternehmertyp oder doch eher ein Arbeitnehmertyp ist,
- vor Gründung einer Praxis umfassend informieren, was auf ihn zukommt,
- fragen, ob und wie die Finanzierung in der Anfangsphase geregelt werden kann, und von welchen Geldern er in dieser Zeit leben wird.

Nur wer sich **sicher** ist, die **Selbstständigkeit wagen** zu wollen und in dieser erfolgreich sein zu werden, sollte diesen Schritt gehen. Denn alles andere kann unter Umständen teuer zu stehen kommen, weil z.B. bei Aufgabe der Selbstständigkeit nach ein oder zwei Jahren wegen der Rückkehr in ein Arbeitsverhältnis die zur Finanzierung eingesetzten Darlehen weiter abgezahlt werden müssen. Daher sollte man zunächst anhand von **Fragen** für sich selbst prüfen, ob die **persönliche Situation** den Aufbau einer eigenen Praxis erlaubt:

▶ Unternehmertyp für Selbstständigkeit geeignet

- Bin ich ein Unternehmertyp?
- Habe ich nicht nur die für meinen Beruf notwendigen Fachkenntnisse, sondern auch die Kenntnisse, um eine eigene Praxis zum Erfolg zu führen?
- Stimmen meine finanziellen Voraussetzungen?
- Habe ich die Unterstützung meiner Familie für meine Pläne?

Persönlicher Test: Bin ich ein Unternehmertyp?

1. Motivation

Ich habe Lust, in einer eigenen Praxis zu arbeiten. ☐ ja ☐ nein

Die Entscheidung fällt aus einer Notsituation heraus. ☐ ja ☐ nein

Ich würde lieber in einer festen Anstellung arbeiten. ☐ ja ☐ nein

Ich habe den Ehrgeiz, die Praxis schnell zu wirtschaftlichem Erfolg zu führen. ☐ ja ☐ nein

Ich kann mir ständig neue Ziele setzen. ☐ ja ☐ nein

Ich kann diese Ziele ohne Druck durch andere verfolgen. ☐ ja ☐ nein

2. Selbstmanagement

Ich kann mich selbst immer wieder zum Arbeiten motivieren. ☐ ja ☐ nein

Ich kann diszipliniert ohne Druck durch andere arbeiten. ☐ ja ☐ nein

Ich kann mich trotz Ablenkungen auf eine Sache konzentrieren. ☐ ja ☐ nein

Ich kann unangenehme Dinge ohne Druck durch andere zügig in Angriff nehmen. ☐ ja ☐ nein

Ich kann meine Zeit gut einteilen. ☐ ja ☐ nein

Ich kann mich selbst gut organisieren. ☐ ja ☐ nein

3. Selbstbewusstsein

Ich kann leicht auf Menschen zugehen. ☐ ja ☐ nein

Ich kann meine Interessen auch gegen Widerstände durchsetzen. ☐ ja ☐ nein

Ich kann auch Nein sagen. ☐ ja ☐ nein

Ich kann Wichtiges von Unwichtigem unterscheiden. ☐ ja ☐ nein

Ich kann andere um Rat fragen und Rat annehmen. ☐ ja ☐ nein

4. Verantwortung

Ich will die Verantwortung für meine berufliche Entwicklung übernehmen. ☐ ja ☐ nein

Ich bin bereit, Verantwortung für meine wirtschaftliche Existenz zu übernehmen. ☐ ja ☐ nein

Ich bin bereit, auch Verantwortung für Mitarbeiter zu übernehmen. ☐ ja ☐ nein

Ich setze mir realistische Ziele. ☐ ja ☐ nein

Ich setze meine Ziele zeitnah um. ☐ ja ☐ nein

5. Zeitliche Belastbarkeit

Ich bin bereit, erheblich länger zu arbeiten als ein angestellter Therapeut. ☐ ja ☐ nein

Ich kann Zeitdruck aushalten. ☐ ja ☐ nein

Ich bin überdurchschnittlicher zeitlicher Belastung gewachsen. ☐ ja ☐ nein

Ich kann auch mit wechselnden zeitlichen Belastungen umgehen. ☐ ja ☐ nein

6. Psychische Belastbarkeit

Ich kann auch unter Zeitdruck Entscheidungen treffen. ☐ ja ☐ nein

Ich kann spontane Entscheidungen treffen. ☐ ja ☐ nein

Ich kann eine lange Durststrecke durchstehen. ☐ ja ☐ nein

Ich kann ruhig schlafen, wenn ich an mögliche Unsicherheiten meiner unternehmerischen Existenz denke. ☐ ja ☐ nein

Ich löse wichtige Problem sofort. ☐ ja ☐ nein

▼

7. Familiäres Umfeld

Meine Familie unterstützt meine Pläne der Selbstständigkeit. ☐ ja ☐ nein

Meine Familie ist bereit, mich tatkräftig zu unterstützen. ☐ ja ☐ nein

Meine Familie ist bereit, mich im privaten Umfeld zu entlasten, wenn es die berufliche Tätigkeit erfordert. ☐ ja ☐ nein

Meine Familie ist bereit, sich einzuschränken, wenn die Einnahmen nicht so sind wie erwartet. ☐ ja ☐ nein

8. Finanzen

Ich kann eine längere Zeit finanziell überbrücken. ☐ ja ☐ nein

Ich kann auch bei finanziellen Problemen noch gut schlafen. ☐ ja ☐ nein

Ich kann gut verhandeln, z.B. über Einkaufspreise. ☐ ja ☐ nein

Ich kann gut mit Geld umgehen. ☐ ja ☐ nein

Ich habe einen Finanzplan. ☐ ja ☐ nein

9. Umgang mit Patienten

Ich kann gut mit Menschen umgehen. ☐ ja ☐ nein

Ich kann auf Menschen zugehen. ☐ ja ☐ nein

Ich kann mit persönlichen Niederlagen umgehen. ☐ ja ☐ nein

Ich kann Kritik an meiner Arbeit vertragen. ☐ ja ☐ nein

Ich bin bereit, um jeden Patienten zu werben. ☐ ja ☐ nein

10. Kreativität

Ich bin ein kreativer Mensch, der stets neue Ideen hat. ☐ ja ☐ nein

Ich suche gerne neue Lösungen. ☐ ja ☐ nein

Ich habe viele Ideen, die ich gerne umsetzen möchte. ☐ ja ☐ nein

ich kann Mitarbeiter mit meinen Ideen begeistern. ☐ ja ☐ nein

Je mehr der obigen Fragen Sie mit »Ja« beantworten können, desto eher sind Sie ein Unternehmertyp. Gelegentliche Antworten mit »Nein« sind normal. Trotzdem sollten Sie genau prüfen, welche Punkte Sie mit »Nein« beantwortet haben und hinterfragen, wie wichtig Ihnen diese Punkte sind. Haben Sie die meisten Aussagen mit »Nein« beantwortet, sollten Sie Ihre Entscheidung zur Selbstständigkeit nochmals überdenken.

Eine der wichtigsten **Voraussetzungen** für eine erfolgreiche Existenz als Heilmittelerbringer ist die Fähigkeit des Therapeuten, **mit Patienten umzugehen**:

- Der Therapeut muss potentielle Patienten für sein Angebot gewinnen.
- Er muss die Patienten von seinem Angebot überzeugen, z.B. indem er konkrete Behandlungsvorschläge macht und diese auch erläutert.
- Der Therapeut muss unzufriedene Patienten diplomatisch behandeln, um sie trotz möglicherweise berechtigter Kritik nicht zu verlieren.
- Der Therapeut muss auf den Patienten eingehen können. Jeder Patient ist anders und erwartet eine andere Ansprache.

Die selbstständige Existenz als Heilmittelerbringer wird für denjenigen Therapeuten erfolgreich sein, der besonders gut mit Menschen umgehen kann.

9.2   Einführung

In den letzten Jahren haben sich viele Physiotherapeuten, Logopäden und Ergotherapeuten selbstständig gemacht. Patienten finden fast überall eine Praxis in erreichbarer Nähe. Dies schließt die Neugründung einer Praxis nicht aus, erfordert aber als **ersten Schritt** vom Existenzgründer, dass dieser sich über mögliche **Konkurrenz** und deren Leistungsangebot einen Überblick verschafft (▶ Übersicht 9.2).

▶ Prüfen Sie Konkurrenz und deren Leistungsangebot

> **Übersicht 9.2. Checkliste: Prüfen der Konkurrenzsituation**
>
> - Wieviele Praxen gibt es in der Stadt/Region, in der ich mich selbstständig machen möchte?
> - Welche Leistungen bieten diese an?
> - Weiß ich, welche Leistungen derzeit sehr häufig nachgefragt werden?
> - Welche Leistungen will ich anbieten?
> - Kann ich, wenn sich meine Leistungen mit denen der Konkurrenz überschneiden, besser sein?
> - Wie kann ich Patienten motivieren, zur Behandlung in meine Praxis zu kommen?

Praxistipp

Die erforderlichen Informationen über die Mitwerber sind z.B. herauszufinden über die im **Internet** zahlreich zur Verfügungen stehenden Branchen- und Auskunftsverzeichnisse oder über die in Papierform jährlich erscheinenden **Gelben Seiten**. Die Berufsverbände bieten Existenzgründerseminare an, die weitere Anregungen und Hinweise geben können.

9.3   Finanzierung und Kosten

Jede **Praxisgründung** kostet Geld. Auch wenn Heilmittelerbringer ihre Praxis nicht mit so teuren Geräten ausstatten müssen wie z.B. ein Arzt, müssen sie bei einer Existenzgründung ausreichend **finanzielle Mittel** zur Verfügung haben, um

- die Praxisräume auszustatten,
- die Kosten der Praxis zu bezahlen, selbst dann, wenn noch keine Einnahmen fließen sollten,
- den eigenen Lebensunterhalt in den Monaten zu sichern, in denen die Einnahmen hierfür noch nicht ausreichen.

Kosten

Bevor man sich die Frage stellt, woher man das notwendige Geld bekommen kann, sollte man sich eine Aufstellung machen, mit welchen Kosten konkret zu rechnen ist. Jeder Therapeut sollte dabei von realistischen Zahlen ausgehen und Puffer einbauen. Die Kosten für eine Praxisneugründung in gemieteten Räumen lassen sich z.B. mittels einer Übersicht zusammenstellen.

▶ Kosten für eine Praxisneugründung realistisch kalkulieren

9

Muster: Ermittlung der zu erwartenden Kosten
bei Praxisneugründung

▬ Raummiete	monatlich	... €
▬ Kaution für gemietete Räume	einmalig	... €
▬ Renovierungskosten	einmalig	... €
▬ Mietnebenkosten:		
– Strom	monatlich	... €
– Wasser	monatlich	... €
– Heizung	monatlich	... €
– Telefon	monatlich	... €
▬ Versicherungen	monatlich	... €
▬ Berufsgenossenschaft	monatlich	... €
▬ Ausstattung der Praxisräume	einmalig	... €
▬ Therapiegeräte	einmalig	... €
▬ Ausstattung des Aufenthaltsraums	einmalig	... €
▬ Ausstattung des Empfangs	einmalig	... €
▬ Sonstige Einrichtungsgegenstände	einmalig	... €
▬ Büroausstattung		
(Telefon, PC, Drucker, Lampen u.a.)	einmalig	... €
▬ Büro- und sonstiges Material		
(Papier, Seife, Handtücher u.a.)	einmalig	... €
danach	monatlich	... €
▬ Sonstige Betriebsmittel	monatlich	... €
▬ Kosten für Werbung		
(Logo, Praxisschild, Flyer, Visitenkarten)	einmalig	... €
danach	monatlich	... €
▬ Gründungskosten	einmalig	... €
▬ Personalkosten	monatlich	... €
▬ Reserve zur Sicherung des eigenen		
Lebensbedarfs	monatlich	... €

Erst wenn die zu erwartenden Kosten zusammengestellt sind, weiß man, wieviel Geld man aufbringen und ggf. finanzieren muss.

▪ Finanzierungsmöglichkeiten

In ▶ Übersicht 9.3 sind Finanzierungsmöglichkeiten zusammengefasst.

Übersicht 9.3. Finanzierungsmöglichkeiten

- ▬ Eigenkapital
- ▬ Kapital der Familie
- ▬ Kapital von Freunden
- ▬ Fremdkapital

▪▪ Eigenkapital

▶ Eigenkapital ist immer günstig

Eigenkapital ist die **beste Finanzierungsmöglichkeit**, weil das Geld kostenlos und zeitlich unbefristet zur Verfügung steht. Trotzdem kann es sinnvoll sein, nicht sein ganzes Eigenkapital für die Existenzgründung einzusetzen. Es kann auch zur Sicherung des eigenen Lebensbedarfs verwendet werden.

■ ■ **Kapital der Familie**

Kapital der Familie ist in der Regel preiswerter als Fremdgeld und wird meistens unbefristet zur Verfügung gestellt. Sicherheiten werden selten verlangt. Sofern das Geld als Darlehen gegeben wird, sollte in beiderseitigem Interesse und zur Vermeidung von Unstimmigkeiten ein **schriftlicher Darlehensvertrag** geschlossen werden.

■ ■ **Kapital von Freunden**

Kapital von Freunden ist in der Regel auch preiswerter als Fremdgeld von Banken. Es wird in der Regel auf der Basis eines Darlehensvertrags als **verzinsliches Darlehen** vergeben und nur befristet zur Verfügung gestellt. Unter Umständen müssen auch Sicherheiten gestellt werden.

■ ■ **Fremdkapital von Banken oder anderen Institutionen**

Banken verleihen Geld gegen Zahlung von Zinsen, verlangen Sicherheiten und vergeben das Geld zeitlich befristet. Fremdkapital kann auch über Fördermittel erreicht werden (lesen Sie hierzu bitte ▶ Kap. 9.4).

▶ Fremdkapital

> **Praxistipp**
>
> Die verschiedenen Finanzierungsmöglichkeiten lassen sich **beliebig** miteinander kombinieren. Auch der Existenzgründer, der über ausreichend Eigenkapital verfügt, sollte über Fremdfinanzierung nachdenken.

Beispiel

Alexander Preis will eine Praxis als Logopäde eröffnen. Er rechnet mit einmaligen Kosten von 30.000 € und laufenden monatlichen Kosten von rund 4.000 €. Er hat Ersparnisse von 50.000 €.

→ Preis kann mit seinem **Eigenkapital** die einmaligen Kosten vollständig und die monatlichen Kosten für 4 Monate finanzieren. Danach ist sein Eigenkapital aufgezehrt, und er muss dann von seinen Einnahmen aus der Praxis leben.

→ Preis kann die einmaligen Kosten mittels eines **Bankdarlehens** finanzieren. Die laufenden Kosten kann er aus seinem Eigenkapital zahlen.

→ Preis kann die gesamten einmaligen Kosten und z.B. die laufenden Kosten für ein halbes Jahr **fremd finanzieren** und sein **Eigenkapital als Sicherheit** anbieten.

Welche Variante für den Existenzgründer am sinnvollsten ist, hängt immer von den konkreten Umständen des Einzelfalls ab.

■ **Kreditarten**

Je nach Höhe und Zweck des benötigten Kredits kommen unterschiedliche **Finanzierungsarten** in Betracht. Die wichtigsten Finanzierungsarten werden nachfolgend kurz vorgestellt.

■ ■ **Kontokorrentkredit**

Ein Kontokorrentkredit ist ein **kurzfristiger Bankkredit**, bei dem die Bank dem Kontoinhaber eines Girokontos eine Kreditlinie einräumt, bis zu der das Konto belastet werden kann. Ein Kontokorrentkredit dient der Sicherung der Zahlungsfähigkeit, z.B. bei Spitzenbelastungen oder vorübergehenden Zahlungsengpässen.

▶ Kurzfristiger Bankkredit als Kontokorrent

▪▪ Langfristige Darlehen

Langfristige Darlehen dienen der Finanzierung größerer Beträge. In der Regel müssen Sicherheiten dafür gestellt werden. Es gibt bei langfristigen Darlehen grundsätzlich verschiedene **Möglichkeiten der Tilgung.**

▪▪ Ratendarlehen

▶ Ratendarlehen

Die Tilgung des Darlehens erfolgt in **gleich bleibenden Raten**. Die Tilgungsrate bleibt während der Laufzeit des Darlehens unverändert. Der Darlehensbetrag nimmt durch die Tilgungsraten ab. Dadurch sinkt auch die Zinsbelastung.

▪▪ Gesamtfälliges Darlehen

▶ Gesamtfälliges Darlehen

Die Rückzahlung des Darlehens erfolgt in einem Betrag am Ende der vereinbarten Laufzeit. Während der Laufzeit des Darlehens sind **nur die Zinsen** zu zahlen.

▪▪ Annuitätendarlehen

▶ Annuitätendarlehen

Während der Laufzeit sind **gleich bleibende Beträge** zu zahlen. Die Höhe des Betrags setzt sich zusammen aus Zins und Tilgung. Zu Beginn der Zahlungen entfällt ein hoher Prozentsatz auf den Zinsanteil. Dieser Anteil geht mit abnehmendem Darlehensbetrag zurück. Der Tilgungsanteil wird entsprechend größer.

▪▪ Tilgungsaussetzungsdarlehen

▶ Tilgungsaussetzungsdarlehen

In Höhe des Darlehens schließt der Darlehensnehmer eine **Lebensversicherung** ab, die regelmäßig mit Beiträgen bedient wird. Auf das Darlehen selbst werden keine Raten gezahlt, sondern nur die Beiträge für die Lebensversicherung. Das Darlehen wird mit der Lebensversicherungssumme getilgt, sobald diese abgelaufen und fällig ist.

▪ Sicherung von Krediten

▶ Sicherheiten

Die Banken und Kreditinstitute sichern sich gegen den Ausfall des Darlehens in den meisten Fällen ab, indem sie vom Darlehensnehmer Sicherheiten verlangen. Nur beim Kontokorrentkredit wird in der Regel keine Sicherheit verlangt. Ohne Sicherheiten kann es für den Existenzgründer schwierig werden, ein Darlehen aufzunehmen. Die wichtigsten Sicherungsmittel sind nachfolgend beschrieben.

▪▪ Sicherungsübereignung

▶ Sicherungsübereignung

Der Darlehensnehmer übereignet dem Darlehensgeber einen **Gegenstand** zur Absicherung des Darlehens. Der Darlehensgeber überlässt diesen Gegenstand jedoch zur Nutzung dem Darlehensnehmer.

Beispiel

Sabine Schneider benötigt für ihre Tätigkeit einen Pkw, damit sie auch Hausbesuche machen kann. Sie will den **Kauf des Pkw** über eine Bank finanzieren. Als Sicherheit bietet sie den Pkw an.

→ Der Pkw wird sicherungsübereignet. Die Bank wird damit Eigentümer des Pkw, auch wenn Sabine Schneider im Kfz-Brief als Eigentümerin aufgeführt ist. Weil die Bank durch die **Sicherungsübereignung** Eigentümer wird, muss Sabine Schneider den Kfz-Brief an die Bank aushändigen. Wegen des Eigentumsübergangs kann Sabine Schneider den Pkw weder verkaufen noch verschenken oder vermieten. Sabine Schneider darf aber den Pkw in vollem Umfang nutzen und kann damit ihre Hausbesuche machen. Mit der letzten Darlehensrate wird Sabine Schneider wieder Eigentümerin des Pkw, kann Herausgabe des Kfz-Briefs verlangen und dann mit dem Pkw machen, was sie will.

■■ Grundschuld

Mit einer Grundschuld wird dem Darlehensgeber das **Recht** eingeräumt, aus dem mit der Grundschuld belasteten Grundstück die Zahlung eines bestimmten Geldbetrags zu fordern, und falls dieser nicht bezahlt wird, das Grundstück im Wege der Zwangsversteigerung zu verwerten. Eine Grundschuld wird in das Grundbuch eingetragen. Wird das Grundstück verkauft, führt dies nicht automatisch zur Löschung der Grundschuld. Deswegen muss beim Verkauf über das Schicksal der Grundschuld eine Vereinbarung getroffen werden.

▶ Grundschuld

Beispiel

Hans Wiener möchte ein Darlehen von 100.000 €. Als Sicherheit bietet er eine Grundschuld auf sein Privatwohnhaus an. Die Bank akzeptiert dies. Die Grundschuld wird in das Grundbuch eingetragen. Fünf Jahre nach Darlehensaufnahme will Wiener sein Haus verkaufen. Das Darlehen ist nicht voll getilgt.

→ Wiener kann mit seiner Bank vereinbaren, dass das **Restdarlehen** aus dem Kaufpreis für das Haus getilgt wird und die Bank nach Erhalt des Betrags der **Löschung der Grundschuld** zustimmt. Eine entsprechende Vereinbarung muss dann auch im Notarvertrag zwischen Wiener und dem Käufer seines Hauses enthalten sein.

■■ Bürgschaft

Mit einer Bürgschaft verpflichtet sich der Bürge, für die Schulden des Darlehensnehmers mit seinem eigenen Vermögen zu haften. Der Bürge haftet mit seinem gesamten Einkommen und Vermögen. Der Darlehensgeber kann den Bürgen in Anspruch nehmen, wenn der Darlehensnehmer seinen Verpflichtungen nicht nachkommt. Wegen der **umfassenden Haftung** und weil der Bürge in der Regel keinen Einfluss auf die Geschäfte des Darlehensnehmers hat, ist die Bürgschaft für den Bürgen ein **riskanter Vertrag**.

▶ Bürgschaft ist für den Bürgen riskant

Praxistipp

Finanzierungsgespräche sollte man **frühzeitig** aufnehmen, denn in der Regel wird der Bankberater nicht sofort eine Zusage machen können. Es ist ratsam, mit mehreren Banken zu verhandeln und mehrere Angebote einzuholen. Auf jeden Fall sollte man für das Gespräch mit der Bank einen **Termin** vereinbaren und schon bei Terminvereinbarung angeben, um was es geht. Für das **Bankgespräch** sollte man gründlich vorbereitet sein und seine Ziele für das Gespräch festlegen:

- Was erwarte ich von der Bank?
- Wieviel Geld will ich?
- Was kann ich monatlich auf den Kredit zahlen?
- Welche Sicherheiten habe ich?

Empfehlenswert ist es zudem, alle **Unterlagen**, die das Vorhaben näher beschreiben, z.B. Darstellung von Konkurrenz, Angebot und Nachfrage, Spezialisierungen, Kostenzusammenstellung, ggf. Finanzplan, mitzunehmen.

9.4 Fördermöglichkeiten

Fördermittel sind **nur über Banken** zu erlangen. Bei Fördermitteln werden die Kosten und das wirtschaftliche Risiko durch den Staat subventioniert. Daher sind Fördermittel meist auch an politische Ziele und/oder Bedingungen geknüpft. In den meisten Fällen werden Sicherheiten nur in geringem Umfang verlangt.

▶ Fördermittel vom Bund, den Ländern und der EU

Fördermittel werden vergeben vom Bund, den Ländern und der EU. Fördermittel sind auch **Fremdkapital** für den Existenzgründer, da sie nicht bedingungslos und nur zeitlich beschränkt zur Verfügung stehen. Der **Zinssatz** für Fördermittel liegt meistens unter den Zinssätzen, die Banken für eine Finanzierung verlangen. Die **Tilgung** der bewilligten Kredite setzt bei den meisten öffentlichen Förderungen erst mit einer Verzögerung von einigen Jahren ein. Dies führt für den Existenzgründer zu finanziellen Spielräumen.

Ansprechpartner für Fördermittel ist grundsätzlich immer die **Hausbank**. Diese stellt zusammen mit dem Existenzgründer den Antrag und leitet dann auch das Geld an den Darlehensnehmer weiter. Die **Förderprogramme**, die Existenzgründern zur Verfügung stehen, ändern sich ständig, und sie sind abhängig von der wirtschaftlichen und politischen Lage des Bundes, Landes oder der EU. Auf eine Darstellung einzelner Fördermittel wird deswegen hier verzichtet.

> **Praxistipp**
>
> Erkundigen Sie sich bei Ihrer Hausbank, welche **Förderprogramme** derzeit aufgelegt werden und welche dafür für Ihre Pläne in Betracht kommen. Im **Internet** können Sie selbst nach aktuellen Förderprogrammen recherchieren, z.B. unter www.kfw-foerderbank.de.

🛈 Allen Förderprogrammen gemeinsam ist, dass **mit der zu fördernden Maßnahme bei Antragstellung noch nicht begonnen** sein darf. Stellen Sie daher den Antrag frühzeitig.

9.5   Mitarbeiter

Mit der Existenzgründung schon Mitarbeiter einstellen, das werden sicher die wenigsten Therapeuten. Aber der Zeitpunkt kann schnell erreicht werden, an dem sich ein Therapeut überlegt, zu seiner **Entlastung** z.B. eine Reinigungskraft zum Sauberhalten der Praxis oder einen Minijobber für den Empfang der Patienten oder die Terminvereinbarung einzustellen. Wenn die Praxis von den Patienten angenommen wird, kann es schnell notwendig werden, weitere Therapeuten einzustellen. Wie aber findet man gute Mitarbeiter?

Beispiel
Ergotherapeutin Christiane Moser hat ihre Praxis jetzt ein Jahr. Die Patientenzahlen steigen kontinuierlich an. Ergotherapeutin Moser möchte deswegen eine **Mitarbeiterin als Teilzeitbeschäftigte** einstellen. Aus ihrer früheren Beschäftigung im Krankenhaus kennt sie noch zwei Ergotherapeutinnen, mit denen sie damals gerne zusammengearbeitet hat.

▪ Mitarbeitersuche
Nachfolgend werden **Möglichkeiten** für Praxisinhaber vorgestellt, einen Mitarbeiter zu finden.

▪▪ Örtliche Arbeitsvermittlung der Bundesagentur für Arbeit

In der **Bundesagentur für Arbeit** sind die Therapeuten gemeldet,

▬ deren Arbeitsverhältnis gekündigt ist und die zur Erhaltung ihrer Ansprüche auf Arbeitslosengeld sich arbeitssuchend gemeldet haben. Jeder Arbeitnehmer muss sich unverzüglich nach Erhalt einer Kündigung bei der Bundesagentur für Arbeit arbeitssuchend melden, auch wenn zum Zeitpunkt der Meldung das Arbeitsverhältnis noch besteht.

▬ deren Arbeitsverhältnis in absehbarer Zeit aufgrund Ablaufs der vereinbarten Befristung endet und die sich deswegen arbeitssuchend gemeldet haben. Jeder in einem befristeten Arbeitsverhältnis beschäftigte Therapeut muss sich 3 Monate vor Ablauf der Befristung arbeitssuchend melden, um seine Ansprüche auf Arbeitslosengeld zu sichern.

▬ die nach Beendigung ihrer Arbeitsverhältnis keine Anschlussanstellung gefunden haben und arbeitslos sind.

▶ Bundesagentur für Arbeit hilft bundesweit

▪▪ Stellenanzeigen

Stellenanzeigen kann

▬ der Praxisinhaber in einer Zeitung, Wochenblatt, Zeitschrift oder sonstigem Medium aufgeben, um einen Mitarbeiter zu finden.

▬ ein Therapeut aufgeben, der eine neue Beschäftigung sucht.

▶ Stellenanzeigen meist regional

▪▪ Personalabwerbung

In diesem Fall spricht der Praxisinhaber ihm **bekannte Therapeuten** an, die zu diesem Zeitpunkt in einem noch ungekündigten Arbeitsverhältnis stehen, um diese dazu zu bringen, den Arbeitsplatz zu wechseln. Personalabwerbung ist grundsätzlich zulässig. Nur wenn sich der Abwerbende ein **sittenwidriges Verhalten** zuschulden kommen lässt, ist Abwerbung verboten. Ein sittenwidriges Verhalten liegt z.B. vor, wenn der Abwerbende den Abgeworbenen veranlasst, ohne Grund fristlos zu kündigen oder seinen Arbeitsvertrag in anderer Weise zu brechen (z.B. einfach nicht mehr zur Arbeit zu erscheinen).

Beispiel

Spricht Ergotherapeutin Moser einen oder beide ehemaligen Kolleginnen an, ist dies der **Einstieg** in die Personalabwerbung. Einstieg deshalb, weil Ergotherapeutin Moser derzeit nur eine Teilzeitstelle zu besetzen hat, die für die Angesprochenen vielleicht nur als Nebenjob infrage kommt.

▪▪ Rückgriff auf Bewerbungen, die ohne konkreten Anlass eingingen

Arbeitsplatzsuchende bewerben sich häufig nicht nur auf Stellenanzeigen, sondern auch bei Praxen, die z.B. gerade eine Anzeige zur Eröffnung geschaltet hatten, oder die im Einzugsgebiet ihres Wohnorts liegen. Einige Praxisinhaber schicken derartige Bewerbungen nicht sofort zurück, wenn sie derzeit keine entsprechende Stelle zu besetzen haben, sondern bewahren die Unterlagen – mit entsprechender Mitteilung an den Bewerber – auf, um im Bedarfsfall darauf zurückkommen zu können.

▪ Mitarbeiterauswahl

Gute Mitarbeiter auszusuchen heißt, den Mitarbeiter mit den benötigten Qualifikationen zu finden, der am besten zur Praxis passt. Die Mitarbeiterauswahl sollte im Idealfall nicht unter Zeitdruck erfolgen. Zur Sichtung der Bewerbungsunterlagen, aber auch für ein Vorstellungsgespräch sollte man sich Zeit nehmen.

Bewerber sollten immer zur Abgabe einer vollständigen schriftlichen Bewerbung aufgefordert werden. Zu **vollständigen Bewerbungsunterlagen** gehören:

▶ Sichten Sie Bewerbungsunterlagen sorgfältig und ohne Zeitdruck

- Bewerbungsschreiben,
- Lebenslauf,
- Schul- und Arbeitszeugnisse,
- Darlegung des beruflichen Werdegangs,
- Fortbildungsbescheinigungen.

> Seit Geltung des Allgemeinen Gleichbehandlungsgesetzes (AGG) wird die **Anforderung eines Lichtbilds** kritisch gesehen, denn der potentielle Arbeitgeber könnte aufgrund des Lichtbilds den Bewerber aussortieren und darin könnte eine Benachteiligung z.B. wegen der Rasse (z.B. weil Bewerber farbig) oder der Religion (z.B. weil Bewerberin auf dem Foto ein Kopftuch trägt) liegen. (Lesen Sie hierzu ausführlich in ► Kap. 1.7 und 1.8.)

▪ Mitarbeiterkosten

► Gesamtkosten eines angestellten Mitarbeiters sind höher als vereinbarte Vergütung

Ein Mitarbeiter kostet den Praxisinhaber nicht nur die im Vertrag vereinbarte Vergütung. Diese vertraglich vereinbarte Vergütung ist für den Mitarbeiter aussagekräftig, weil er sich dann ausrechnen kann, was ihm nach Abzug von Steuern und Sozialversicherung monatlich netto bleibt. Für den Arbeitgeber ist die vertraglich vereinbarte Vergütung jedoch nur ein Teil – wenn auch der größte – der Gesamtkosten. Die **Gesamtkosten eines angestellten Mitarbeiters** für den Arbeitgeber errechnen sich aus vielen Einzelpositionen, die in ► Übersicht 9.4 zusammengestellt sind.

Übersicht 9.4. Kosten für einen Mitarbeiter

- Vereinbarte Bruttovergütung
- + Arbeitgeberanteile an der **Sozialversicherung**
  Mit wenigen Ausnahmen (Unfallversicherung, Beitragszuschlag in der Pflegeversicherung, Krankenversicherung) gilt hier der **Grundsatz**, dass die Beiträge von Arbeitnehmer und Arbeitgeber zu gleichen Teilen getragen werden:
  - Krankenversicherung (§ 249 Abs. 1 SGB V),
  - Rentenversicherung (§ 168 Abs. 1 SGB VI),
  - Pflegeversicherung (§ 58 Abs. 1 SGB XI),
  - Arbeitslosenversicherung (§ 346 Abs. 1 SGB III).
  Ausnahmen gelten auch für geringfügig Beschäftigte (lesen Sie zu Minijobbern ► Kap. 1.11). Die Beiträge werden bis zu den jeweiligen Beitragsbemessungsgrenzen aus der Bruttovergütung berechnet.
- + Arbeitgeberanteile zur **Unfallversicherung**
  Alle Arbeitnehmer – auch Minijobber – sind nach § 2 SGB VII in der gesetzlichen Unfallversicherung pflichtversichert. Die Beiträge zur Unfallversicherung trägt der Arbeitgeber in voller Höhe (§ 150 SGB VII).
- + Vom Arbeitgeber allein zu zahlende **Umlagen U1** (für Zeiten der Krankheit) und **U2** (für Zeiten des Mutterschutzes) sowie Insolvenzgeldumlage **U3**
- + Kosten für den **Arbeitsplatz** und dessen **Ausstattung**
  Anteilige Kosten an
  - Praxismiete,
  - Praxisnebenkosten,
  - Versicherungen.

▼

- + Kosten für bezahlten **Erholungsurlaub**
  Die Höhe des dem Mitarbeiter zustehenden Urlaubs ergibt sich aus dem Vertrag. Es besteht jedoch ein gesetzlicher Mindesturlaubsanspruch von 20 Arbeitstagen/24 Werktagen (lesen Sie hierzu ▶ Kap. 1.20).
- + Kosten für **Entgeltfortzahlung im Krankheitsfall**
  Diese sind natürlich nur im Falle tatsächlicher Arbeitsunfähigkeit des Mitarbeiters zu zahlen. Für die Kalkulation der Mitarbeiterkosten geht man von **10 Krankheitstagen** pro Jahr aus (zur Entgeltfortzahlung im Krankheitsfall (lesen Sie hierzu ▶ Kap. 1.12).
- + Ggf. **Fortbildungskosten**, wenn sich der Arbeitgeber daran beteiligt (lesen Sie hierzu ▶ Kap. 1.10)
- + Kosten für die **Fortbildungstage**, wenn der Arbeitnehmer die Fortbildung an einem regulären Arbeitstag macht
- + Entgeltfortzahlung für **unverschuldete Zeiten der Nichtbeschäftigung**, z.B. weil ein Patient kurzfristig absagt oder nicht ausreichend Patienten vorhanden sind

Bei einem **freien Mitarbeiter** zahlt der Praxisinhaber die vereinbarte Vergütung, aber keine Sozialabgaben (lesen Sie hierzu ▶ Kap. 2). Zur Vergütung kommen jedoch noch anteilige Kosten für den zur Verfügung gestellten Arbeitsplatz und seine Ausstattung.

▶ Freie Mitarbeiter müssen selbst vorsorgen

Die Gesamtkosten eines Mitarbeiters muss der Praxisinhaber anfangs aus seinem monatlichen Umsatz erwirtschaften – und es muss danach noch genügend Geld für seinen eigenen Lebensunterhalt zur Verfügung stehen. Ist der Mitarbeiter eingearbeitet, erwirtschaftet er im **Idealfall** seine Kosten selbst.

Beispiel

Physiotherapeutin Sabine Meisner verdient als Teilzeitbeschäftigte 1.000 € brutto monatlich. Der Praxisinhaber zahlt **insgesamt an Vergütung**:

- **Bruttogehalt/Sozialversicherungsabgaben**

– Bruttovergütung	1.000,00 €
– Rentenversicherungsbeitrag (9,95%)	99,50 €
– Arbeitslosenversicherung (1,4%)	14,00 €
– Krankenversicherungsbeitrag (7,45%)	74,50 €
– Pflegeversicherungsbeitrag (0,98%)	9,80 €
→ **Zwischensumme 1**	**1.197,80 €**

- **Weitere Beiträge**

Insolvenzgeldumlage (0,41%)	4,10 €
Kassenindividueller Beitragssatz für Ausgleichskasse U1 (z.B. 1,5%)	15,00 €
Kassenindividueller Beitragssatz für Ausgleichskasse U2 (z.B. 0,2%)	2,00 €
– Beiträge zur gesetzlichen Unfallversicherung (z.B. 1,2%)	12,00 €
→ **Zwischensumme 2**	**1.230,90 €**

- **Anteilige Praxiskosten** (geschätzt) — 250,00 €

→ **Gesamtsumme**	**1.480,90 €**

→ Ohne Berücksichtigung weiterer Kosten muss der Praxisinhaber und/oder Physiotherapeutin Meisner **mindestens 1.500 € Umsatz** machen. Erwirtschaftet Physiotherapeutin Meisner selbst 1.500 €, finanziert sie sich selbst. Erwirtschaftet sie mehr als 1.500,00 €, führt ihre Tätigkeit zu einem positiven Deckungsbeitrag.

In ◘ Tab. 9.1 sind die aktuellen Beitragssätze zur Sozialversicherung aufgeführt.

▨ Tab. 9.1. Beitragssätze zur Sozialversicherung 2010

Sozialversicherungs- und weitere Beiträge	Prozentsatz
Krankenversicherung (gesetzliche Krankenkassen, bundesweit) allgemein	14,9%
Krankenversicherung (gesetzliche Krankenkassen, bundesweit) ermäßigt	14,3%
Pflegeversicherung	1,95%
Rentenversicherung allgemein	19,9%
Rentenversicherung Knappschaft	26,4%
Arbeitslosenversicherung	2,8%
Umlagen U1 und U2	Individuell (geregelt in der Satzung der Krankenkasse bzw. der Minijob-Zentrale)
Insolvenzgeldumlage U3	0,41%

Für die Beitragszahlung bei **Minijobbern** gelten Besonderheiten. Hier zahlt der Arbeitgeber pauschale Beiträge zur Kranken- und Rentenversicherung sowie eine pauschale Lohnsteuer an die Bundesknappschaft-Minijob-Zentrale (lesen Sie hierzu ► Kap. 1.11).

■ **Ausgleichsverfahren für Entgeltfortzahlung bei Krankheit (U1) und Mutterschutz (U2)**

► Aufwendungsausgleichsgesetz (AAG)

Diese Ausgleichsverfahren werden durch das Gesetz über den Ausgleich der Arbeitgeberaufwendungen für Entgeltfortzahlung (Aufwendungsausgleichsgesetz, AAG) geregelt. Nach **§ 1 AAG** erstatten die gesetzlichen Krankenkassen Arbeitgebern, die **nicht mehr als 30 Arbeitnehmer** (ohne Auszubildende) beschäftigen, im Rahmen von

U1
- höchstens 80% des für die Dauer einer ärztlich attestierten Arbeitsunfähigkeit weitergezahlten Entgelts sowie
- höchstens 80% der Arbeitgeberbeiträge zur Sozialversicherung.
- Die Krankenkassen können durch Satzung geringere Erstattungssätze – mit der Folge geringerer Beiträge für den Arbeitgeber – festlegen.

U2
- 100% des vom Arbeitgeber für die Dauer der Mutterschutzfristen zu zahlenden Zuschusses zum Mutterschutzgeld (► Kap. 1.15),
- 100% des vom Arbeitgeber für die Dauer eines Beschäftigungsverbots weitergezahlten Arbeitsentgelts (► Kap. 1.15),
- 100% der hieraus entfallenden Arbeitgeberbeiträge zur Sozialversicherung.

> **Praxistipp**
>
> Die Erstattung wird auf **Antrag des Arbeitgebers** geleistet:
> - Bis zum 31.12.2010 kann der Antrag auf **Vordrucken** der Krankenkassen gestellt werden.
> - Ab 01.01.2011 muss der Antrag **elektronisch** an die Krankenkasse übermittelt werden.
>
> Die Erstattungen nach U1 und U2 gibt es auch für geringfügig entlohnte Mitarbeiter (**Minijobber**). Der Antrag ist an die Bundesknappschaft-Minijob-Zentrale in Essen zu stellen.

Die Mittel für das Ausgleichsverfahren werden durch die Arbeitgeber aufgebracht, die am **Umlageverfahren** teilnehmen (§ 7 AAG). Wer am Umlageverfahren teilnimmt, stellt die zuständige Krankenkasse jeweils am Beginn eines Kalenderjahres fest (§ 3 AAG) und befragt hierzu die Arbeitgeber, die verpflichtet sind, gegenüber der Krankenkasse die notwendigen Angaben zu machen.

Die **Höhe der Beitragssätze** legt jede Krankenkasse individuell fest. Daher können die Umlagesätze von Krankenkasse zu Krankenkasse verschieden sein.

► Kostenerstattung im Umlageverfahren möglich

❶ Die Krankenkassen können durch ihre **Satzung** u.a.
- die Höhe der Erstattung beschränken und verschiedene Erstattungssätze vorsehen, doch die Erstattung muss **mindestens 40%** betragen;
- bei gestaffelten Erstattungssätzen verschiedene Umlagesätze festlegen.

Erkundigen Sie sich daher bei der Krankenkasse nach den geltenden Regelungen.

9.6   Praxisräume

Für eine erfolgreiche Praxis sind neben den Fähigkeiten des Praxisinhabers auch die **Praxisräume und deren Lage** entscheidend.

■ Standort

Wie in anderen wirtschaftlichen Bereichen ist auch bei den Heilmittelerbringern die **Konkurrenzsituation** groß. Deswegen ist der Standort der neu zu gründenden Praxis sorgfältig zu wählen. Die in ► Übersicht 9.5 zusammengestellten Fragen bzgl. der Auswahl des Standorts geben Orientierung.

► Konkurrenzsituation

> **Übersicht 9.5. Checkliste: Richtiger Standort**
> - Wie sehen am geplanten Standort die **wirtschaftlichen Verhältnisse** und Rahmenbedingungen aus?
> - Wieviele **Einwohner** gibt es am geplanten Standort bzw. im in Betracht kommenden Einzugsbereich?
> - Wie ist die **Einwohnerstruktur** im Einzugsbereich?
> - Wie ist die **soziale Struktur** der Einwohner? Gibt es viele Privatpatienten? Gibt es viele Einwohner, die von staatlicher Unterstützung leben? Wie entwickelt sich der Arbeitsmarkt im Einzugsbereich?
> - Welche **Entwicklung** wird die Bevölkerung im Einzugsbereich nehmen? Wird sie abnehmen, gleich bleiben, oder wird es Zuzug geben?
> - Wie ist die **Verkehrsanbindung**?
> - Wieviele **konkurrierende Praxen** gibt es im Einzugsgebiet?
> - Gibt es **Krankenhäuser**, Altenheime, Pflegeheime, Kindergärten oder Gesundheitszentren im Einzugsgebiet?
> - Wie sind die **Möglichkeiten der Zusammenarbeit** mit diesen?

■ Anforderungen an die Räume

Die richtigen Räume müssen den Vorstellungen des Praxisinhabers entsprechen, bei Behandlung von gesetzlich Versicherten zusätzlich den **Voraussetzungen für eine Kassenzulassung** des Heilmittelerbringers entsprechen. Als Existenzgründer sollte man einplanen, bald Mitarbeiter einzustellen, und dies

► Voraussetzungen für eine Kassenzulassung

bei der Anzahl und dem Zuschnitt der Räume berücksichtigen. Zudem ist auf eine ausreichende Schallabdichtung zu achten.

⊕ Auf jeden Fall ist zu prüfen, ob die Räume überhaupt **als Praxis** genutzt werden dürfen. Auf was hierbei geachtet werden muss, ist in ▶ Kap. 7 beschrieben.

■ Voraussetzungen für die Kassenzulassung

Will der Heilmittelerbringer eine Kassenzulassung beantragen, müssen die Praxisräume den von den Krankenkassen aufgestellten Forderungen (**räumliche Mindestvoraussetzungen**) entsprechen. Nach § 124 Absatz 2 Nr. 2 SGB V wird nur zugelassen, wer u.a. über eine Praxisausstattung verfügt, die eine zweckmäßige und wirtschaftliche Leistungserbringung gewährleistet. Die Einzelheiten sind in Zulassungsempfehlungen festgelegt, die jeweils für eine einzelne Berufsgruppe gelten.

Die Praxisräume müssen einer Reihe von Voraussetzungen genügen (▶ Übersicht 9.6, 9.7, 9.8).

▶ Ergotherapeutische Praxis mindestens 40 m²

> **Übersicht 9.6. Räumliche Mindestvoraussetzungen für eine ergotherapeutische Praxis**
>
> — Bei einer ergotherapeutischen Praxis ist eine **Nutzfläche** von mindestens **40 m²** nachzuweisen.
> — Die Praxisräume müssen eine **Therapiefläche** von mindestens **30 m²** aufweisen.
> — Die räumlichen Mindestvoraussetzungen sind auf den Zugelassenen ausgerichtet. Für jede **zusätzlich gleichzeitig tätige Fachkraft** ist ein weiterer Therapieraum von mindestens **12 m²** erforderlich.
> — Die **Raumhöhe** muss durchgehend mindestens **2,40 m** – lichte Höhe – betragen.
> — Alle Räume müssen ausreichend **be- und entlüftbar** sowie **beheizbar** und **beleuchtbar** sein.
> — Ein **Warteraum** mit ausreichend Sitzgelegenheiten muss vorhanden sein.
> — **Toilette** und **Handwaschbecken** müssen gegeben sein.
> — Die Praxis muss **in sich abgeschlossen** und von anderen Praxen sowie privaten Wohn- und gewerblichen Bereichen räumlich getrennt sein.
> — Die Praxis sollte **behindertengerecht** zugänglich sein, um besonders Gehbehinderten und Behinderten im Rollstuhl einen Zugang ohne fremde Hilfe zu ermöglichen.

▶ Stimm-, Sprech- und Sprachtherapie-Praxis mindestens 30 m²

> **Übersicht 9.7. Räumliche Mindestvoraussetzungen für eine logopädische Praxis**
>
> — Für eine Praxis als Leistungserbringer der Stimm-, Sprech- und Sprachtherapie ist eine **Nutzfläche** von mindestens **30 m²** nachzuweisen.
> — Die Praxisräume müssen eine **Therapiefläche** von mindestens **20 m²** aufweisen.
> — Die räumlichen Mindestvoraussetzungen sind auf den Zugelassenen ausgerichtet. Für jede **zusätzlich gleichzeitig tätige Fachkraft** ist eine weitere Therapiefläche von mindestens **12 m²** erforderlich.
>
> ▼

- Die **Raumhöhe** muss durchgehend mindestens **2,40 m** – lichte Höhe – betragen.
- Alle Räume müssen ausreichend **be- und entlüftbar** sowie angemessen **beheizbar** und **beleuchtbar** sein.
- Ein **Warteraum** mit ausreichend Sitzgelegenheiten muss vorhanden sein.
- **Toilette** und **Handwaschbecken** müssen gegeben sein.
- Die Praxis muss **in sich abgeschlossen** und von anderen Praxen sowie privaten Wohn- und gewerblichen Bereichen räumlich getrennt sein.
- Die Praxis sollte **behindertengerecht** zugänglich sein, um besonders Gehbehinderten und Behinderten im Rollstuhl einen Zugang ohne fremde Hilfe zu ermöglichen.

Übersicht 9.8. Räumliche Mindestvoraussetzungen für eine physiotherapeutische Praxis

- Für eine Physiotherapie-/Krankengymnastikpraxis muss eine **Nutzfläche** von mindestens **50 m²** nachgewiesen werden.

  ▶ Physiotherapie-/Krankengymnastikpraxis mindestens 50 m²

- Die Praxisräume müssen eine **Therapiefläche** von mindestens **32 m²** aufweisen. Ein Behandlungsraum muss eine Therapiefläche von mindestens **20 m²** umfassen. Es müssen **zwei Behandlungsräume** (Kabinen) mit Behandlungsbänken vorhanden sein. Die Größe der Behandlungsräume (Kabinen) muss eine ordnungsgemäße Behandlung am Patienten gewährleisten und darf eine Größe von **6 m²** nicht unterschreiten. Die Behandlungsräume müssen aus festen Wänden oder im Boden verankerten Stellwänden bestehen. Es ist sicherzustellen, dass kein Einblick möglich ist. Im Zutrittsbereich können Vorhänge verwendet werden, die abwaschbar sind.
- Die räumlichen Mindestvoraussetzungen sind auf den Zugelassenen und höchstens eine Vollzeitkraft ausgerichtet. Für jede **zusätzlich gleichzeitig tätige Fachkraft** ist eine weitere Therapiefläche von mindestens **12 m²** erforderlich.
- Sofern **geräteunterstützte Krankengymnastik** durchgeführt wird, ist zusätzlich ein Raum von mindestens **30 m²** vorzuhalten. Werden neben der Gerätemindestausstattung weitere Geräte vorgehalten, erhöht sich der zusammenhängende Raumbedarf jeweils um **6 m²**. Zusätzlich ist zwischen den Geräten ein Sicherheitsabstand von einem Meter erforderlich.
- Die **Raumhöhe** der Mindestnutzfläche muss durchgehend mindestens **2,50 m** – lichte Höhe – betragen.
- Alle Räume müssen ausreichend **be- und entlüftbar** sowie angemessen **beheizbar** und **beleuchtbar** sein.
- Ein **Warteraum** mit ausreichend Sitzgelegenheiten muss vorhanden sein.
- **Toilette** und **Handwaschbecken** müssen gegeben sein.
- Trittsichere, fugenarme und desinfizierbare **Fußböden** im Behandlungstrakt, rutschhemmender Belag im Nassbereich sowie ausreichende Bodenentwässerung sind gefordert.
- Im **Nassbereich** muss mindestens bis zu einer Höhe von **2,50 m** gefliest sein.

▼

- im Behandlungstrakt ist ein **Handwaschbecken** für den Behandler mit fließend kaltem und warmen Wasser gefordert.
- **Sitzgelegenheit** und eine ausreichende **Kleiderablage** in den Behandlungsräumen (Kabinen) müssen gegeben sein.
- Soweit **Warmpackungen** abgegeben werden: Separater Arbeitsbereich mit der entsprechenden Einrichtung für die Aufbereitung von medizinischen Wärmepackungen. Soweit **wiederverwendbare medizinische Wärmepackungen** eingesetzt werden, ist ein **zusätzliches Waschbecken** mit fließend kaltem und warmen Wasser zu installieren.
- Die Praxis muss einen **Vorrats- und Abstellraum** aufweisen.
- Die Praxis muss **in sich abgeschlossen** und von anderen Praxen sowie privaten Wohn- und gewerblichen Bereichen räumlich getrennt sein.
- Die Praxis sollte **behindertengerecht** zugänglich sein, um besonders Gehbehinderten und Behinderten im Rollstuhl einen Zugang ohne fremde Hilfe zu ermöglichen.

Hilfreich ist die nachfolgende **Checkliste für Praxisräume**, die alle relevanten Aspekte beinhaltet, die bei einer Praxisbesichtigung zu beachten sind.

Checkliste für Praxisräume

Haben die Räume die erforderliche **Raumhöhe** (bei Ergotherapeuten+Logopäden 2,40 m, bei Physiotherapeuten/Krankengymnasten 2,50 m)?	☐ ja	☐ nein
Haben die Praxisräume die erforderliche **Größe** (bei Ergotherapeuten 40 m², bei Logopäden 30 m², bei Physiotherapeuten/Krankengymnasten 50 m²)?	☐ ja	☐ nein
Lässt sich die erforderliche **Therapiefläche** einrichten (Ergotherapeuten 30 m², Logopäden 20 m², Physiotherapeuten/Krankengymnasten 32 m²)?	☐ ja	☐ nein
Sind **Toilette** und **Handwaschbecken** vorhanden?	☐ ja	☐ nein
Ist die **Zahl der Räume** ausreichend?	☐ ja	☐ nein
Ist die **Raumaufteilung** zweckmäßig?	☐ ja	☐ nein
Sind **Parkplätze** vorhanden?	☐ ja	☐ nein
Ist eine **Ablösung für zu wenig vorhandene Parkplätze** zu zahlen?	☐ ja	☐ nein
Sind die Räume für **Behinderte** erreichbar?	☐ ja	☐ nein
Sind die Räume ausreichend **schallisoliert**?	☐ ja	☐ nein
Sind vor der Zulassung **Veränderungen/Renovierungen** notwendig?	☐ ja	☐ nein
Bei Umnutzung von Wohnraum: Dürfen die Räume beruflich/gewerblich genutzt werden?	☐ ja	☐ nein

9.7   Praxisräume: Ausstattung

▶ Praxisausstattung ist geregelt

Die Einrichtung einer Praxis eines Heilmittelerbringers hängt von den finanziellen Mitteln des Existenzgründers, aber auch von den Praxisräumen ab. Für alle Heilmittelerbringer, die eine Kassenzulassung beantragen wollen, stellen darüber hinaus die gesetzlichen Krankenkassen noch **Anforderungen an die Praxisausstattung** (Grundausstattung, Pflichtausstattung; ▶ Übersicht 9.9).

> **Übersicht 9.9. Anforderungen an die Praxisausstattung**
>
> **Bei Ergotherapeuten**
> - Therapiematte oder Liege
> - Arbeitstisch adaptierbar
> - Arbeitsstuhl, adabtierbar u.a.m.
>
> **Bei Logopäden**
> - Artikulationsspiegel
> - Hilfsmittel zur Entspannungstherapie (z.B. Liege, Matte)
> - Diagnostikmaterial u.a.m.
>
> **Bei Physiotherapeuten**
> - Zwei Behandlungsliegen in getrennten Behandlungsräumen oder Behandlungskabinen; diese müssen von mindestens 3 Seiten zugänglich sein; zusätzlich eine zusammenklappbare, transportable Behandlungsliege für Hausbesuche
> - Für jede Behandlungsliege je eine Nacken- und Knierolle
> - Gerät für Wärmeanwendung
> - Eine Kurzzeituhr je Behandlungsraum (Kabine) u.a.m.

Welche Anforderungen die gesetzlichen Krankenkassen darüber hinaus im Einzelnen bei Ergotherapeuten, Logopäden und Physiotherapeuten/Krankengymnasten stellen, bevor diese von der GKV zugelassen werden, ist in ▶ Kap. 15 eingehend beschrieben.

Darüber hinaus bestimmen die Vorstellungen des Praxisinhabers die Praxisausstattung.

> **Praxistipp**
>
> Es gibt Unternehmen, deren Tätigkeitsschwerpunkt die **Einrichtung von Praxen im Gesundheitswesen** ist. Dort kann man sich Informationen einholen und sich beraten lassen.

Die **Praxisausstattung** lässt sich in folgende **Gruppen** einteilen:
- Ausstattung für die eigentliche **Berufsausübung**, z.B. Einrichtung der Behandlungsräume, Therapiegeräte, Beleuchtung;
- Ausstattung für **Verwaltung**, z.B. PC mit Abrechnungssoftware; Drucker, Telefon, Schreibtisch, Beleuchtung;
- Ausstattung für die **Patienten**, z.B. Wartezimmer mit Sitzgelegenheiten, Garderobe, Ablageflächen für Lese- und Informationsmaterial, Beleuchtung;
- Ausstattung für einen reibungslosen **Praxisablauf**, z.B. PC, Telefon mit Anrufbeantworter, Empfangstresen, Briefkasten, ggf. Pkw für Hausbesuche, Mobiltelefon.

Was ein Praxisinhaber in welcher Qualität anschaffen kann und will, bestimmt sein finanzieller Rahmen. Es muss bei einer Existenzgründung nicht immer das Teuerste sein.

❶ Als Freiberufler sind Sie im Heilberuf **nicht umsatzsteuerpflichtig**. Deswegen ist es auch nicht möglich, Vorsteuer abzuziehen. Bei der **Ausgabenplanung** müssen Sie darauf achten, die Preise inklusive Mehrwertsteuer anzusetzen. Viele Lieferanten werben in ihren Katalogen und Werbeprospekten für Selbstständige mit Nettopreisen, d.h., die Mehrwertsteuer ist noch hinzuzurechnen. Prüfen Sie daher immer, ob es sich um **Nettopreise** (ohne Mehrwertsteuer) oder um **Bruttopreise** (mit Mehrwertsteuer) handelt)!

Beispiel
Logopädin Charlotte Hoch will sich selbständig machen. Für den Empfang will sie die Möbel über einen Katalog bestellen, der sich ausschließlich an Gewerbetreibende wendet. Der Empfangstresen soll laut Katalog 249 € kosten.
→ Zu den als Preis genannten 249 € kommt noch die **gesetzliche Umsatzsteuer** (derzeit 19%) hinzu. Logopädin Hoch hat daher insgesamt 249 €+47,31 € = 296,31 € für den Empfangstresen zu zahlen. Da der Katalog sich ausschließlich an Gewerbetreibende wendet, dürfen die Nettopreise angegeben werden, ohne dass ausdrücklich darauf hingewiesen werden muss, dass und in welcher Höhe hierzu noch Umsatzsteuer hinzuzurechnen ist.

Praxistipp

- Praxiseinrichtung **für jeden Raum gesondert** planen! Planung in **Unterpunkte** aufteilen, z.B. Möbel, Licht, usw.!
- Bzgl. der Frage, ob man sich als Praxisgründer einen **neuen Pkw für Hausbesuche** anschaffen oder den bisherigen Privat-Pkw nunmehr beruflich nutzen will, sollte man sich fachlichen Rat einholen, ob es sinnvoll ist, das Fahrzeug ins **Betriebsvermögen** zu nehmen. Die steuerlichen Vorschriften in diesem Bereich ändern sich leider häufig.
- Nicht an der für die **Verwaltung notwendigen Technik** sparen! Eine gute Telefonanlage und ein ausbaufähiger PC (mit Bildschirm und Drucker) mit leicht bedienbaren Programmen erleichtert die Arbeit bzgl. Patientenverwaltung, Patientendokumentation und Abrechnung. Für die Abrechnung gibt es berufsspezifische Programme.
- Betrag für **Kleinigkeiten** wie z.B. Dekoration, Küchenmaterialien u.Ä. mit einplanen!

9.8   Rechtsform

▶ Rechtsformen

- Will man sich zusammen **mit anderen Kollegen** selbstständig machen, ist die Existenzgründung in verschiedenen **Rechtsformen** möglich (▶ Kap. 4.4).
- Will man sich **alleine** selbstständig machen wollen, kommt eine **Einzelfirma** oder die Gründung einer **GmbH** infrage (Vor- und Nachteile einer GmbH ▶ Kap. 4.4.3). Zur Vermeidung von Wiederholung ist nachfolgend nur die Einzelfirma (Alleinunternehmer) aufgeführt.

▪ Einzelfirma (Alleinunternehmer)

Bei einer Einzelpraxis/Einzelfirma macht sich ein einzelner Therapeut selbstständig, ohne eine besondere Rechtsform zu wählen. Einzelunternehmen können **formfrei** entstehen. Der Einzelunternehmer hat zur Berufsausübung keine Partner. Er entscheidet alles alleine – und er haftet alleine.

Beispiel

Physiotherapeut Karl Leidner mietet zum 1.10. Praxisräume an, stattet diese aus, beantragt zu diesem Termin seine Kassenzulassung und eröffnet zum 1.10 seine Praxis.

→ Physiotherapeut Leidner ist **Alleinunternehmer**. Selbst wenn seine Familie ihm Geld zur Praxisausstattung geliehen haben sollte, bleibt er Alleinunternehmer.

▪ Zusammenfassung

Vor- und Nachteile einer **Einzelfirma** sind:

Vorteile	Nachteile
Einfache Gründung	Alleinige Verantwortung
Geringe Gründungskosten	Alleinige Haftung mit dem gesamten Vermögen
Volle Eigenverantwortlichkeit des Unternehmers	Geld und Finanzierung müssen alleine aufgebracht werden
Gewinn steht alleine dem Unternehmer zu	

Die **Einzelpraxis** ist die am meisten vorkommende Rechtsform bei Gründung einer Praxis durch eine Person. Die **GmbH** ist eher selten, nicht nur wegen des erforderlichen Gründungskapitals, sondern auch wegen der Anforderungen an die Buchführung und die notwendigen Steuererklärungen.

Alle anderen Rechtsformen – **Gesellschaft des bürgerlichen Rechts (GdbR)** und **Partnerschaftsgesellschaft** – kommen bei einer Existenzgründung nur dann in Betracht, wenn zwei oder mehr Personen gemeinsam diesen Schritt gehen wollen.

9.9 Steuern

Mit dem Übergang von einer Tätigkeit als Angestellte/r in eine selbstständige Tätigkeit ändern sich die Anforderungen des Finanzamts. Am deutlichsten wird dies in Bezug auf die **Lohnsteuer**:

- Einem **angestellten Therapeuten** wird die aus seiner Vergütung zu zahlende **Lohnsteuer** von der Vergütung abgezogen und vom Arbeitgeber an das Finanzamt weitergeleitet. Der angestellte Therapeut muss sich weder um die Berechnung der konkret zu zahlenden Steuer kümmern, noch darum, dass das Finanzamt sein Geld erhält. Will der angestellte Therapeut aus seiner Sicht zuviel gezahlte Lohnsteuer vom Finanzamt zurück, stellt er nach Ablauf des Kalenderjahres einen Antrag auf Lohnsteuerjahresausgleich bei seinem Finanzamt.   ▶ Lohnsteuer

- Der **selbstständige Therapeut** muss sich selbst um die Zahlung der **Einkommensteuer** kümmern. Grundlage der Besteuerung ist sein **Gewinn**, der nach Abschluss des Kalenderjahres ermittelt wird. Das Finanzamt ist berechtigt, auf die voraussichtlich zu zahlende Einkommensteuer **Vorauszahlungen** zu erheben, die dann bei Festsetzung der Steuer berücksichtigt werden. Für die folgenden Kalenderjahre wird eine Vorauszahlung i.d.R. in Höhe der im Steuerbescheid festgesetzten Steuer gefordert (lesen Sie hierzu bitte ▶ Kap. 12).   ▶ Einkommensteuer

9.10   Versicherungen

Auch in diesem Bereich bestehen große **Unterschiede** zwischen einem ange-stellten und einem selbstständigen Therapeuten.

▶ Gesetzliche Sozialversicherungs-pflicht für Angestellte

Ein **angestellter Therapeut**, der nicht Minijobber ist, hat aufgrund der **gesetzlichen Sozialversicherungspflicht** Versicherungsschutz für folgende eintretende Fälle:

- **Krankheitskosten** durch die gesetzliche Krankenversicherung, solange er dort versichert ist;
- **Krankengeld** durch die gesetzliche Krankenversicherung für die Dauer von 78 Wochen, wenn eine Arbeitsunfähigkeit länger als 6 Wochen andauert;
- **Pflegebedürftigkeit** durch die gesetzliche Pflegeversicherung, solange die Pflege andauert;
- **Arbeitslosigkeit** durch die gesetzliche Arbeitslosenversicherung, allerdings nur zeitlich begrenzt;
- **Alter** durch die gesetzliche Rentenversicherung (Altersrente);
- **Erwerbsunfähigkeit** durch die gesetzliche Rentenversicherung (Erwerbs-unfähigkeitsrente);
- **Arbeitsunfälle** oder **Berufskrankheiten** durch die gesetzliche Unfallversi-cherung.

❯❯ Bei einem **selbstständigen Therapeuten** stellt sich die Versiche-rungssituation völlig anders dar. Hier gilt der **Grundsatz:**
   Ein selbständiger Therapeut muss sich um alle seine Versiche-rungen **selbst** kümmern (und diese selbst in voller Höhe bezahlen). Dies gilt für Versicherungen, die den Therapeuten selbst betreffen, und für Versicherungen, die Risiken in der Praxis absichern sollen.

In ▶ Kap. 13 sind die wichtigsten Versicherungen in alphabetischer Reihenfolge dargestellt.

9.11   Werbung und Marketing

Auch ein Therapeut muss mittlerweile **seine Person und seine Dienstleistun-gen** vermarkten, um die Patienten – gerade bei Gründung einer Praxis – auf sich aufmerksam zu machen. Dies geschieht im Rahmen des Zulässigen durch **Werbung** und durch **Marketing** (lesen Sie hierzu ▶ Kap. 14).

9.12   Zulassung

- Will man als selbstständiger Therapeut **gesetzlich krankenversicherte Pa-tienten** behandeln, und folglich die Behandlung mit der gesetzlichen Kran-kenkasse abrechnen, benötigt man eine **Zulassung** durch eine Primärkasse und/oder die Ersatzkassen (lesen Sie hierzu ▶ Kap. 15).
- Will man als selbstständiger Therapeut nur **Privatpatienten** behandeln, benötigt man **keine Kassenzulassung**.

10 Praxiskauf – Praxisverkauf

»Probieren weckt die Lust zum Kauf.**«** (Euripides [480–407 v.Chr.], griechischer
Tragödiendichter)

10.1   Allgemeines

Der Therapeut, der sich **selbstständig** machen will, kann entweder eine Praxis selbst gründen, sich in eine bestehende Praxis einkaufen oder eine bestehende Praxis komplett kaufen.

Auch wenn ein Therapeut eine bestehende Praxis kauft, ist es notwendig, dass er über ausreichende Unternehmereigenschaften verfügt. Nur wenn er ein Unternehmertyp ist, wird es ihm gelingen, die gekaufte Praxis erfolgreich zu führen. Welche Eigenschaften er mitbringen sollte, lesen Sie bitte in ▶ Kap. 9.2.

10.2   Einführung

Es scheint auf den ersten Blick sicherer zu sein, eine Praxis oder einen Praxisanteil zu kaufen, als diese selbst zu gründen. Bei der **Neugründung** müssen mit hohem Arbeitseinsatz Patienten gewonnen werden, während beim **Praxiskauf** auf einen bestehenden Patientenstamm zurückgegriffen werden kann. Vom Beginn der Selbstständigkeit an kann deswegen mit höheren Einnahmen gerechnet werden, was bei einer Neugründung selten der Fall ist.

▶ Grundüberlegungen beim Praxiskauf wie bei Neugründung

Gleichwohl sind bei einem **Praxiskauf** zunächst einige Grundüberlegungen notwendig, die denen einer Neugründung ähneln (▶ Übersicht 10.1).

> **Übersicht 10.1. Checkliste: Überlegungen vor Verhandlungsbeginn**
>
> ▬ In welchem Umfeld liegt das Kaufobjekt?
> ▬ Wie ist die Konkurrenzsituation?
> ▬ Welche Leistungen bietet die Praxis an?
> ▬ Passt das Leistungsangebot zu meinen Fähigkeiten und Kenntnissen?
> ▬ Wie sind die Entwicklungsmöglichkeiten der Praxis? Hat die Praxis eine Chance, auch in der Zukunft am Markt zu bestehen?

▪ Praxis und Käufer müssen zusammenpassen

Ob eine Praxis schon viele Jahre besteht oder ob sie in den letzten Jahren hohe Umsätze hatte, ist zwar wichtig, aber nur bedingt entscheidend. Wichtiger ist die Frage, ob die Praxis an ihrem Standort mit dem Käufer als Inhaber auch in der Zukunft **ausreichende Umsätze** erwirtschaften kann. In vielen Fällen sind der Patientenstamm und die angebotenen Therapiemethoden auf den verkaufswilligen Therapeuten abgestimmt. Passt die Qualifikation des Erwerbers nicht oder nur teilweise, kann es Schwierigkeiten geben, den Patientenstamm zu halten.

▶ Qualifikation muss zu Kaufobjekt passen

Selbstverständlich können mit einer anderen Qualifikation andere Patienten gewonnen werden. Aber ist es der richtige Weg, eine bestehende Praxis radikal zu verändern? Ist es dann nicht einfacher, eine Praxis neu zu gründen, die ganz auf die **eigene Qualifikation** zugeschnitten ist?

Der bessere – und **finanziell erfolgversprechendere** – Weg ist es, eine Praxis zu kaufen, die zu den eigenen Qualifikationen passt.

Beispiel

Physiotherapeut Max Brenner interessiert sich für die Praxis Berg, die zum Verkauf steht. Die Praxis Berg bietet schwerpunktmäßig Bobath-Behandlungen an. Physiotherapeut Brenner hat damit überhaupt keine Erfahrungen.

▼

→ Physiotherapeut Brenner kann sich selbstverständlich in Bobath fortbilden. Es kann allerdings riskant sein, als Bobath-Unerfahrener eine **Bobath-Praxis** zu übernehmen. Denn bis er die ausreichende Erfahrung gewonnen hat, muss er damit rechnen, dass Patienten abwandern.

■ Käufer und Mitarbeiter der zu übernehmenden Praxis

Der Käufer einer Praxis übernimmt nicht nur die Praxisräume, die Praxisausstattung und die Patienten, sondern auch die vorhandenen **Mitarbeiter**. Im Endstadium der Verkaufsverhandlungen, spätestens jedoch nach Abschluss des Vertrags sollten sich Käufer und Mitarbeiter kennenlernen. In den meisten Fällen liegen zwischen Abschluss des Kaufvertrags und dem eigentlichen Betriebsübergang viele Wochen. Diese Zeit kann der Käufer sinnvoll nutzen, um die Mitarbeiter zu motivieren, damit diese auch mit einem neuen Chef gut zusammenarbeiten. Denn unabhängig von allen arbeitsrechtlichen Fragen beim Betriebsübergang dringt der Käufer in eine **bestehende Belegschaftsstruktur** ein, was zu rein zwischenmenschlichen Problemen führen kann, aber nicht muss.

▶ Belegschaftsstruktur sollte passen

■ Einführung durch den Verkäufer

Für den Praxiskäufer kann es von großem Vorteil sein, wenn der Praxisverkäufer ihn bei seinen Patienten einführt und/oder in den ersten Monaten nach Praxisübergabe noch mitarbeitet oder zumindest für Fragen zur Verfügung steht. Die Patienten können durch einen **fließenden Wechsel** auf den neuen Inhaber/Behandler eingestimmt werden. Die **Patientenbindung** bleibt daher erhalten.

▶ Patientenbindung durch geeignete Maßnahmen sicherstellen

■ Kriterien für die Kaufentscheidung

Natürlich muss dem Käufer die Praxis auch gefallen, dies allein genügt aber nicht. Die Kaufentscheidung ist anhand **objektiver Kriterien** vorzubereiten; subjektive Einschätzungen dürfen erst dann ins Spiel kommen, wenn z.B. die Wahl zwischen zwei vergleichbaren Angeboten zu treffen ist. Zunächst sind aber alle Informationen über die Vergangenheit zu sammeln, um dann abwägen zu können, welche **Zukunftschancen** die Praxis bietet (▶ Übersicht 9.2).

▶ Zukunftschancen einer Praxis

Übersicht 9.2. Checkliste: Kriterien für die Kaufentscheidung

▬ **Lage** der Praxis
 – Wie kann die Praxis erreicht werden?
 – Ist sie verkehrsmäßig gut angebunden?
 – Ist sie durch öffentliche Verkehrsmittel erreichbar?
 – Liegt sie in der Nähe zu Ärzten, Krankenhäusern?
▬ Wie ist die **Konkurrenzsituation** in unmittelbarer Nähe?
▬ Wie ist die Konkurrenzsituation im Hinblick auf die angebotenen Leistungen?
▬ Seit wievielen Jahren ist die Praxis am Markt?
▬ Wer ist der Veräußerer?
▬ Gibt es Partner in der Praxis, oder ist es eine Einzelpraxis?
▬ In welchem **Zustand** sind die **Praxisräume**?
 – Müssen sie renoviert werden?
 – Wie alt/neu ist die Praxisausstattung?
 – Sind Neuanschaffungen zwingend notwendig?

▼

- Auf welche **Leistungen** war der Veräußerer/die zur Übernahme stehende Praxis spezialisiert?
- Haben die bisher angebotenen Leistungen eine Zukunft?
- Wie ist der Patientenstamm strukturiert, besonders auch altersmäßig?
- Wie hoch ist der Anteil an Dauerpatienten?
- Wie hoch ist der Anteil der privat versicherten Patienten?
- Werden Therapeuten als **Arbeitnehmer** beschäftigt?
  - Wenn ja, wieviele?
  - Welcher Umsatzanteil entfällt durchschnittlich auf die Mitarbeiter?
- Durch welche Leistungen wurden die Umsätze in den letzten 12 Monaten erwirtschaftet?
- Aus welchem **Grund** erfolgt der Verkauf?

  Erfolgt der Verkauf nach längerer Krankheit, muss der Käufer davon ausgehen, dass einige Patienten sich mittlerweile einem anderen Therapeuten zugewandt haben. Der Grund des Verkaufs kann sich deswegen durchaus auf den Kaufpreis auswirken.

10.3 Finanzierung/Förderung

▶ Sicherheitsabschlag

Nicht nur Käufer und Praxis müssen passen, auch der zu zahlende **Kaufpreis** muss zu den finanziellen Möglichkeiten des Käufers passen. Der Käufer darf sich nicht durch die Aussicht, eine funktionierende Praxis mit einem festen Patientenstamm zu übernehmen, zu finanziellen Abenteuern verleiten lassen. Es besteht zwar eine gewisse Wahrscheinlichkeit, dass wegen eines neuen Praxisinhabers nicht alle Patienten fernbleiben werden, mit dem Verlust von einigen Patienten muss aber dennoch realistischerweise gerechnet werden. Wer vorsichtig ist, macht daher von den monatlichen Umsätzen des bisherigen Praxisinhabers einen **Sicherheitsabschlag**. Die Praxiskosten laufen unverändert weiter, die einzige Position, die sich bei den Praxisausgaben durch die Übernahme kurzfristig ändern kann, ist die des **Unternehmerlohns**. Hier kann der Käufer »sparen«, wenn der Verkäufer sich einen hohen Unternehmerlohn zugebilligt hat. Er kann aber umgekehrt den Unternehmerlohn höher kalkulieren, wenn ihm der bisherige als zu gering erscheint.

Bei Finanzierung des Kaufpreises soll die **Zins- und Tilgungslast** aus den laufenden Einnahmen der Praxis geleistet werden. Der Käufer muss sich deshalb durchrechnen, ob und welcher Betrag von den Einnahmen nach Abzug der laufenden Praxiskosten und eines Betrags zur Deckung des Lebensunterhalts des Käufers noch zur Verfügung steht.

Die einzelnen Finanzierungs- und Förderungsmöglichkeiten sind in ▶ Kap. 9.3 und 9.4 beschrieben.

10.4 Kaufvertrag

▶ Kaufvertrag: Eindeutige Vereinbarungen

Grundsätzlich kann der Kaufvertrag über eine Praxis **formlos** geschlossen werden. Auch ein **mündlicher Praxiskaufvertrag** ist wirksam. Aus Beweisgründen ist es jedoch auf jeden Fall zu empfehlen, einen **schriftlichen Kaufvertrag** abzuschließen. Der Vertrag muss nur dann vor einem Notar beurkundet werden, wenn ein Grundstück oder eine Immobilie zum Kaufgegenstand gehört.

Welche Regelungen Käufer und Verkäufer in den Kaufvertrag aufnehmen, ist ihnen überlassen. Zwingend sind **eindeutige Vereinbarungen** darüber,

- was verkauft wird (**Kaufgegenstand**) und vom Verkäufer an den Käufer zu übergeben ist,
- welche Gegenleistung hierfür erbracht wird (**Kaufpreis**),
- zu welchem **Zeitpunkt** Übergabe der Praxis und Zahlung des Kaufpreises erfolgen sollen.

Die Notwendigkeit weiterer Regelungen ergibt sich in der Praxis aber schnell aus den konkreten Umständen. **Regelungsbedarf** besteht in den meisten Fällen auch in folgenden Punkten:

- Eintritt in den **Mietvertrag**: Der Mietvertrag des Veräußerers geht nicht automatisch auf den Käufer über. Ob der Käufer berechtigt ist, in den bestehenden Mietvertrag einzutreten, ergibt sich allein aus dem Mietvertrag selbst.
- Modalitäten zur **Übergabe der Patientenkartei** und/oder Einführung des Käufers bei den Patienten: Hier kann z.B. geregelt werden, dass der Verkäufer nach Übergabe noch einige Monate mit dem Käufer zusammenarbeitet.
- Haftung für Verbindlichkeiten, die vor dem Übergabetermin entstanden, aber möglicherweise noch nicht bekannt sind.
- Übergang der Arbeitsverhältnisse.
- Rückforderungsansprüche von Krankenkasse, betreffend die Zeit vor Übergabe.
- Schicksal von Vergütungsansprüchen, die vor Übergabe entstanden, aber noch nicht abgerechnet sind.
- Wettbewerbsverbot für den Veräußerer.
- Haftung des Verkäufers für Sach- oder Rechtsmängel.
- Rechte des Käufers bei Sach- oder Rechtsmangel des Kaufgegenstands.

> **Praxistipp**
>
> Bei Kauf/Verkauf einer Praxis oder eine Praxisanteils sollten Sie weder als Käufer noch als Verkäufer an den Kosten für eine **Beratung durch einen Rechtsanwalt** oder **Unternehmensberater** sparen! Ein auf die konkreten Verhältnisse angepasster Vertrag kann beiden Seiten spätere Streitigkeiten, Ärger und Geldverlust ersparen.

10.5 Mitarbeiterübergang

Nach § 613a Absatz 1 BGB tritt im Falle der Betriebsnachfolge durch Rechtsgeschäft der neue Inhaber in die Rechte und Pflichten der zum Zeitpunkt des Betriebsübergangs bestehenden Arbeitsverhältnisse ein. Die bei **Betriebsübergang** geltenden Arbeitsbedingungen dürfen nicht vor Ablauf eines Jahres nach dem Zeitpunkt des Übergangs zum Nachteil der Arbeitnehmer geändert werden. Der bisherige Praxisinhaber haftet neben dem neuen Praxisinhaber als Gesamtschuldner, soweit die Verbindlichkeiten vor dem Zeitpunkt des Betriebsübergangs entstanden sind und vor Ablauf von einem Jahr nach dem Zeitpunkt des Betriebsübergangs fällig werden.

▶ Betriebsübergang: 1 Jahr Schutz für übernommene Mitarbeiter ·

■ Kündigungsverbot

Weder der bisherige Arbeitgeber noch der neue Betriebsinhaber dürfen **wegen des Übergangs** des Betriebs oder eines Betriebsteils ein Arbeitsverhältnis kündigen (§ 613a Absatz 4 BGB). Eine Kündigung aus anderen Gründen bleibt zulässig.

▶ Kündigungsverbot betrifft nicht Kündigung durch Arbeitnehmer

Nicht von dem in § 613a Absatz 4 BGB geregelten **Kündigungsverbot** umfasst sind **Eigenkündigung** des Arbeitnehmers oder **Aufhebungsvereinbarungen** zwischen Arbeitgeber und Arbeitnehmer.

■ **Widerspruchsrecht des Arbeitnehmers**

Der Arbeitnehmer kann dem Übergang des Arbeitsverhältnisses innerhalb eines Monats nach Zugang der Unterrichtung über den Betriebsübergang schriftlich widersprechen. Der **Widerspruch** kann gegenüber dem bisherigen Arbeitgeber oder dem neuen Inhaber erklärt werden (§ 613a Absatz 6 BGB).

■ **Unterrichtungspflichten der Arbeitgeber**

Der bisherige und der neue Betriebsinhaber sind verpflichtet, die von einem Betriebsübergang betroffenen **Arbeitnehmer** über nachfolgende Punkte **schriftlich** zu unterrichten (§ 613a Absatz 5 BGB):

- Bereits bekannter oder geplanter **Zeitpunkt des Übergangs**: Unterrichtet werden muss entweder über den **kalendermäßigen Stichtag** für den Betriebsübergang, oder falls der Zeitpunkt des Übergangs von dem Eintritt einer Bedingung abhängig ist, z.B. Vorlage einer behördlichen Zustimmung, über die **Bedingung** sowie deren voraussichtlichen Eintritt.
- **Grund** des Übergangs: Hier werden Informationen erwartet über das Motiv und den Rechtsgrund der Übertragung.
- Rechtliche, wirtschaftliche und soziale **Folgen** des Übergangs für den Arbeitnehmer.
- Beabsichtigte **Maßnahmen** hinsichtlich der Arbeitnehmer: Erwartet werden Informationen beispielsweise über notwendig werdende Weiterbildungsmaßnahmen im Zusammenhang mit der Betriebsübernahme, geplante Änderungen z.B. in den Leistungsangeboten sowie andere Maßnahmen, die die berufliche Entwicklung der Arbeitnehmer betreffen.

10.6   Steuerliche Fragen

Steuerliche Fragen im direkten Zusammenhang mit dem Praxisverkauf stellen sich eigentlich nur dem Verkäufer. Erzielt der Verkäufer durch den Verkauf der Praxis oder eines Praxisanteils einen **Veräußerungsgewinn**, dann hat er diesen zu versteuern und hierfür **Einkommensteuer** zu zahlen.

▶ Veräußerungsgewinn

Ein **Veräußerungsgewinn** entsteht immer dann, wenn zwischen den Buchwerten in der Jahresendabrechnung des Verkäufers und den tatsächlich erzielten Erlösen eine Differenz besteht. Die Differenz ist dann zu versteuern. Ist der Erlös geringer als der Buchwert, entsteht ein **Veräußerungsverlust**.

Beispiel

Die Werkbank des Ergotherapeuten Anders steht in den Buchhaltungsunterlagen mit

- **1 €**; sie ist steuerlich abgeschrieben. Der Käufer zahlt an Ergotherapeut Anders für die Werkbank 125 €.
  → Es entsteht ein **Veräußerungsgewinn** von 124 €.
- **500 €**; sie ist erst in 2 Jahren abgeschrieben. Die Werkbank ist aber leider schon ziemlich abgenutzt. Der Käufer will daher an Ergotherapeut Anders nur 100 € zahlen.
  → Es entsteht ein **Veräußerungsverlust** von 400 €.

Ein Veräußerungsgewinn entsteht auch bei der Veräußerung des Goodwill. Der für den **Goodwill** vom Käufer gezahlte Betrag ist in voller Höhe zu versteuern.

> **Praxistipp**
>
> Als **Verkäufer** sollten Sie sich bei seinem Rechtsanwalt oder Steuerberater erkundigen,
> - in welcher Höhe voraussichtlich für den Veräußerungsgewinn Steuern zu zahlen sind,
> - ob es Freibeträge gibt, und
> - wenn ja, unter welchen Voraussetzungen diese gewährt werden.

10.7 Versicherungen

Für die zu verkaufende Praxis bestehen zum Zeitpunkt des Verkaufs bzw. der Übergabe sicher eine ganze Reihe verschiedener Versicherungen. Der **Käufer** sollte im eigenen Interesse frühzeitig klären,
- welche praxisbezogenen Versicherungen bestehen,
- welche Risiken hierdurch abgesichert sind,
- ob diese Versicherungen von ihm weitergeführt werden können oder sogar müssen,
- wie hoch die Versicherungsbeiträge sind.

Persönliche Versicherungen des Verkäufers sind von einem Verkauf der Praxis grundsätzlich nicht betroffen.
Welche Versicherungszweige es gibt, lesen Sie bitte in ► Kap. 13.

10.8 Werbung und Marketing

Auch als Therapeut muss man seine Person und seine Dienstleistungen vermarkten, um die Patienten – gerade bei Gründung einer Praxis – auf sich aufmerksam zu machen. Dies geschieht im Rahmen des Zulässigen durch Werbung und durch Marketing (lesen Sie hierzu ► Kap. 14).

10.9 Wertermittlung

Es gilt der **Grundsatz**, dass sich die Investition rechnen muss. Sie rechnet sich nicht, wenn der zu zahlende Kaufpreis zu hoch ist. Nun prallen gerade bei der **Festlegung des Kaufpreises** die unterschiedlichen Interessen von Käufer und Verkäufer ganz massiv aufeinander:

► Kaufpreis ist der häufigste Streitpunkt

- Der **Verkäufer** will einen möglichst hohen Kaufpreis erzielen.
  Er hat die Praxis aufgebaut und über viele Jahre erfolgreich geführt. Diese Arbeit will er bezahlt haben. Darüber hinaus ist in den meisten Fällen die Praxis bzw. ihr Wert Bestandteil der Alterssicherung des Verkäufers. Der Verkäufer will mit dem Kaufpreis dann seinen Ruhestand finanzieren oder zumindest die Lücken bei der Rente decken.
- Der **Käufer** will so wenig wie möglich für die Praxis zahlen.
  In den meisten Fällen plant ein Käufer einer Praxis Veränderungen, z.B. durch Renovierung, Anschaffung neuer Geräte, für die er Geld aufwenden muss. Außerdem kann er trotz guter Umsätze der Praxis in der Vergangen-

heit nicht sicher sein, dass dies so bleibt. Gesetzliche Änderungen z.B. im Bereich des Heilmittelkatalogs oder der Heilmittelrichtlinien können zu Umsatzeinbußen führen, Patienten können aus anderen Gründen ausbleiben. Die Finanzierung für den zu zahlenden Kaufpreis läuft aber trotzdem weiter.

Von diesen beiden Positionen aus werden die **Verhandlungen** geführt. Jede Partei macht sich zunächst ihre eigenen Vorstellungen vom Wert der Praxis. Beim Verkäufer beruhen diese auf der Erfahrung der letzten Jahre, beim Käufer auf den vom Verkäufer genannten Zahlen.

Die **Zahlen** können stammen aus:

- Buchhaltung des Verkäufers.
- Auswertung der Praxisunterlagen durch den Steuerberater des Verkäufers.

Diese Zahlen geben aber nicht unbedingt den **wirklichen Wert des Unternehmens** wieder. Für die **Ermittlung eines Unternehmenswerts** gibt es – leider – viele unterschiedliche Methoden. Nur in wenigen Fällen gibt es für die zum Verkauf stehende Praxis schon eine **Unternehmensbewertung**. Eine solche ist außer in den Fällen des Praxisverkaufs z.B. noch erforderlich bei:

- Zugewinnausgleichsverfahren bei einer Ehescheidung,
- Gründung einer Zugewinngemeinschaft, wenn bei Heirat einer der Ehepartner Praxiseigentümer ist,
- Begründung oder Auflösung einer Praxisgemeinschaft oder Gemeinschaftspraxis,
- erbrechtlichen Auseinandersetzungen nach dem Tod des/eines Praxis(mit-) eigentümers,
- Prüfung der Kreditwürdigkeit durch Banken.

Die Unternehmensbewertung erfolgt mittels **Gutachten**, das z.B. von einem Unternehmensberater, Steuerberater oder Rechtsanwalt erstellt werden kann.

▶ Keine verbindlichen Richtlinien für die Wertermittlung einer Heilmittelerbringerpraxis

🚫 Es gibt **keine verbindlichen Richtlinien** und Regeln für die Wertermittlung einer Heilmittelerbringerpraxis. Für die Wertermittlung von Arztpraxen gibt es eine Richtlinie von der Bundesärztekammer. Diese Richtlinie ist aber auf die Praxis eines Ergotherapeuten, Logopäden, Physiotherapeuten oder Heilpraktikers nicht übertragbar.

Praxistipp

Suchen Sie sich einen auf Heilmittelerbringer **spezialisierten Unternehmensberater oder Anwalt**, der Sie bei der Wertermittlung Ihrer Praxis unterstützt und/oder Ihnen ein Wertgutachten erstellt.

Die wichtigsten in einem Wertgutachten verwendeten Begriffe und ihre Bedeutung werden nachfolgend vorgestellt.

- **Praxiswert (Goodwill)**

Der Verkäufer hat durch seine Arbeit einen **Praxiswert** (Goodwill) geschaffen, den er an den Käufer veräußert. Im Therapiebereich ist der Praxiswert sehr stark mit der **Person des Therapeuten** verknüpft – im Gegensatz z.B. zu einer Bäckerei. Hier ist der Firmenwert mit den Produkten und der Qualität verknüpft:

- Bei **sehr kleinen Praxen** verflüchtigt sich der Praxiswert wegen dieser Personengebundenheit sehr schnell. Mit jedem Jahr, das der Käufer selbst in der Praxis arbeitet, wird der alte – gekaufte – Praxiswert durch einen neuen – vom Käufer geschaffenen – Praxiswert ersetzt. In der Regel verflüchtigt sich der bei Kauf vorhandene Praxiswert in 2–5 Jahren.

- In **größeren Praxen** mit mehreren behandelnden Therapeuten ist der Praxiswert nicht nur mit dem Praxisinhaber verknüpft, sondern mit allen Therapeuten. Dieser Praxiswert verflüchtigt sich daher nicht oder zumindest nicht so schnell, weil er nicht an der Person des Inhabers hängt.

Der Goodwill einer Praxis setzt sich in erster Linie zusammen aus dem **Wert des Patientenstamms** sowie der grundsätzlichen Möglichkeit, hieraus **Umsätze** zu erwirtschaften. Wenn man davon ausgeht, dass der schon einmal behandelte Patient wiederkommt und auch in Zukunft Leistungen der Praxis in Anspruch nimmt, die dann vergütet werden, garantiert der Patientenstamm – vereinfacht ausgedrückt – **zukünftige Erträge**. Der **Barwert** dieser zukünftigen Erträge ist der Goodwill der Praxis. Anhaltspunkte für den Wert des Goodwill bieten die Zahlen der Vergangenheit.

▶ Wert des Patientenstamms wichtig

🛇 Soll der Goodwill durch die **Übergabe der Patientenkartei** erfolgen, ist hierzu die **Zustimmung des Patienten** erforderlich! Die Weitergabe von Patientendaten ohne ausdrückliche Genehmigung des Patienten ist nach § 203 StGB **strafbar** (Schweigepflicht) und daher nach § 134 BGB (Verstoß gegen ein gesetzliches Verbot) **nichtig** (BGH vom 23.06.1993, VIII ZR 226/92)!

Die **unberechtigte Weitergabe** von Patientendaten durch eine Kartei (egal ob in Papierform oder elektronischer Form) kann zur Nichtigkeit des Übergabevertrags führen. Eine **Genehmigung des Patienten** setzt voraus, dass dieser weiß, dass seine Daten weitergegeben werden sollen, und er der Weitergabe ausdrücklich zustimmt!

Unter dem Gesichtspunkt der berechtigten Wahrnehmung eigener Interessen ist die **gerichtliche Geltendmachung einer Honorarforderung** gegen einen säumigen Patienten erlaubt. Dabei darf sich der Therapeut auch der Hilfe eines Rechtsanwalts bedienen, und zwar unabhängig davon, ob vor dem anzurufenden Gericht Anwaltszwang herrscht oder nicht. In diesem Zusammenhang ist grundsätzlich auch die **Offenbarung von Behandlungsdaten** gerechtfertigt, um die Klage schlüssig zu begründen und etwaigen Einwendungen zu begegnen. Einer **Zustimmung des Patienten** zur Weitergabe der Behandlungsdaten – an den Rechtsanwalt – bedarf es also **nicht** (so BGH vom 23.06.1993, VIII ZR 226/92).

▶ Vorsicht bei Weitergabe von Patientendaten

Am besten gelingt die Überleitung des Goodwills vom Verkäufer auf den Käufer, wenn beide mindestens **6 Monate** in der übernehmenden Praxis zusammenarbeiten. Der Patient kann in dieser Zeit den neuen Praxisinhaber kennenlernen, sich mit einer Behandlung durch ihn einverstanden erklären und dabei gefragt werden, ob die Patientenkarte übergehen kann. Ist eine **Zusammenarbeit** nicht möglich, muss der Käufer alle Patienten von der Praxisübernahme unterrichten und um Zustimmung zur Übertragung der Kartei bitten.

■ Substanzwert

❯ Grundsätzlich gehören zum **Substanzwert:**

  ▬ Einrichtungsgegenstände,

  ▬ Kassenbestand,

  ▬ Forderungen an Dritte.

In einer Praxis ist eine Vielzahl von Einrichtungsgegenständen vorhanden, die der Käufer auch übernehmen soll. Der Verkäufer möchte für diese **Einrichtungsgegenstände** einen angemessenen Gegenwert.

▶ Reproduktionswert und Wiederbeschaffungswert

Der Substanzwert ist nicht identisch mit dem Wiederbeschaffungswert **(Reproduktionswert)**. Der **Wiederbeschaffungswert** entspricht dem Betrag, den man aufwenden muss, um eine Sache neu anzuschaffen. Der Reproduktionswert ist höher als der Substanzwert.

Beispiel

In der zum Verkauf stehenden Physiotherapiepraxis befinden sich u.a. drei 10 Jahre alte Behandlungsliegen und eine 3 Jahre alte Wartezimmereinrichtung.

  Bei **Ersatzanschaffung** dieser gebrauchten Gegenstände wären folgende Beträge zu zahlen:

  ▬ 1 Behandlungsliege   2.000 €

  ▬ Gesamteinrichtung Wartezimmer   3.000 €

     → Der **Wiederbeschaffungswert** (Reproduktionswert) für die
     genannten (neuen) Gegenstände liegt bei   9.000 €.

Der Substanzwert gibt den **Wert der Gegenstände zum Zeitpunkt des Verkaufs** wieder. Der **Substanzwert** kann aus verschiedenen Werten abgeleitet werden.

■■ Buchwert der Gegenstände in der Bilanz

▶ Buchwert

Für den Praxisbetrieb angeschaffte Gegenstände können als Betriebsausgaben berücksichtigt werden. Allerdings kann der Anschaffungspreis – sofern es sich nicht um ein geringwertiges Wirtschaftsgut handelt – im Jahr der Anschaffung nicht in voller Höhe abgezogen, sondern muss auf mehrere Wirtschaftsjahre verteilt werden. Diesen Vorgang nennt man **Abschreibung für Abnutzung (AfA)**. Über welchen Zeitraum ein Gegenstand abzuschreiben ist, ergibt sich aus sog. amtlichen AfA-Listen.

■■ Neuwert

▶ Neuwert

Der Neuwert vermindert sich jährlich um den **Abschreibungsbetrag**. Dies hat zur Folge, dass der Gegenstand am Ende der Abschreibungszeit mit einem Buchwert von 1 € in den Büchern steht, wenn er dann immer noch in der Praxis genutzt wird.

Beispiel

Ergotherapeutin Hellen Frei hat vor 2 Jahren für die Praxis einen Holzofen zum Preis von 5.000 € erworben. Diesen will sie dem potenziellen Käufer mitverkaufen.

  → Öfen werden über eine Dauer von 10 Jahren abgeschrieben. Der Abschreibungsbetrag pro Jahr beträgt daher 500 €. Nach 2 Jahren steht der Ofen mit einem Buchwert von 4.000 € in den Büchern von Ergotherapeutin Frei. Dieser Wert könnte als **Substanzwert** herangezogen werden.

Nachteil dieser Methode: Alle Gegenstände, die schon voll abgeschrieben sind, aber weiterhin in der Praxis benutzt werden, haben einen Buchwert von 1 €. Der Verkäufer wird sicher nicht damit einverstanden sein, dass er für alle diese

Gegenstände jeweils nur diesen Betrag erhält. Er wird einen höheren Preis verlangen.

■■ Zeitwert

Als Zeitwert bezeichnet man den Preis, der erzielt wird, wenn man den Gegenstand auf dem **freien Markt** veräußert. Er ist bei vielen steuerlich abgeschriebenen Gegenständen höher als der Buchwert. Der Verkäufer wird versuchen, den Zeitwert bei vielen Gegenständen als Kaufpreis durchzusetzen. Ob der Käufer bereit ist, den Zeitwert zu zahlen, muss er im Zweifel bei jedem Gegenstand entscheiden.

▶ Zeitwert häufig höher als Buchwert

Beispiel
Physiotherapeut Klein hat einen Firmenwagen, der von den Mitarbeitern für Hausbesuche genutzt wird. Das Auto ist 6 Jahre alt, hat erst 45.000 km, ist aber schon auf 1 € abgeschrieben.
→ In diesem Fall dürfte der Zeitwert auf jeden Fall über 1 € liegen. Physiotherapeut Klein wird daher den **Zeitwert** als Kaufpreis ansetzen wollen.

■ Geld- oder Forderungswert

Wenn die Praxis eines Heilmittelerbringers auf einen anderen übergeht, sind in der Regel **die bis zu diesem Zeitpunkt erbrachten Leistungen** noch nicht gegenüber den Krankenkassen abgerechnet. Ein Teil der bis zur Übergabe erbrachten Leistungen wird abgerechnet werden können, weil alle verordneten Behandlungen erbracht sind. Ein anderer Teil der bis zur Übergabe erbrachten Leistungen wird noch nicht abgerechnet werden können, weil noch nicht alle verordneten Behandlungen erbracht sind. Im

▶ Bis zur Übergabe erbrachte Leistungen

- **ersten Fall** kann der Verkäufer die Rezepte gegenüber den Krankenkassen noch selbst abrechnen;
- **zweiten Fall** nimmt der neue Praxisinhaber die Abrechnung gegenüber den Krankenkassen vor.

Die Vergütung für bis zum Übergabezeitpunkt vom Verkäufer erbrachte Behandlung steht aber dem Verkäufer zu. Dieser wird daher ein Interesse daran haben, dass dieser Wert beim Kaufpreis angemessen berücksichtigt wird. Hierzu gibt es grundsätzlich zwei **Methoden**:

▶ Berechnungsmethoden für Forderungswert

- Es werden alle vom Verkäufer bis zur Übergabe erbrachten Leistungen **einzeln** erfasst und die Einzelvergütungssätze zugeordnet. Die **Summe aller Einzelvergütungssätze** entspricht der dem Verkäufer zustehenden Vergütung.
- Es wird auf die **durchschnittlichen** Forderungen des Verkäufers gegen die Krankenkassen aus den vergangenen 12 Monaten zurückgegriffen. Aus den sich ergebenden Ertragszahlen wird ein **Durchschnittswert** gebildet.

Käufer und Verkäufer müssen sich einigen, nach welcher Methode der Forderungswert ermittelt werden soll.

■ Übergewinn

Übergewinn ist der **Betrag**, der verbleibt, wenn von den Einkünften der Praxis die laufenden Praxiskosten und der Unternehmerlohn abgezogen wurden. Die laufenden Kosten der Praxis bestehen z.B. aus Miete, Strom, Wasser, Personalkosten, Anschaffungen. Nicht alle Praxiswertermittlungen rechnen mit einem Übergewinn. Wird der Begriff jedoch verwendet, bezeichnet er den **Gewinn**, den der Praxisinhaber erzielt, weil er z.B.

▶ Gewinn

- mehrere Mitarbeiter beschäftigt, die er angemessen entlohnt, und die im Gegenzug für einen dauerhaften Patientenstamm sorgen,

␣␣␣ eine Vielzahl von Privatpatienten behandelt,
␣␣␣ einen günstigen Mietvertrag abgeschlossen hat.

Arbeitet ein Praxisinhaber alleine, ohne Mitarbeiter und hat er zusätzlich noch hohe laufende Praxiskosten, wird nach Abzug eines angemessenen Unternehmerlohns in vielen Fällen kein oder nur ein geringer Übergewinn verbleiben.

Beispiel

Ergotherapeutin Marianne Lemke wird in ihrer Arbeit von zwei Vollzeitbeschäftigten unterstützt. Der Gesamtumsatz der Praxis beträgt jährlich 200.000 €. Nach Abzug der laufenden Praxiskosten inklusive der Vergütungen für die Mitarbeiter verbleiben 70.000 €. Hiervon noch abzuziehen ist ein angemessener Unternehmerlohn für Ergotherapeutin Lemke von 50.000 €.

→ Die verbleibenden 20.000 € sind der **Übergewinn**.

Wegen des ungenauen Begriffs **angemessener Unternehmerlohn** kann die Berechnung des Übergewinns nie genau sein. Denn welchen Lohn ein Unternehmer als angemessen ansieht, ist sehr subjektiv.

10.10 Zulassung

Bei einem Wechsel des Praxisinhabers ist eine **Neuzulassung** erforderlich, da die Zulassungen **personengebunden** sind. Der Käufer muss seine Zulassung bei den Krankenkassen beantragen; der Verkäufer muss anzeigen, dass er die Zulassung aufgibt. (Zu den Einzelheiten der Zulassung lesen Sie bitte ▶ Kap. 15.)

▶ Mindestanforderungen an Praxisräume und Praxisausstattung

Probleme kann es unter Umständen geben, wenn sich zwischen dem Zeitpunkt der Zulassung des Verkäufers und dem Zeitpunkt der Zulassung des Käufers die **Mindestanforderungen an Praxisräume und Praxisausstattung** geändert haben. Um böse Überraschungen zu vermeiden, sollte der Käufer schon bei den Verhandlungen mit dem Verkäufer klären, ob die Praxisräume den aktuellen räumlichen Anforderungen an die Zulassung genügen, und ob die für die Zulassung erforderliche Praxisausstattung vorhanden ist.

▶ Bestandsschutz

Möglich ist auch **folgender Weg**: Der Verkäufer nimmt den Käufer in die Praxis auf; es wird also lediglich ein Teil der Praxis verkauft. Die Praxiszulassung bleibt unter dem Gesichtspunkt des Bestandsschutzes erhalten. Zu einem späteren Zeitpunkt übernimmt der Käufer die Praxis insgesamt, der Verkäufer scheidet aus. Es greift wiederum der **Bestandsschutz**.

❗ Teilweise wird dieses **Modell** von den Krankenkassen nicht akzeptiert. Die **Aufnahme eines Partners** wird wie eine Neuzulassung gewertet. Das heißt, die Krankenkassen bestehen auf der Einhaltung der zur Zeit der Aufnahme des Partners geltenden räumlichen Anforderungen.

Praxistipp

Bestehen Sie als Käufer auf einem **Rücktrittsrecht** für den Fall, dass Ihnen die Zulassung verweigert wird. Eine entsprechende **Klausel** im Vertrag kann z.B. so **formuliert** sein:

»Der Käufer ist berechtigt, vom Vertrag zurückzutreten, wenn die Praxisräume den Anforderungen einer Neuzulassung nicht genügen.«

11 Privatpatienten

»Ist der Patient geheilt, so vergisst er die heilende Hand.« (Aus Ägypten)

11.1   Behandlungsvertrag

Ist ein Patient nicht in einer gesetzlichen Krankenkasse, sonder bei einer privaten Krankenversicherung versichert, gelten für ihn die Vorschriften des Sozialgesetzbuches V (SGB V) nicht. Seine **Beziehung** zu seinem Krankenversicherer richtet sich nach

▶ Versicherungsvertrag regelt den Behandlungsumfang

- dem Versicherungsvertragsgesetz (VVG),
- dem abgeschlossenen Versicherungsvertrag und
- den dazu gehörenden Versicherungsbedingungen.

❗ Bei Privatpatienten besteht eine **Rechtsbeziehung nur zwischen Praxis und Privatpatient.** Eine rechtliche Beziehung zwischen der Praxis und der privaten Krankenversicherung besteht nicht. Die Vertragsbedingungen zwischen dem Privatpatienten und seiner privaten Krankenversicherung müssen den Therapeuten daher grundsätzlich nicht interessieren.

▶ Erstattung berührt nicht die Zahlungspflicht

Zwischen dem privat versicherten Patienten und der Praxis kommt ein **Behandlungsvertrag** zustande (lesen Sie hierzu bitte ▶ Kap. 5.2 und 8.1). Auf der Grundlage dieses Behandlungsvertrags erbringt der Therapeut seine Leistungen und rechnet diese gegenüber dem Privatpatienten selbst ab. Der Privatpatient ist aufgrund des Behandlungsvertrags zur Begleichung der Rechnung verpflichtet. Ob und in welchem Umfang der Privatpatient von seiner privaten Krankenversicherung (und/oder bei Beamten von der Beihilfestelle) eine Erstattung erhält, ist für diese Zahlungspflicht unerheblich.

▪ Anspruch auf Rezept

▶ Musterbedingungen sind Beispiel für derzeit angewandte Versicherungsbedingungen

Ob ein Privatpatient Anspruch auf eine ärztliche Verordnung hat, richtet sich nicht nach den Vorschriften des Sozialgesetzbuches, sondern allein nach den vertraglichen Regelungen zwischen Privatpatient und seiner privaten Krankenversicherung. Die neuen **Musterbedingungen 2009 (MB/KK)** gelten ab dem 1. Januar 2009 für Versicherungsverträge der privaten Krankenversicherung, die ab diesem Zeitpunkt geschlossen werden, ebenso wie für Altverträge. Sie ersetzen die bisherigen Musterbedingungen.

> **Praxistipp**
>
> Die **Musterbedingungen** können Sie nachlesen auf der Homepage des PKV-Verbands der privaten Krankenversicherung e.V. unter www.pkv.de/recht/musterbedingungen.

Nach § 1 Absatz 1 Satz 1 der MB/KK besteht Versicherungsschutz für Krankheiten, Unfälle und andere im Vertrag genannte Ereignisse. **Versicherungsfall** ist die medizinisch notwendige Heilbehandlung einer versicherten Person wegen Krankheit oder Unfallfolgen (§ 1 Absatz 2 MB/KK).

▶ Nur Anspruch auf medizinisch notwendige Heilbehandlung
▶ Auch Heilpraktikerbehandlungen werden bezahlt

Wie bei den gesetzlich versicherten Patienten haben auch privat Versicherte nur Anspruch auf eine **medizinisch notwendige Heilbehandlung.**

Die Leistungspflicht des privaten Krankenversicherers setzt – auch bei den Heilmitteln – eine **ärztliche Verordnung** voraus (§ 4 Absatz 3 MB/KK). Soweit die Tarifbedingungen nichts anderes bestimmen, dürfen Heilpraktiker im Sinne des deutschen Heilpraktikergesetzes in Anspruch genommen werden (§ 4 Absatz 2 Satz 2 MB/KK). Daher kann auch eine von einem **Heilpraktiker** ausgestellte Verordnung eine Zahlungspflicht des privaten Krankenversicherers auslösen.

Hält der den Privatpatienten behandelnde Arzt oder Heilpraktiker eine Behandlung bei einem Therapeuten für notwendig, hat der Patient Anspruch auf ein Rezept.

> ❯ Kommt ein Privatpatient **ohne ärztliche Verordnung**, weisen Sie ihn darauf hin, dass er Probleme bei der Abrechnung mit seiner privaten Krankenversicherung bekommt. Denn als medizinisch notwendige Heilbehandlung im Sinne der Versicherungsbedingungen gilt nur eine von einem Arzt mittels Rezept verordnete. **Der Therapeut darf ohne Rezept nicht behandeln – auch nicht einen (kranken) Privatpatienten** (lesen Sie hierzu bitte ▶ Kap. 8.2)!

■ Vertragliche Leistungsbegrenzung

Die private Krankenversicherung darf durch eine einfache Vertragsklausel **Behandlungsarten nicht eingrenzen**.

Beispiel

Eine private Krankenversicherung vereinbart mit dem Patienten im **Vertrag**: »Die Leistung des Versicherers für ergotherapeutische Leistungen ist während der Laufzeit des Vertrags auf 30 Behandlungen beschränkt.«

Derartige Klauseln hat der Bundesgerichtshof für **ungültig** erklärt, weil sie den Vertragspartner unangemessen benachteiligen und deshalb gegen die gesetzlichen Bestimmungen zu allgemeinen Geschäftsbedingungen verstoßen (BGH vom 17.03.1999, Az. IV ZR137/98).

Zulässig ist aber die Vereinbarung eines sog. **Selbsthalts**. Derartige Vereinbarungen regeln, dass der Patient pro Kalenderjahr einen genau bestimmten Prozentsatz oder einen betragsmäßig bestimmten Anteil an den Krankheitskosten selbst tragen muss. Hat der Privatpatient mit seinem Versicherer eine derartige Vereinbarung getroffen, bekommt er von dort keinen vollen Ersatz der Behandlungskosten.

▶ Selbsthalt kann vereinbart sein

Beispiel

Patient Mögg hat mit seiner privaten Krankenversicherung einen jährlichen Selbstbehalt von 1.000 € vereinbart. Die Behandlung bei Therapeut Bauer im Jahr 2010 kostet 897 €.

→ Die Behandlungskosten liegen **unter dem Selbstbehalt**. Nur wenn Patient Mögg mit weiteren Behandlungskosten im Jahr 2010 den Selbstbehalt von 1.000 € schon erreicht hat, kann er die Rechnung seines Therapeuten der Krankenversicherung zur Erstattung vorlegen.

Der Patient ist nicht verpflichtet, dem Therapeuten **Auskunft** über seinen Krankenversicherungsvertrag zu geben. Der Therapeut benötigt diese Angaben auch nicht, da sein Vertragspartner der Patient und nicht dessen Krankenversicherung ist.

▶ Therapeut hat kein Auskunftsrecht

■ Abrechnungshöhe

Auch die privaten Krankenversicherer müssen sparen und prüfen daher die von ihren Versicherten eingereichten Abrechnungen genau. Nach § 5 Absatz 2 MB/KK sind die Krankenversicherer berechtigt, ihre Leistungen auf einen **angemessenen Betrag** herabzusetzen, wenn eine Heilbehandlung oder sonstige Maßnahmen, für die Leistungen vereinbart sind, das medizinisch notwendige Maß übersteigen. Ob dies der Fall ist, hängt von den Umständen des konkreten Einzelfalls ab. Das medizinisch notwendige Maß muss aber nicht allein schon des-

▶ Kürzung auf angemessenen Betrag ist erlaubt

halb überschritten sein, weil der berechnete Preis über den Gebührentabellen der gesetzlichen Krankenkasse liegt. Denn eine unterschiedliche Vergütungshöhe bei der Behandlung von Kassen- und Privatpatienten ist im Gesundheitswesen (noch) üblich und beruht grundsätzlich auf der grundverschiedenen Tarif- und Leistungsstruktur in der privaten und gesetzlichen Krankenversicherung (OLG Karlsruhe vom 06.12.1995, Az. 13 U 281/93). Reduzieren kann eine private Krankenversicherung dennoch, und zwar auf die »üblichen Preise«. Welche Preise bei Privatpatienten im Bereich des Üblichen liegen, kann daher regional verschieden sein.

> **Praxistipp**
>
> Probleme bei der Abrechnung mit der privaten Krankenkasse lassen sich vermeiden, wenn der privat Versicherte **vor Aufnahme der Behandlung mit seiner Versicherung abklärt**, mit welchen Preisen die verordneten Behandlungen maximal vergütet werden.

■ **Schriftlicher Behandlungsvertrag zur Vermeidung von Streitigkeiten**

▶ Behandlungsvertrag gilt auch mündlich, Schriftform vermeidet aber Streit

Der Behandlungsvertrag ist an keine besondere Form gebunden, d.h., auch ein mündlich geschlossener Behandlungsvertrag ist in vollem Umfang wirksam. Trotzdem ist der Abschluss eines **schriftlichen Behandlungsvertrags** zu empfehlen, um Streitigkeiten besonders um die Höhe der abgerechneten Vergütung zu vermeiden. Der Behandlungsvertrag ist vor Aufnahme der ersten Behandlung zu schließen. Die **Formulierung** für einen Behandlungsvertrag ist dem Mustervertrag zu entnehmen.

11

Muster für einen Behandlungsvertrag

Zwischen

Praxis ......, Anschrift ......

– im Folgenden **Praxis** genannt –

und

Patient/Patientin Herrn/Frau ......, Anschrift: ......

– im Folgenden **Patient** genannt –

wird ein Behandlungsvertrag über die Durchführung der nachfolgend näher bezeichneten Behandlungen geschlossen:

Dem Patienten wurden mit Rezept vom ..., ausgestellt am ..., folgende Therapien verordnet:

Therapie ...	Anzahl ...
Therapie ...	Anzahl ...
Therapie ...	Anzahl ...

Für die Durchführung der verordneten Therapien vereinbaren Patient und Praxis eine Vergütung pro Behandlung von ... €.

Der Patient verpflichtet sich, die vereinbarte Vergütung auch zu zahlen, wenn diese nicht oder nur teilweise von seiner Krankenversicherung und/oder Erstattungsstelle/Beihilfestelle erstattet wird.

Die Vergütung ist unabhängig von einer Erstattung durch die Krankenversicherung und/oder Erstattungsstelle/Beihilfestelle sofort nach Rechnungserhalt fällig.

Ort, Datum ......

Unterschrift Praxis ....   Unterschrift Patient ....

Sie können im Behandlungsvertrag noch weitere Regelungen, z.B. zu Hausbesuchen, Fahrtkostenerstattung, Kosten für Beratungen, Erstellung von Berichten usw. treffen. Regeln Sie alle Punkte, die im konkreten Behandlungsfall relevant sind.

11.2   Behandlungen ohne Rezept

Auch gegenüber privat versicherten Patienten sind (Heil-)Behandlungen ohne Rezept nicht ohne Weiteres möglich (lesen Sie bitte ▶ Kap. 8.2).

11.3   Datenschutz

Für Privatpatienten bestimmt sich der Datenschutz ausschließlich nach dem Bundesdatenschutzgesetz (lesen Sie bitte ▶ Kap. 8.3).

11.4   Rechnungsstellung

Die Abrechnung mit dem Privatpatienten erfolgt direkt mit diesem und nicht mit seiner privaten Krankenversicherung. Die Abrechnung erfolgt mittels **Rechnung**. Eine ordnungsgemäße Rechnung muss die in ▶ Übersicht 11.1 aufgeführten Angaben enthalten.

▶ Ordnungsgemäße Rechnung ist wichtig für Fälligkeit

Übersicht 11.1. Checkliste:
Angaben einer ordnungsgemäßen Rechnung

- Name und Anschrift des Rechnungsausstellers (Name der Praxis, bei Einzelfirma auch Name des Inhabers)
- Name und Anschrift des Rechnungsempfängers (Patienten)
- Ausstellungs-/Rechnungsdatum
- Erbrachte Leistungen, aufgeschlüsselt nach Art, Menge und Umfang
  Die im Einzelnen erbrachten Behandlungen sowie die hierfür zu zahlenden Vergütung sind nachvollziehbar (mit Behandlungsdatum, Behandlungsdauer, Preis für die konkrete Behandlung) auszuführen.
- Leistungszeit (Zeitraum, in dem die Behandlungen erbracht wurden)
- Rechnungsnummer
  Diese kann individuell gestaltet sein. Rechnungsnummern müssen durchlaufend vergeben werden. Das Finanzamt kann einen Nachweis darüber verlangen. Man sollte daher für das Finanzamt pro Kalenderjahr einen Ordner anlegen, der ausschließlich dem Nachweis der durchlaufenden Vergabe der Rechnungsnummern dient.
- Steuernummer oder Umsatzsteueridentifikationsnummer des Therapeuten
  Die vom Finanzamt erteilte Steuer- oder Umsatzsteueridentifikationsnummer (bei umsatzsteuerpflichtigen Therapeuten) ist auf der Rechnung anzugeben. Eine der beiden Nummern muss angegeben werden.

▼

Wird keine der beiden Nummern aufgeführt, kann ein Rechnungsempfänger keinen Vorsteuerabzug geltend machen. Ein derartiger Fall kann z.B. eintreten bei Maßnahmen im betrieblichen Gesundheitswesen, wenn der Therapeut in einem Betrieb seine Präventionsleistungen anbietet.

- ▬ Umsatzsteuer
  - Bei **umsatzsteuerpflichtigen** Leistungen ist der angewendete Steuersatz in % anzugeben. Die errechnete Umsatzsteuer ist gesondert auszuweisen.
  - Bei **nicht umsatzsteuerpflichtigen** Leistungen hat die Rechnung einen entsprechenden Hinweis zu enthalten, z.B.: »Die erbrachten physiotherapeutischen Leistungen sind nach § 4 Nr. 14 UStG von der Umsatzsteuer befreit.«

Die Rechnung ist auch ohne Unterschrift des Rechnungsstellers ordnungsgemäß und gültig.

Die Angabe eines Zahlungsziels ist nicht notwendig, aber zweckmäßig im Hinblick z.B. auf Verzugszinsen (lesen Sie bitte ▶ Kap. 8.5).

11.5   Zahlungsverzug

▶ Kein Zahlungsanspruch des Therapeuten gegen Versicherung

Vertragspartner des Therapeuten ist ausschließlich der Privatpatient. Zahlt dieser nicht, kann sich der Therapeut nicht an die Versicherung des Privatpatienten wenden, selbst wenn er alle notwendigen Daten hat. Denn der Therapeut hat **keinen Direktanspruch** gegen die Versicherung. Der Therapeut kann sich zwar grundsätzlich zur Sicherung seiner Ansprüche den Zahlungsanspruch des Versicherten abtreten lassen, in der Praxis ist dies jedoch eher unüblich.

Wie Sie gegen säumige Privatpatienten vorgehen können, lesen Sie bitte in ▶ Kap. 8.5.

12 Steuerrecht

»Steuern sind ein erlaubter Fall von Raub.**«** (Thomas von Aquin [1224–1274],
eigentlich Thomas Aquinas, italienischer Philosoph und Dominikanerpater)

Das gesamte deutsche Steuerrecht ist in zahlreichen verschiedenen Gesetzen geregelt und daher reichlich unübersichtlich. Im Folgenden werden nur **drei Steuergruppen** herausgegriffen. Die Ausführungen beschränken sich auf einen Überblick. Sie **ersetzen keine Steuerberatung** im konkreten Einzelfall.

12.1   Einkommensteuer/Lohnsteuer

Die **Einkommensteuer** wird auf alle Einnahmen eines Steuerpflichtigen erhoben. Die **Lohnsteuer** ist eine Unterart der Einkommensteuer, die nur von Arbeitnehmern im Wege des Lohnabzugsverfahrens erhoben wird. Einkommensteuer muss nur von natürlichen Personen gezahlt werden. Daher zahlt eine **GmbH** keine Einkommensteuer, der Geschäftsführer oder Gesellschafter einer GmbH aber doch.

[§ 2 Absatz 1 Einkommensteuergesetz (EstG)]

Der Einkommensteuer unterliegen:
1. Einkünfte aus Land- und Forstwirtschaft
2. Einkünfte aus Gewerbetrieb
3. Einkünfte aus selbstständiger Tätigkeit
4. Einkünfte aus nichtselbstständiger Tätigkeit
5. Einkünfte aus Kapitalvermögen
6. Einkünfte aus Vermietung und Verpachtung
7. Sonstige Einkünfte im Sinne des § 22 EStG

12.1.1 Angestellte Therapeuten

Die Vergütungen von Arbeitnehmern werden steuerrechtlich als **Einkünfte aus nichtselbstständiger Tätigkeit** bezeichnet.

Therapeuten, die in einem Arbeitsverhältnis stehen, sind **lohnsteuerpflichtig**, wenn sie mehr als 400 € monatlich verdienen. (Zu den lohnsteuerrechtlichen Besonderheiten bei Beschäftigen, die bis zu 400 € verdienen, lesen Sie bitte ► Kap. 1.11.)

Die Vorschriften zum Abzug der Lohnsteuer finden sich in den §§ 38 bis 42 f des Einkommensteuergesetzes. Die **Höhe der zu zahlenden Lohnsteuer** wird bestimmt von den der Höhe der gezahlten Bruttovergütung und von folgenden auf der Lohnsteuerkarte eingetragenen Fakten:

► Lohnsteuerklassen bestimmen Höhe der Steuer

- **Lohnsteuerklasse** (§ 38b EStG):
  Arbeitnehmer werden in Steuerklassen eingeteilt. In der Lohnsteuerklasse ist der **Familienstand** berücksichtigt. Es gibt insgesamt 6 Lohnteuerklassen. Die Lohnsteuerkarten werden von den Wohnsitzgemeinden ausgestellt (§ 39 EStG).
- Eingetragene **Kinder**:
  Für eingetragene Kinder werden Kinderfreibeträge berücksichtigt (§ 39a EStG).
- Eingetragene Freibeträge (§ 39a EStG).

Der **Arbeitgeber** ist verpflichtet,
- die auf der Lohnsteuerkarte eingetragenen Merkmale zu berücksichtigen,
- die auf die Bruttovergütung entfallende Lohnsteuer zu berechen,
- die berechnete Lohnsteuer einzubehalten und an das zuständige Finanzamt abzuführen,
- nach Beendigung des Kalenderjahres eine Lohnsteuerbescheinigung zu erstellen und auf elektronischem Weg an das Finanzamt zu übermitteln,

▬ wenn er mehr als 10 Arbeitnehmer beschäftigt – am Jahresende einen betrieblichen Lohnsteuerjahresausgleich durchzuführen (§ 42b EStG).

Der Arbeitgeber hat außerdem **Steuererklärungen** zur berechneten und abgeführten Lohnsteuer abzugeben. Die Häufigkeit der Abgabe – monatlich, vierteljährlich, jährlich – hängt von der Höhe der abzuführenden Lohnsteuer ab.

Der Arbeitnehmer selbst kann nach Ende des Kalenderjahres beim Finanzamt die Durchführung des Lohnsteuerjahresausgleichs oder – falls er noch weitere Einnahmen hat (z.B. Zinsen) – die Veranlagung zu Einkommensteuer beantragen.

12.1.2 Freie Mitarbeiter

Freie Mitarbeiter sind Selbstständige und daher unter dem Aspekt der Einkommensteuer wie diese zu behandeln (lesen Sie hierzu bitte ▶ Kap. 2 und 12.1.3).

12.1.3 Selbstständige

Selbstständige Therapeuten müssen ihre **Einkünfte aus selbstständiger Tätigkeit** versteuern. Diese Einkünfte unterliegen der Einkommensteuer.

[§ 18 Absatz 1 Ziffer 1 EStG]

Einkünfte aus selbstständiger Tätigkeit sind Einkünfte aus freiberuflicher Tätigkeit. Zu der freiberuflichen Tätigkeit gehören … die selbstständige Berufstätigkeit der … Heilpraktiker, …, Krankengymnasten, … und ähnlicher Berufe. Ein Angehöriger eines freien Berufes ist auch dann freiberuflich tätig, wenn er sich der Mithilfe fachlich vorgebildeter Arbeitskräfte bedient; Voraussetzung ist, dass er aufgrund eigener Fachkenntnisse leitend und eigenverantwortlich tätig wird. Eine Vertretung im Fall vorübergehender Verhinderung steht der Annahme einer leitenden und eigenverantwortlichen Tätigkeit nicht entgegen.

Beispiel

Physiotherapeut Bernd Meister hat folgende Pläne:
▬ Er stellt in seiner Praxis **weitere Physiotherapeuten** an:
  → Die Einnahmen, die die angestellten Physiotherapeuten erwirtschaften, führen bei Physiotherapeut Meister zu **Einkünften aus selbstständiger Tätigkeit**, denn er kann sie aufgrund eigener Fachkenntnisse überwachen und wird als Arbeitgeber leitend und eigenverantwortlich tätig.
▬ Er stellt einen **Podologen** an (im Rahmen einer Zulassungserweiterung) :
  → Die Einnahmen, die der Podologe erwirtschaftet, können **Einnahmen aus Gewerbebetrieb** sein, weil Physiotherapeut Meister die Tätigkeit des Podologen aufgrund eigener Kenntnisse nicht überwachen kann und als Arbeitgeber insoweit nicht leitend und eigenverantwortlich tätig werden kann.

🚫 Bei **Einstellung von Nichtfreiberuflern** als Praxismitarbeiter ist Vorsicht geboten! Diese kann unter Umständen eine **Gewerbesteuerpflicht** nach sich ziehen.

Hat der Therapeut neben den Einkünften aus selbstständiger Tätigkeit noch weitere Einkünfte – z.B. aus Vermietung und Verpachtung oder Kapitalvermögen – bilden diese Einkünfte zusammen mit den Einkünften aus selbstständiger Tätigkeit die **Gesamteinkünfte** des Therapeuten.

▶ Gesamteinkünfte für Besteuerung maßgebend

► Nur Gewinn ist Besteuerungsgrund-
lage

Bei einer selbstständigen Tätigkeit unterliegen nicht die gesamten Einnahmen während eines Kalenderjahres der Einkommensteuer, sondern nur der **Gewinn**. Dieser errechnet sich – ganz vereinfacht ausgedrückt – aus dem Überschuss der Einnahmen über die Ausgaben. Voraussetzung für die Ermittlung des Gewinns – oder in schlechten Jahren des Verlusts – ist eine **vollständige Verbuchung** aller betrieblich bedingten Einnahmen sowie aller betrieblich bedingten Ausgaben. Vereinfacht dargestellt wird der Gewinn der Praxis ermittelt wie in nachfolgendem Muster dargestellt.

Muster: Gewinnermittlung

Einnahmen für Behandlungen von
- Krankenkassen für gesetzlich Versicherte
- Unfallgenossenschaften
- Privatpatienten

sofern zutreffend: **Einnahmen** aus
- Rückzahlung zuviel gezahlter Mietnebenkosten
- Erstattungen bei Strom, Wasser

= Gesamteinkünfte
./. Betriebsausgaben für
- Abschreibung für Abnutzung (z.B. für Geräte, Praxisfahrzeug u.Ä.)
- Büromaterial
- Finanzierungskosten
- Fortbildungen
- Mieten
- Mitarbeiter (Bruttovergütungen+Arbeitgeberanteil zur Sozialversicherung)
- Praxisausstattung (z.B. Behandlungsliegen, Handtücher)
- Werbe- und Marketingkosten

= Gewinn (oder wenn die Ausgaben höher sind als die Einnahmen: Verlust)

Das **Einkommsteuergesetz (EStG)** enthält in den §§ 4 bis 9 zahlreiche Vorschriften zur Gewinnermittlung, die grundsätzlich für alle Einkunftsarten gelten.

Praxistipp

Das Steuerrecht ist kompliziert und zusätzlich noch ständigen Änderungen unterworfen, gerade im Bereich der **Abschreibung für Abnutzung**. Holen Sie daher fachkundigen Rat ein, welche steuerrechtlichen Möglichkeiten es gerade für Ihre Berufsgruppe gibt.

Ein selbstständiger Therapeut muss nach Ablauf des Kalenderjahres eine **Einkommensteuererklärung** für das abgelaufene Kalenderjahr bei dem für seinen Wohnsitz zuständigen Finanzamt abgeben.

► Monatliche oder vierteljährliche Vorauszahlungen auf die Steuerschuld

Das Finanzamt erhebt auf die voraussichtlich zu zahlende Einkommensteuer eines Selbstständigen während des laufenden Kalenderjahres **Vorauszahlungen**, die nach bzw. bei Erlass des Steuerbescheids mit der tatsächlichen Steuerschuld verrechnet werden. **Berechnungsgrundlage** für die Vorauszahlungen des Jahres, in dem der Steuerbescheid erlassen wird, und für die Folgejahre (bis zum Erlass eines weiteren Steuerbescheids) ist die Steuerschuld für das abgelaufene Steuerjahr. Im Jahr der Existenzgründung sind normalerweise keine Vorauszahlungen zu leisten. Die ersten Vorauszahlungen sind **nach dem Erlass des ersten Steuerbescheids** für die selbstständige Tätigkeit zu zahlen.

> **Praxistipp**
>
> Läuft Ihre Praxis im laufenden Jahr erheblich besser als im letzten, und führt dies voraussichtlich zu einem höheren Gewinn, dann bilden Sie **Rücklagen** für die Zahlung der höheren Einkommensteuer. Bedenken Sie, dass Sie in einem solchen Fall mit Ihren Vorauszahlungen Ihre Steuerschuld nur zum Teil begleichen.

■ **Besonderheiten bei Gesellschaften**

Wird die therapeutische Tätigkeit **nicht im Rahmen einer Einzelpraxis** ausgeübt, kann der auf den einzelnen Therapeuten entfallende Gewinn in einem gesonderten Verfahren vom Finanzamt, das für den Sitz der Praxis zuständig ist, festgestellt werden (§ 180 AO, Abgabenordnung). Dieser **Feststellungsbescheid** gibt für jeden einzelnen an der Praxis beteiligten Gesellschafter seinen Gewinnanteil wieder. Er ist dann maßgebend für die von jedem Gesellschafter in seiner persönlichen Einkommensteuererklärung anzugebenden Einkünfte aus selbstständiger Tätigkeit.

▶ Feststellungsbescheid bei Gesellschaften für Gewinnverteilung

■ **Einkünfte aus Vermietung und Verpachtung**

Einkünfte aus Vermietung und Verpachtung können z.B. anfallen, wenn

– ein Therapeut in seinem Privatvermögen eine **Eigentumswohnung** hat, die er nicht selbst bewohnt, sondern vermietet;

– ein Therapeut seine Praxisräume am Wochenende **externen Anbietern** für Vorträge zur Verfügung stellt und hierfür ein Entgelt erhält.

12.2 Gewerbesteuer

> **[§ 2 GewStG Steuergegenstand (Auszug)]**
>
> 1. Der Gewerbesteuer unterliegt jeder stehende Gewerbebetrieb, soweit er im Inland betrieben wird. Unter Gewerbebetrieb ist ein gewerbliches Unternehmen im Sinne des Einkommensteuergesetzes zu verstehen …

Das **Gewerbesteuerrecht** verweist für die Frage, ob Therapeuten für ihre Tätigkeit Gewerbesteuer zahlen müssen, zunächst wieder zurück auf das Einkommensteuergesetz (EStG). In § 15 EStG ist geregelt, wer Einnahmen aus gewerblicher Tätigkeit bezieht. In dieser Vorschrift sind die Therapeuten aber nicht genannt. Sie werden erst in § **18 EStG** erwähnt. Nach § 18 Absatz 1 Ziffer 1 EStG üben Therapeuten und Heilpraktiker eine freiberufliche Tätigkeit aus. Sie haben daher Einkünfte aus selbstständiger Tätigkeit und nicht aus Gewerbebetrieb.

Folglich sind Therapeuten grundsätzlich **nicht zur Zahlung von Gewerbesteuer verpflichtet**. Die Abgabe einer Gewerbesteuererklärung entfällt.

▶ Therapeuten sind nicht zur Zahlung von Gewerbesteuer verpflichtet

- Achtung: Gewerbesteuerpflicht droht!

Warum zahlen Therapeuten grundsätzlich keine Gewerbesteuer? Weil für diese Berufsgruppen – ebenso wie z.B. für Rechtsanwälte und Steuerberater – die **individuelle, persönliche und unmittelbare Arbeitsleistung** im Vordergrund steht. Ist der Praxisinhaber bei der Erledigung jedes einzelnen Auftrags eigenverantwortlich, leitend und aufgrund eigener Fachkenntnisse tätig, ist die Mitarbeit fachlich vorgebildeter Arbeitskräfte hinsichtlich der Gewerbesteuer unschädlich (vgl. §18 EStG).

Problematisch sind allerdings die nachfolgend beschriebenen Fälle.

■■ Freie Mitarbeiter

Besonders kritisch sind in diesem Fall freie Mitarbeiter. Denn auf den (echten) freien Mitarbeiter hat der Praxisinhaber keine fachliche Einwirkungsmöglichkeit (lesen Sie hierzu ▶ Kap. 12.5).

■■ Große Praxen mit vielen Mitarbeitern

Die Einzelpraxis wächst, es werden neue Mitarbeiter eingestellt. Wie soll der Praxisinhaber dann bei jedem Patienten eigenverantwortlich tätig sein? Kritisch wird es in Praxen mit mehreren Mitarbeitern. Der Inhaber der Praxis muss nicht jede Behandlung selbst vornehmen. Er muss aber dokumentieren und nachweisen können, dass er fachlich auf seine Mitarbeiter einwirkt. Der Praxisinhaber muss die Verantwortung für die geleisteten Behandlungen übernehmen können.

■■ Verkauf von Therapiematerialien/Gerätetraining

▶ Verkauf von Therapiematerialien kann zur Gewerbesteuer führen

Therapiematerial wird auch von gewerblichen Betrieben verkauft. Medizinisches Gerätetraining kann ebenfalls von Gewerbebetrieben angeboten und durchgeführt werden (lesen Sie hierzu ▶ Kap. 6).

> **Praxistipp**
>
> Trennen Sie die Buchhaltungen für die »gewerblichen« Bereiche ab, vermischen sie diese Umsätze nicht mit Ihren sonstigen Umsätzen, die unstreitig nicht der Gewerbesteuer unterliegen. Sie vermeiden damit, dass Ihre gesamten Umsätze »infiziert« werden, und damit alle Umsätze der Gewerbesteuer unterliegen.

■■ Zweitpraxis

▶ Zweitpraxis kann Gewerbesteuerpflicht auslösen

Der Therapeut eröffnet eine zweite Praxis. Aufgrund der räumlichen Entfernung kann (auch der beste) Therapeut nicht bei jeder einzelnen Behandlung leitend tätig sein. Die Einkünfte aus einer zweiten Praxis sind – gewerbesteuerlich – also relevant.

Gewerbesteuer fällt in allen Fällen an, in denen **nicht mehr** von einer freiberuflichen Tätigkeit gesprochen werden kann. Ist die Praxis gewerbesteuerpflichtig, hat der Praxisinhaber einkommensteuerrechtlich Einnahmen aus gewerblicher Tätigkeit. Auf die Höhe der zu zahlenden Einkommensteuer hat die Einkunftsart keinen Einfluss.

❯ Der **gewerbesteuerliche Freibetrag liegt zurzeit bei 24.500 €**. Gewinne, die unter diesem Freibetrag liegen, sind nicht gewerbesteuerpflichtig.

> **Praxistipp**

Wenn ein Teil Ihrer Umsätze **gewerbesteuerpflichtig** wird, achten Sie streng darauf, dass
- die gewerbesteuerpflichtigen Umsätze gesondert verbucht werden,
- die freiberuflichen, von der Gewerbesteuer befreiten Umsätze gesondert verbucht werden,
- die Umsätze nicht vermischt werden.

Bei **Vermischung** beider Umsatzgruppen werden alle Umsätze gewerbesteuerpflichtig!

Zur ordnungsgemäßen **Trennung der Umsätze** gehören beispielsweise
- getrennte Bankkonten für die Einnahmen,
- Verteilung der Praxiskosten nach einem im Einzelfall zu wählenden Verteilungsmaßstab auf gewerblichen und freiberuflichen Teil der Praxis,
- getrennte Buchführung für Einnahmen und Ausgaben.

▶ Trennung der Umsätze ist ganz wichtig

> **Praxistipp**

Gezahlte Gewerbesteuer kann bei der Einkommensteuer berücksichtigt werden.

12.3 Umsatzsteuer

Die Umsatzsteuer hat ihre Rechtsgrundlage im **Umsatzsteuergesetz (UStG)**. Eigentlich unterliegen alle Leistungen, die in Deutschland erbracht werden, der Umsatzsteuer. Aber: kein Steuergesetz ohne **Ausnahme**: § 4 UStG zählt zahlreiche Institutionen und Berufgruppen auf, deren Leistungen nicht der Umsatzsteuer unterliegen. Zu diesen Berufsgruppen zählen auch die Therapeuten und Heilmittelerbringer – aber nur bezogen auf ihre heilkundliche Tätigkeit.

> [§ 4 UStG Steuerbefreiungen bei Lieferungen (Auszug)]
>
> Von den unter § 1 Abs. 1 Nr. 1 UStG fallenden Umsätzen sind steuerfrei
> (14a) Heilbehandlungen im Bereich der Humanmedizin, die im Rahmen der Ausübung der Tätigkeit als Arzt, Zahnarzt, Heilpraktiker, Physiotherapeut, Hebamme oder einer ähnlichen heilberuflichen Tätigkeit durchgeführt werden ...

Neben den ausdrücklich genannten nichtärztlichen Heilberufen fallen auch ausdrücklich nicht genannte Heil- und Heilhilfsberufe unter die Steuerbefreiungsvorschrift des § 4 UStG. Dies gilt allerdings nur dann, wenn es sich um eine dem **Katalogberuf ähnliche heilberufliche Tätigkeit** handelt und die sonstigen Voraussetzungen des § 4 UStG erfüllt sind.

Ein Beruf ist einem der ausdrücklich in § 4 Nr. 14 UStG erwähnten **Katalogberufe** ähnlich, wenn das typische Katalogbild des Berufs mit seinen wesentlichen Merkmalen dem Gesamtbild des zu beurteilenden Berufs vergleichbar ist (BFH vom 29.01.1998, V R 3/96). **Vergleichbar** sein müssen

▶ Katalogberufe als Vergleichsmaßstab

- die jeweils ausgeübte Tätigkeit mit den sie charakterisierenden Merkmalen,
- die Ausbildung,
- die Bedingungen, an die das Gesetz die Ausübung des zu vergleichenden Berufs knüpft.

Verglichen werden die **berufsrechtlichen Regelungen** über Ausbildung, Prüfung, staatliche Anerkennung und staatliche Erlaubnis sowie die Überwachung der Berufsausübung. Ein ausreichendes **Indiz** dafür, dass eine »ähnliche heilberufliche Tätigkeit« vorliegt, ist die Zulassung des Unternehmers und/oder seiner Berufsgruppe nach § 124 Abs. 2 SGB V durch die zuständigen Stellen der gesetzliche Krankenkassen (BFH vom 19.12.2002, V R 28/00). Ist weder der Unternehmer noch seine Berufsgruppe nach § 124 Absatz 2 SGB V durch die zuständigen Stellen der gesetzlichen Krankenkassen zugelassen, dann ist ein **Indiz** für das Vorliegen eines beruflichen Befähigungsnachweises die Aufnahme von Leistungen der betreffenden Art in den Leistungskatalog der gesetzlichen Krankenkassen (§ 92 SGB V)(BFH vom 11.11.2004, V R 34/02).

- Ähnliche heilberufliche Tätigkeit

▶ Ähnliche heilberufliche Tätigkeit ist umsatzsteuerfrei

Zu den **Berufsgruppen**, die eine »ähnliche heilberufliche Tätigkeit« ausüben, gehören z.B.:
- Diätassistenten (Diätassistentengesetz, DiätAssG);
- Ergotherapeuten, denen die zur Ausübung ihres Berufs erforderliche Erlaubnis erteilt ist (Ergotherapeutengesetz, ErgThG);
- Logopäden, denen die zur Ausübung ihres Berufs erforderliche Erlaubnis erteilt ist (Gesetz über den Beruf des Logopäden, LogopG) (Bundesfinanzhof (BFH) vom 1.09.1988, Az. V R 195/83);
- staatlich geprüfte Masseure und Bademeister, Physiotherapeuten (Masseur- und Physiotherapeutengesetz, MphG) (BFH vom 26.11.1970, Az. IV 60/65);
- Podologen, denen die zur Ausübung ihres Berufs erforderliche Erlaubnis nach § 1 Podologengesetz, PodG) erteilt ist oder nach § 10 Abs. 1 PodG als erteilt gilt;
- psychologische Psychotherapeuten und Kinder- und Jugendlichenpsychotherapeuten (Psychotherapeutengesetz, PsychThG);
- Sprachtherapeuten, die staatlich anerkannt und nach § 124 Abs. 2 SGB V zugelassen sind.

Heilpraktiker, Ergotherapeuten, Logopäden, staatlich geprüfte Masseure und Bademeister sowie Physiotherapeuten sind daher **von der Umsatzsteuer befreit**. Das heißt:
- Auf die von der gesetzlichen Krankenkasse oder von Privatpatienten zu zahlende Vergütung darf keine Umsatzsteuer erhoben werden.
- Der Therapeut kann die in Rechnungen von Lieferanten ausgewiesene Umsatzsteuer nicht als Vorsteuer abziehen. Wer nicht umsatzsteuerpflichtig ist, ist auch nicht vorsteuerabzugsberechtigt.
- Es sind keine Umsatzsteuervoranmeldungen abzugeben.
- Es ist keine Umsatzsteuererklärung anzufertigen.

- Achtung: Umsatzsteuerpflicht droht!

▶ Für Präventionsmaßnahmen kann Umsatzsteuer anfallen

Von der Umsatzsteuer befreit sind nur die Heilbehandlungen. **Präventionsmaßnahmen** fallen nach Auffassung vieler Finanzämter nicht unter die Befreiungsvorschriften. Nicht unter die Umsatzsteuerbefreiung fallen z.B. der Verkauf von Therapiematerialien (lesen Sie hierzu bitte ▶ Kap. 6).

Versuchen Sie, die Finanzbeamten davon zu überzeugen, dass Ihre Angebote an Selbstzahler sich an eine (umsatzsteuerbefreite) ärztlich verordnete Therapie anschließen. Eine Unterscheidung zwischen Therapie und Prävention ist also kaum möglich. Schalten Sie – vor der Durchführung von Präventionsmaßnahmen – einen Rechtsanwalt oder Steuerberater zur Prüfung Ihres Vorhabens ein.

Für umsatzsteuerpflichtige Leistungen gibt es eine sog. **Kleinunternehmerregelung** (§ 19 UStG). Danach wird Umsatzsteuer nicht erhoben, wenn im vergangenen Jahr und im laufenden Kalenderjahr bestimmte Umsatzgrenzen nicht überschritten werden. Die Umsatzgrenzen liegen derzeit bei 17.500 € für das vergangene Geschäftsjahr und bei 50.000 € für das laufende Kalenderjahr.

Wer die Kleinunternehmerregelung auf seine Umsätze anwenden will, muss dies dem Finanzamt anzeigen.

Beziehen Sie bei der **Kalkulation** die geltende Umsatzsteuer ein. Fällt die Kleinunternehmerregelung dann weg, und Sie müssen auf Ihre Umsätze Umsatzsteuer abführen, müssen Sie die Preise nicht erhöhen.

12.4 Wechselwirkungen zwischen den Steuerarten

Die **Steuerbefreiungen** bei Umsatzsteuer und Gewerbesteuer sind grundsätzlich nicht voneinander abhängig. Beide Steuerarten werden **völlig unabhängig voneinander** betrachtet. Deswegen kann eine Leistung, für die Gewerbesteuer zu zahlen ist, trotzdem von der Umsatzsteuer befreit sein, und umgekehrt eine umsatzsteuerpflichtige Leistung gewerbesteuerfrei sein.

Für die **Frage**, ob Einkünfte aus selbstständiger (freiberuflicher) Tätigkeit oder aus Gewerbebetrieb vorliegen, hat die Umsatzsteuerpflicht oder Umsatzsteuerbefreiung keine Auswirkungen. Auch Einkünfte aus Gewerbebetrieb können von der Umsatzsteuer befreit sein, wenn die Voraussetzungen erfüllt sind.

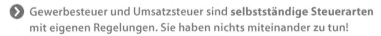 Gewerbesteuer und Umsatzsteuer sind **selbstständige Steuerarten** mit eigenen Regelungen. Sie haben nichts miteinander zu tun!

▶ Selbstständige Steuerarten ohne Wechselwirkungen

Nur **Gewerbesteuer und Einkünfte aus Gewerbebetrieb** hängen zusammen. Unterliegt eine Tätigkeit des Therapeuten der Gewerbesteuerpflicht, dann führt dies zu Einnahmen aus Gewerbebetrieb und nicht mehr zu Einkünften aus selbstständiger (freiberuflicher) Tätigkeit.

Beispiel
Ergotherapeutin Nicole Hatz eröffnet in einem anderen Stadtteil eine zweite Praxis. Sie stellt einen fachlichen Leiter ein. Die Kassenzulassung wird erteilt.
▬ Einkommensteuer:
→ Die Einnahmen aus der Zweitpraxis sind **Einnahmen aus Gewerbebetrieb**, weil Ergotherapeutin Hatz die ergotherapeutischen Leistungen weder selbst

▼

erbringen noch aufgrund eigener Fachkenntnisse leitend und eigenverantwortlich tätig werden kann.

— Gewerbesteuer:

→ Ergotherapeutin Hatz kann in der Zweitpraxis die ergotherapeutischen Leistungen weder selbst erbringen noch aufgrund eigener Fachkenntnisse leitend und eigenverantwortlich tätig werden. Für die Zweitpraxis entfällt die Freiberuflichkeit. Es besteht grundsätzlich **Gewerbesteuerpflicht**.

— Umsatzsteuer:

→ Die Tätigkeiten werden aufgrund ärztlicher Verordnung erbracht. Sie sind daher **umsatzsteuerbefreit**.

12.5   Zahlungen freier Mitarbeiter

In den meisten Verträgen mit freien Mitarbeitern ist eine **Regelung** enthalten, dass der freie Mitarbeiter z.B. 70% des mit den Krankenkassen abgerechneten Betrags bekommt, 30% der Praxisinhaber einbehält.

▶ Einbehalt des Praxisinhabers ist steuerrechtlich problematisch

Der **Einbehalt des Praxisinhabers** ist sowohl **umsatz-** als auch **gewerbesteuerpflichtig**. Denn der Praxisinhaber erbringt hierfür keine umsatzsteuerbefreite Heilbehandlung, weil der Einbehalt in der Regel die Arbeit der Abrechnung und das Benutzen der Räume abgelten soll. Die Tätigkeit des Praxisinhabers (Abrechnung, Bereitstellung von Räumen) erfüllt darüber hinaus auch nicht die Kriterien der Freiberuflichkeit.

Um diese **Folge zu vermeiden**, kann wie folgt vorgegangen werden:

— Der **freie Mitarbeiter** stellt dem Praxisinhaber eine Rechnung über den vollen Betrag der von ihm erbrachten Heilbehandlungen aus. Da diese Rechnung nur Heilbehandlungen umfasst, fällt keine Umsatzsteuer an.

— Der **Praxisinhaber** stellt dem freien Mitarbeiter eine Rechnung für die Überlassung von Behandlungsräumen sowie die Durchführung der Kassenabrechnung. Der Rechnungsbetrag entspricht dem vereinbarten Prozentsatz für den Einbehalt. Dieser Erlös ist umsatz- und gewerbesteuerpflichtig. Eine Umsatzsteuer muss berechnet und ausgewiesen werden, wenn der Freibetrag der Umsatzsteuerpflicht überschritten wird.

13 Versicherungen

»Für Versicherungen ist es wichtig, dass die Furcht vor dem Versicherungsfall größer ist als die Wahrscheinlichkeit, dass er eintritt.« (Manfred Rommel [*24.12.1928], ehemaliger Oberbürgermeister von Stuttgart)

Praxistipp

In einigen Versicherungszweigen – z.B. Betriebsunterbrechungs- und Betriebsinhaltsversicherung, Lebensversicherung, Krankenversicherung – bieten die Versicherungsunternehmen für Therapeuten **besondere Konditionen** über sog. Rahmen- oder Gruppenverträge an:

- Bei **Rahmenverträgen** schließt ein übergeordneter Vertragspartner – z.B. ein Verband – mit einem Versicherungsunternehmen einen Rahmenvertrag. Der Therapeut seinerseits schließt dann auf der Basis des Rahmenvertrags mit dem Versicherer den Versicherungsvertrag. Versicherungsnehmer in diesem Fall ist also der Therapeut.
- Bei **Gruppenverträgen** schließt z.B. ein Verband einen Versicherungsvertrag für seine Mitglieder. Der Verband wird Versicherungsnehmer. Jeder Therapeut kann dann über seinen Verband in diesen Vertrag als versicherte Person aufgenommen werden.

Erkundigen Sie sich bei Ihrem Verband, ob und welche Rahmen- und/oder Gruppenverträge es gibt!

13.1   Arbeitslosenversicherung

▶ Gesetzliche Arbeitslosenversicherung: Antrag auf freiwillige Versicherung möglich

Nach § 28a Absatz 1 Satz 1 Nr. 2 SGB III können Existenzgründer und Selbstständige (z.B. Freiberufler) mit einer wöchentlichen Arbeitszeit von min. 15 Stunden **noch bis zum 31.12.2010** einen Antrag auf freiwillige (Weiter-) Versicherung in der **gesetzlichen Arbeitslosenversicherung** stellen. Der **Antrag** ist unter folgenden Voraussetzungen **zulässig**:

- Der Antragsteller hat innerhalb der letzten 24 Monate (Prüffrist) vor Aufnahme der Tätigkeit mindestens 12 Monate in einem Versicherungspflichtverhältnis nach dem Recht der Arbeitsförderung (§§ 24 bis 26 SGB III) gestanden. Die **Vorversicherungszeit** von 12 Monaten muss dabei nicht durchgehend zurückgelegt sein. Mehrere Versicherungspflichtverhältnisse innerhalb der **Zweijahresfrist** werden zusammengerechnet. Ersatzweise genügt auch ein punktueller (also nicht 12-monatiger) Bezug einer Entgeltersatzleistung der Arbeitsförderung (i.d.R. Arbeitslosengeld, vgl. aber § 116 SGB III, da in diesen Fällen die Mitgliedschaft in der Arbeitslosenversicherung schon für den Bezug der Entgeltersatzleistung geprüft wurde).
- Der Antragsteller hat unmittelbar vor Aufnahme der Tätigkeit oder Beschäftigung, die zur freiwilligen Weiterversicherung berechtigt, in einem **Versicherungspflichtverhältnis** gestanden oder eine **Entgeltersatzleistung** (z.B. Arbeitslosengeld, s.o.) bezogen. **Unmittelbarkeit** in diesem Sinne bedeutet, dass die Zeit zwischen dem Ende der Versicherungspflicht/des Entgeltersatzleistungsbezugs und der Aufnahme Tätigkeit/Beschäftigung nicht mehr als einen Monat beträgt.
- Der Antragsteller ist nicht anderweitig versicherungspflichtig.

Liegen diese Voraussetzungen vor, kann der Therapeut sich freiwillig in der Arbeitslosenversicherung absichern. Es wird für den Beitrag zunächst eine **fiktive Einnahme** in Höhe von 25% der monatlichen Bezugsgröße unterstellt. Der **Beitragssatz** entspricht dem jeweils aktuellen Beitragssatz für gesetzlich Pflichtversicherte.

Beispiel

Miriam Becker hat sich vor einem Jahr als Logopädin selbstständig gemacht. Ob-wohl sie alles Erdenkliche unternimmt, kommt die Praxis nicht so recht in Schwung. Logopädin Becker will daher die Praxis wieder schließen, um Kosten zu sparen, so schnell wie möglich, selbst für den Fall, dass sie keine Anschlussbeschäftigung hat.

→ Hat Logopädin Becker bei Gründung der Praxis einen Antrag auf freiwillige Versicherung in der Arbeitslosenversicherung gestellt, dann kann sie **nach Schließung der Praxis Arbeitslosengeld** beantragen.

❶ Das Gesetz ist zunächst **befristet bis 31.12.2010**. Bei Redaktions-schluss lag eine Neuregelung erst im Entwurf vor, die eine **Verlänge-rung** der freiwilligen Arbeitslosenversicherung für Selbstständige vorsieht. Mit einer Verabschiedung des Gesetzes ist erst zum Jahres-ende 2010 zu rechnen.

Manche privaten Versicherungsunternehmen bieten auch Arbeitslosenver-sicherungen an, häufig wenden sich diese Versicherungen aber an Arbeitnehmer. **Fragen Sie einfach bei einem Versicherungsmakler**, ob und zu welchen Be-dingungen eine Versicherung gegen Arbeitslosigkeit möglich ist, die z.B. ein-tritt, weil Sie Ihre Praxis wieder schließen müssen, aber keine Anschlussbe-schäftigung haben.

13.2 Berufshaftpflichtversicherung

Mit einer **Berufshaftpflichtversicherung** schützt sich der Heilmittelerbringer vor **Regressansprüchen** falsch behandelter Patienten. Wenn der Therapeut einen Patienten nicht fachgerecht behandelt und der Patient hierdurch einen Schaden erleidet, dann haftet der Therapeut für diesen Behandlungsfehler. Der Patient kann Schadensersatz und Schmerzensgeld verlangen (lesen Sie hierzu bitte ▶ Kap. 8.1).

▶ Wehrt Regressansprüche falsch be-handelter Patienten ab

❶ Der Abschluss einer Berufs- und Betriebshaftpflichtversicherung ist **Voraussetzung** für die Zulassung zur Behandlung von Patienten der gesetzlichen Krankenkassen (§ 11 Absatz 6 der gemeinsamen Rahmen-empfehlungen gemäß § 125 Abs. 1 SGB V).

Ein derartiger **Haftungsfall** kann unter Umständen sehr teuer werden und zum finanziellen Ruin des Therapeuten führen, wenn er für diese Fälle keine Berufs-haftpflichtversicherung hat.

▶ Haftungsfall kann Existenz bedrohen

Beispiel

Praxisinhaber und Physiotherapeut Lukas Weber ist einen Moment unaufmerk-sam. Sein Patient Rainer Adler »rutscht« ihm aus den Händen und kommt zu Fall. Patient Adler stürzt unglücklich und verletzt sich erheblich.

→ Patient Adler kann von Physiotherapeut Weber **Schadensersatz** – z.B. für eine beim Sturz beschädigte Brille, die notwendigen Arzt- und sonstigen Be-handlungskosten und Schmerzensgeld verlangen. Die einzelnen Beträge kön-nen sich schnell auf mehrere Tausend Euro summieren.

→ Da Physiotherapeut Weber eine **Berufshaftpflichtversicherung** abge-schlossen hat, kommt diese für Schadensersatz und Schmerzensgeld auf.

Berufshaftpflichtversicherungen bieten Absicherung für Fehler, die in der Be-handlung selbst liegen. Die Versicherung ist **personenbezogen**, d.h., sie gilt bei selbstständigen Therapeuten nur für diesen.

▶ Praxis-/Bürohaftpflichtversiche-
rungen für Sachschäden

■ Praxis-/Bürohaftpflichtversicherung

Viele Berufshaftpflichtversicherungen treten zusätzlich noch für andere
Schäden ein, die nicht auf einem Behandlungsfehler des Therapeuten beruhen.
Derartige Versicherungen werden meist als **Praxis-/Bürohaftpflichtversiche-
rungen** bezeichnet. Deren Versicherungsschutz umfasst alle Schadensersatzansprüche von Patienten, Lieferanten und anderen Dritten, die sozusagen
durch die Praxis **außerhalb einer Behandlung** verursacht werden. In einer
Praxishaftpflicht ist auch ein fehlerhaftes Verhalten von Praxismitarbeitern
mitversichert.

Beispiel

Ergotherapeutin Annegret Richter hat gerade das Wartezimmer durch ihre Reinigungskraft feucht wischen lassen, als Patientin Renate Seibert zum vereinbarten
Termin kommt. Patientin Seibert betritt das Wartezimmer und rutscht auf dem
noch feuchten Fußboden aus. Sie bricht sich die Hand.

  → Ergotherapeutin Richter **haftet für den »feuchten Fußboden«** und hat Patientin Seibert alle mit dem Bruch zusammenhängenden Behandlungskosten
  zu ersetzen sowie ein Schmerzensgeld zu zahlen.

  → Ergotherapeutin Richter muss (für Kassenpatienten) für derartige Fälle eine
  Praxishaftpflichtversicherung abschließen, die dann an ihrer Stelle Schadensersatz und Schmerzensgeld zahlt.

■ Privathaftpflichtversicherung

▶ Privathaftpflichtversicherung als
Zusatzschutz

Häufig lassen sich Berufshaftpflicht- und Praxishaftpflichtversicherung mit einer **Privathaftpflichtversicherung** kombinieren. Privathaftpflichtversicherungen treten für Schäden ein, die der Therapeut **außerhalb seines Berufs und
außerhalb seiner Praxis** verursacht. Privathaftpflichtversicherungen treten
nicht ein, wenn an dem Schaden ein Fahrzeug beteiligt war.

Beispiel

Logopäde Peter Sommer verursacht bei Frau Klein einen Schaden:
- Er schüttet ihr im Stehcafé versehentlich seinen Kaffee über den Arm.
    → Fall für die **Privathaftpflichtversicherung**.
- Auf dem Parkplatz beschädigt er mit seinem Auto ihr Fahrrad.
    → Fall für die **Kfz-Haftpflichtversicherung**.

Es gibt viele unwichtige Versicherungen; die **Haftpflichtversicherung** zählt
nicht dazu. Eine Haftpflichtversicherung für die Bereiche Beruf, Praxis und
Privat sollte jeder Therapeut haben.

Praxistipp
Die **Kombination der drei Versicherungstypen** in einer Versicherungs-
police kann günstiger sein als der Abschluss dreier verschiedener Versiche-
rungen. Holen Sie verschiedene Angebote ein!

13.3   Berufsunfähigkeitsversicherung

Eine Berufsunfähigkeitsversicherung soll finanzielle Sicherheit in Zeiten bieten,
in denen der Therapeut seinen Beruf vorübergehend oder auf Dauer nicht mehr
ausüben kann. Eine **Berufunfähigkeitsversicherung** kann abgeschlossen werden als

- eigenständige Risikoversicherung oder
- zusätzliche Versicherung im Rahmen einer Lebensversicherung (sog. **Berufsunfähigkeitszusatzversicherung, BUZ**).

In beiden Fällen wird für den Fall des Eintritts der Berufsunfähigkeit eine dann von der Versicherung zu zahlende **monatliche Rente** (BU-Rente) vereinbart. Je höher der Betrag, der als Rente gezahlt werden soll, desto höher ist der zu zahlende Beitrag.

▶ BU-Rente bei Erwerbsunfähigkeit

■ Abschluss einer Versicherung

Bei Abschluss der Versicherung sind **nachfolgende Punkte** im Versicherungsvertrag und in den Versicherungsbedingungen besonders zu beachten.

■ ■ Welche Voraussetzungen müssen erfüllt sein, damit Ihnen die vereinbarte Berufsunfähigkeitsrente gezahlt wird?

Die meisten Versicherungsbedingungen sehen vor, dass Berufsunfähigkeit erst dann vorliegt, wenn der Versicherte infolge Krankheit, Körperverletzung oder Kräfteverfalls voraussichtlich für die Dauer von **6 Monaten** (= Prognosezeitraum) nicht in der Lage ist, seinen bisherigen Beruf auszuüben. Dass dies der Fall ist, muss durch **ärztliches Attest** nachgewiesen werden. Der **Prognosezeitraum** kann aber auch viel länger sein, z.B. 3 Jahre.

▶ Versicherungsbedingungen sind entscheidend

Fazit
Besser ist ein kurzer Prognosezeitraum!

■ ■ Können Sie auf einen anderen Beruf verwiesen werden?

Enthält der Versicherungsvertrag oder enthalten die Versicherungsbedingungen eine Klausel, dass im Falle der Berufsunfähigkeit im bisherigen Beruf auf eine andere Tätigkeit verwiesen werden kann, kann die Versicherung die Zahlung der BU-Rente ablehnen. Derartige **Verweisungsklauseln** sind also ungünstig.

▶ Verweisungsklauseln sind ungünstig

Fazit
Eine günstige Versicherung sollte enthalten, dass der Versicherer auf eine **Verweisung** verzichtet!

■ ■ Bis zu welchem Lebensalter gilt der Versicherungsschutz
für Berufsunfähigkeit?

Bei kombinierten Lebens- und Berufunfähigkeitsversicherungen kann das **Enddatum** auseinanderfallen. So kann der Schutz gegen Berufsunfähigkeit z.B. schon mit 60 Jahren enden, die Lebensversicherung selbst endet aber erst mit 65 Jahren. Dies würde bedeuten, dass aus der Berufunfähigkeitszusatzversicherung nur dann Zahlungen geleistet werden, wenn der Versicherungsfall bis zum 60. Lebensjahr eintritt.

Zu unterscheiden hiervon ist die **Leistungsdauer**: Diese sollte immer länger sein als die Versicherungsdauer. In der Regel ist die Leistungsdauer für die Zahlung der BU-Rente beschränkt bis zum Eintritt des gesetzlichen Rentenalters. Das heißt, wenn der Versicherungsfall »Berufsunfähigkeit« eingetreten ist, dann erhält der Versicherte die BU-Rente bis zum 65. Lebensjahr oder bei Geburtsjahrgängen, die erst später in Rente gehen können, bis zu seinem Rentenalter.

▶ Leistungsdauer sollte lang sein

■■ Wird die Berufsunfähigkeit ab Beginn oder
erst ab Ablauf des Prognosezeitraums anerkannt?

Vorteilhaft ist es, wenn nach Ablauf des Prognosezeitraums eine **rückwirkende Anerkennung** ab Beginn der Berufsunfähigkeit erfolgt. Dies hat zur Folge, dass dann **Nachzahlungen** für die vergangenen Monate bis zum Beginn der Berufsunfähigkeit erfolgen.

■■ Gibt es eine garantierte Rentensteigerung
im Fall der Berufsunfähigkeit?

▶ Inflationsausgleich sichert Kaufkraft

Wird die vereinbarte BU-Rente im Leistungsfall jährlich angepasst, dann erhält man dadurch einen **Inflationsausgleich**.

■■ Wird auf § 19 VVG verzichtet?

Nach § 19 VVG ist der Versicherer berechtigt, nachträglich vom Vertrag zurückzutreten oder die Beiträge zu erhöhen, wenn bereits **bei Vertragsbeginn ein erhöhtes Risiko** vorlag, das dem Versicherten aber nicht bekannt war.

13.4   Betriebsausfalls-/ Betriebsunterbrechungsversicherung

Mit einer **Betriebsausfalls-/Betriebsunterbrechungsversicherung** kann man gegen nachfolgende Begebenheiten absichern:

- **Schäden**, die dadurch verursacht werden, dass an einer zum Betrieb gehörenden Sache ein Schaden auftritt, der eine Betriebsunterbrechung nach sich zieht.

Beispiel

Im Wärmegerät der Physiotherapie-Praxis Andreas Rein entsteht infolge Kurzschlusses ein Brand. Es werden weitere Geräte in Mitleidenschaft gezogen, und die Praxis muss für eine Woche vollständig geschlossen werden.

→ Eine **Betriebsunterbrechungsversicherung** zahlt die fortlaufenden Kosten der Praxis während der Unterbrechung.

- **Betriebsunterbrechung** infolge Krankheit oder Unfall des Praxisinhabers.

▶ Fortlaufende Praxiskosten werden bezahlt

Auch in diesem Fall zahlt die Versicherung die **fortlaufenden Kosten der Praxis** während der Dauer der Krankheit des Praxisinhabers oder während der Dauer des unfallbedingten Ausfalls des Praxisinhabers.

> **Praxistipp**
>
> Eine Betriebsunterbrechungsversicherung wird häufig **kombiniert** mit einer Betriebsinhaltsversicherung (lesen Sie hierzu ▶ Kap. 13.5).

13.5   Betriebsversicherung (Betriebsinhaltsversicherung)

▶ Neuanschaffung von Praxisinventar zahlt Versicherung

Eine **Betriebsversicherung**, auch Betriebsinhaltsversicherung genannt, entspricht der Hausratversicherung des Privatbereichs. Versichert wird das gesamte **Praxisinventar** gegen Schäden, z.B. durch Leitungswasser, Feuer, Diebstahl u.Ä. Tritt ein versicherter Schaden ein, übernimmt die Versicherung die

Kosten für die **Neuanschaffung von Praxisinventar** im Rahmen des versicherten Umfangs.

Beispiel

Praxisinhaber Andreas Rein hat schon wieder Pech. Durch den Bruch einer Wasserleitung wird die gesamte Praxis überschwemmt. Einen Teil der Möbel muss Rein ebenso wegwerfen wie durchnässtes Büromaterial. Die Beseitigung der Schäden dauert eine Woche, in der die Praxis komplett geschlossen ist.

→ Eine **Betriebsinhaltsversicherung** ersetzt Physiotherapeut Rein die durch Wasser beschädigten Möbel und das durchnässte Büromaterial.

→ Eine **Betriebsunterbrechungsversicherung** zahlt ihm die laufenden Kosten der Praxis für die Dauer der einwöchigen Unterbrechung.

13.6 Krankenversicherung

Selbstständige Therapeuten müssen sich gegen das Risiko der Krankheit selbst versichern. Sie können einen **Krankenversicherungsschutz** bekommen als
- freiwilliges Mitglied in einer gesetzlichen Krankenkasse; ggf. kombiniert mit einer zusätzlichen privaten Zusatzkrankenversicherung,
- Versicherter in einer privaten Krankenversicherung.

13.6.1 Gesetzliche Krankenversicherung

[§ 9 SGB V Freiwillige Versicherung (Auszug)]

Der Versicherung können beitreten
1. Personen, die als Mitglieder aus der Versicherungspflicht ausgeschieden sind und in den letzten fünf Jahren vor dem Ausscheiden mindestens vierundzwanzig Monate oder unmittelbar vor dem Ausscheiden ununterbrochen mindestens zwölf Monate versichert waren; Zeiten der Mitgliedschaft nach § 189 und Zeiten, in denen eine Versicherung allein deshalb bestanden hat, weil Arbeitslosengeld II zu Unrecht bezogen wurde, werden nicht berücksichtigt,
2. Personen, deren Versicherung nach § 10 erlischt oder nur deswegen nicht besteht, weil die Voraussetzungen des § 10 Abs. 3 vorliegen, wenn sie oder der Elternteil, aus dessen Versicherung die Familienversicherung abgeleitet wurde, die in Nummer 1 genannte Vorversicherungszeit erfüllen.

Ein **freiwilliges Mitglied** einer gesetzlichen Krankenkasse hat den Versicherungsschutz wie ein in der gesetzlichen Krankenversicherung versicherter Arbeitnehmer. Die **Leistungen** einer gesetzlichen Krankenkasse für freiwillig Versicherte und gesetzlich Pflichtversicherte sind identisch.

▶ Keine besseren Leistungen einer gesetzlichen Krankenkasse für freiwillig Versicherte

Gezahlt wird der **Beitrag für freiwillig Versicherte**, berechnet aus ihrem Einkommen und mit dem einheitlichen Beitragssatz von 14,9%. Erhebt die gesetzliche Krankenkasse Zusatzbeiträge, dann müssen diese auch gezahlt werden. Dasselbe gilt für die Praxisgebühr und Zuzahlungen zu Medikamenten, Heilmitteln usw.

Für die **Berechnung des Beitrags** werden alle Einnahmen des Selbstständigen zusammengerechnet. Zu den Einnahmen aus selbstständiger Tätigkeit werden – sofern vorhanden – auch Zinsen, Mieteinnahmen usw. hinzugerechnet. Zu zahlen ist auf jeden Fall ein **Mindestbeitrag** – auch bei sehr geringen Einnahmen gerade nach der Existenzgründung. Bei sehr hohen Einnahmen zahlen freiwillig Versicherte den **Höchstbetrag**. Den Höchstbetrag zahlt auch, wer der Krankenkasse keinen Steuerbescheid zum Nachweis seiner Einnahmen vorlegt.

▶ Berechnung des Beitrags aus allen Einnahmen

Die Krankenkasse prüfen einmal jährlich anhand des **Steuerbescheids** des Selbstständigen dessen Einkommen und setzen dann den zu zahlenden Beitrag fest.

- **Vorteile einer Mitgliedschaft in einer gesetzlichen Krankenkasse**

Drei **Vorteile** sind zu nennen:

- Für den Umfang des Versicherungsschutzes spielen bei Beginn des Versicherungsverhältnisses **bestehende Krankheiten** keine Rolle.
- Bei der Berechnung des Beitrags spielen **Erkrankungen** keine Rolle.
- Nichtversicherungspflichtige Familienmitglieder – z.B. **Kinder bis zum 18. Lebensjahr** – können bei Vorliegen der Voraussetzungen beitragsfrei mitversichert werden.

Beispiel

Logopädin Ute Gehl ist aufgrund ihrer bisherigen Tätigkeit in einem Angestelltenverhältnis in einer gesetzlichen Krankenkasse versichert. Nun macht sie sich selbstständig. Sie will in ihrer Krankenkasse bleiben.

→ Logopädin Gehl kann dies als **freiwillig versichertes Mitglied** tun. Sie kann für die Anfangszeit nach Gründung der Praxis einen Antrag stellen, dass sie wegen geringen Einkommens nur den **Mindestbeitrag** zahlen muss.

→ Wird Logopädin Gehl **Mutter**, kann ihr Kind bei ihr beitragsfrei mitversichert werden, wenn der Ehegatte oder Lebenspartner nicht selbstständig ist, nicht in einer gesetzlichen Krankenkasse versichert ist und weniger Einkommen hat als Logopädin Gehl.

[§ 10 SGB V Familienversicherung (Auszug)]

1. Versichert sind der Ehegatte, der Lebenspartner und die Kinder von Mitgliedern sowie die Kinder von familienversicherten Kindern, wenn diese Familienangehörigen
    1. ihren Wohnsitz oder gewöhnlichen Aufenthalt im Inland haben,
    2. nicht nach § 5 Abs. 1 Nr. 1, 2, 3 bis 8, 11 oder 12 oder nicht freiwillig versichert sind,
    3. nicht versicherungsfrei oder nicht von der Versicherungspflicht befreit sind; dabei bleibt die Versicherungsfreiheit nach § 7 außer Betracht,
    4. nicht hauptberuflich selbstständig erwerbstätig sind und
    5. kein Gesamteinkommen haben, das regelmäßig im Monat ein Siebtel der monatlichen Bezugsgröße nach § 18 des Vierten Buches überschreitet; bei Renten wird der Zahlbetrag ohne den auf Entgeltpunkte für Kindererziehungszeiten entfallenden Teil berücksichtigt; für geringfügig Beschäftigte nach § 8 Abs. 1 Nr. 1, § 8a des Vierten Buches beträgt das zulässige Gesamteinkommen 400 Euro.

2. Kinder sind versichert
    1. bis zur Vollendung des achtzehnten Lebensjahres,
    2. bis zur Vollendung des dreiundzwanzigsten Lebensjahres, wenn sie nicht erwerbstätig sind,
    3. bis zur Vollendung des fünfundzwanzigsten Lebensjahres, wenn sie sich in Schul- oder Berufsausbildung befinden oder ein freiwilliges soziales Jahr oder ein freiwilliges ökologisches Jahr im Sinne des Jugendfreiwilligendienstegesetzes leisten; wird die Schul- oder Berufsausbildung durch Erfüllung einer gesetzlichen Dienstpflicht des Kindes unterbrochen oder verzögert, besteht die Versicherung auch für einen der Dauer dieses Dienstes entsprechenden Zeitraum über das fünfundzwanzigste Lebensjahr hinaus,
    4. ohne Altersgrenze, wenn sie als behinderte Menschen (§ 2 Abs. 1 Satz 1 des Neunten Buches) außerstande sind, sich selbst zu unterhalten; Voraussetzung ist, dass die Behinderung zu einem Zeitpunkt vorlag, in dem das Kind nach Nummer 1, 2 oder 3 versichert war.

3. Kinder sind **nicht** versichert, wenn der mit den Kindern verwandte Ehegatte oder Lebenspartner des Mitglieds nicht Mitglied einer Krankenkasse ist und sein Gesamteinkommen regelmäßig im Monat ein Zwölftel der Jahresarbeitsentgeltgrenze übersteigt und regelmäßig höher als das Gesamteinkommen des Mitglieds ist; bei Renten wird der Zahlbetrag berücksichtigt.

13.6.2 Private Krankenversicherung

Privat krankenversichern kann sich jeder, der nicht aufgrund gesetzlicher Vorschriften in einer gesetzlichen Krankenkasse pflichtversichert ist. Diese Voraussetzung trifft bei selbstständigen Therapeuten zu. Es gibt für den Bereich der Krankenversicherung **keine gesetzliche Vorschrift**, die dem Therapeuten eine Versicherung gegen Krankheit bei einer gesetzlichen Krankenkasse vorschreibt.

Bei einer privaten Krankenversicherung wird der dem Therapeuten zustehende **Leistungsumfang** allein durch den abgeschlossenen Versicherungsvertrag bestimmt.

> ▶ Leistungsumfang nach individuellem Versicherungsvertrag

Alle privaten Krankenversicherungen müssen einen sog. **Basistarif** anbieten. Dieser Basistarif bietet eine **Grundsicherung**, die in ihrem Leistungsumfang demjenigen der gesetzlichen Krankenkassen entspricht.

> ▶ Grundsicherung durch Basistarif

Über den Basistarif hinaus kann der Therapeut sich gegen weitere Risiken absichern und/oder bessere Leistungen vereinbaren, z.B. Einbettzimmer bei Krankenhausaufenthalt oder Chefarztbehandlung.

■ Beitragsbemessung

In der privaten Krankenversicherung richtet sich der von der versicherten Person zu zahlende **Beitrag nicht nach dem Einkommen**; sondern nach folgenden Punkten:

> ▶ Beitrag richtet sich nach versicherten Leistungen

- Vereinbarter **Versicherungsumfang**:
  Je mehr man versichert, umso höher wird der monatlich zu zahlende Beitrag.
- **Eintrittsalter** bei Abschluss der Versicherung:
  Es gilt: Je jünger – umso günstiger.
- **Vorerkrankungen** bei Abschluss der Versicherung:
  Liegt bei Abschluss der Versicherung eine Vorerkrankung vor, befürchtet die Versicherung erhöhte Behandlungskosten während der Vertragsdauer. Es wird dann – je nach vorliegender Krankheit – ein **Risikozuschlag** zum Beitrag hinzukalkuliert, um dies aufzufangen, oder der Versicherer schließt die Vorerkrankung aus dem Versicherungsschutz aus. Der Versicherer kann aber auch den Abschluss der Krankenversicherung ablehnen
- **Anzahl** der versicherten Personen:
  Im Gegensatz zur gesetzlichen Krankenversicherung gibt es in der privaten Krankenversicherung nicht die Möglichkeit, Familienmitglieder beitragsfrei mitzuversichern. Für jede versicherte Person ist ein eigener Beitrag zu entrichten.

Beispiel

Ergotherapeutin Marianne Jäger hat genug von der gesetzlichen Krankenkasse. Sie will sich mit Aufnahme der Selbstständigkeit privat versichern. Bei Abschluss der Versicherung gibt sie an, seit einigen Jahren **Diabetes** zu haben.

→ Ergotherapeutin Jäger wird wegen ihrer Diabetes einen **erhöhten Beitrag oder einen Risikozuschlag** zahlen müssen. Der Versicherer kann jedoch auch die Vorerkrankung Diabetes vom Versicherungsschutz ausnehmen. Dann muss Ergotherapeutin Jäger alle mit Diabetes zusammenhängende Behandlungen und Medikamente selbst bezahlen.

→ Wird Ergotherapeutin Jäger **Mutter**, kann sie ihr Kind mitversichern, muss aber einen eigenen Beitrag für die **Kinderkrankenversicherung** zahlen. Ob und wo der Ehegatte oder Lebenspartner gegen Krankheit versichert ist,

▼

spielt keine Rolle. Ergotherapeutin Jäger kann ihr Kind auch dann bei ihrer privaten Krankenkasse versichern, wenn der Ehegatte oder Lebenspartner Mitglied in einer gesetzlichen Krankenkasse sein sollte und daher über ihn grundsätzlich die Möglichkeit einer Familienversicherung bestünde.

13.7   Krankentagegeldversicherung

Arbeitnehmer erhalten für die Dauer einer krankheitsbedingten Arbeitsunfähigkeit in den ersten 6 Wochen der Arbeitsunfähigkeit **Entgeltfortzahlung** durch den Arbeitgeber, anschließend **Krankengeld** durch die Krankenkasse für maximal 78 Wochen.

▶ Entgeltfortzahlung durch Krankentagegeld

Für Selbstständige gibt es nichts dergleichen, wenn sie nicht eine entsprechende Versicherung abschließen. Das Risiko der Entgeltfortzahlung wird über eine **Krankentagegeldversicherung** abgemildert. Bei Bestehen einer derartigen Versicherung ist diese verpflichtet, das vereinbarte Krankentagegeld für die Dauer der Erkrankung zu zahlen.

■   Überlegungen zu einer Krankentagegeldversicherung

Der Selbstständige kann die nachfolgenden Punkte **frei** vereinbaren.

■ ■ Nach Ablauf welcher Frist soll die Zahlung von Krankentagegeld einsetzen?

Wählbar ist eine Frist **von wenigen Tagen bis zu mehreren Monaten**. Je kürzer die Frist, desto höher der Beitrag. Jeder sollte daher vor Abschluss der Versicherung überlegen, ob die ersten Wochen einer Krankheit aus eigenen Mitteln überbrückt werden können, und wenn ja, wie lange.

■ ■ Für welche Dauer soll das Krankengeld gezahlt werden?

Üblich sind Zeiträume von **18–24 Monate**. Dauert die Erkrankung sehr lange, kann unter Umständen auch die Berufsunfähigkeitsversicherung eintrittspflichtig werden. Daher ist es zu empfehlen, Krankentagegeldversicherung und BU-Versicherung in diesem Punkt aufeinander abzustimmen.

■ ■ In welcher Höhe wird das Krankentagegeld gezahlt?

Versicherbar ist in der Regel das erzielte durchschnittliche Nettoeinkommen. Das Krankentagegeld sollte im **Idealfall** die fortlaufenden Kosten der Praxis und zusätzlich den persönlichen Lebensstandard während der Erkrankung abdecken. Bevor der konkrete Betrag des Krankentagegeldes vereinbart wird, sollte man sich ausrechnen, welche Summe pro Monat zur Deckung aller Kosten mindestens und höchstens benötigt wird. Auch hier **gilt**: Je höher das von der Versicherung zu zahlende Krankentagegeld, desto höher der zu zahlende Beitrag.

Beispiel

Physiotherapeut Paul Frisch betreibt seine Praxis allein. Er benötigt an laufenden Kosten – Miete, Strom usw. – für seine Praxis monatlich mindestens 1.900 €, höchstens 2.300 €. Für den laufenden Lebensunterhalt entnimmt Physiotherapeut derzeit monatlich durchschnittlich 1.500 €. Privat wohnt er mit seiner Frau in einer gemieteten Wohnung. Im Falle einer länger dauernden Erkrankung könnte die Miete für die Privatwohnung in voller Höhe auch aus dem Einkommen von Frau Frisch bezahlt werden.

▼

→ Physiotherapeut Frisch muss zumindest die **laufenden Praxiskosten** durch eine Krankentagegeldversicherung decken. Hierfür benötigt er ein Krankentagegeld von mindestens 64 € (1.900 €:30 Tage) pro Krankheitstag, höchstens 77 € (2300 €:30 Tage) pro Krankheitstag.

→ Der Betrag erhöht sich, wenn der **private Lebensunterhalt** noch abgedeckt werden soll, um 50 € (1500 €:30 Tage) pro Krankheitstag.

→ Will Physiotherapeut Frisch auch noch Teile der **Miete für die Privatwohnung** absichern, erhöht sich sein Bedarf nochmals. Verzichtet Physiotherapeut Frisch hierauf, sollte ein Krankentagegeld von mindestens 114 € (64 € laufende Kosten/Minimum+50 € privater Lebensunterhalt) pro Krankheitstag vereinbaren.

→ Physiotherapeut Frisch muss außerdem überlegen, **wieviele Wochen** er ohne Krankengeldzahlung mit eigenen finanziellen Mitteln überbrücken kann.

13.8 Lebensversicherung

Lebensversicherungen werden in **zwei Grundformen** angeboten, nämlich als
- Risikolebensversicherung und
- kapitalbildende Lebensversicherung.

Für beide Arten der Lebensversicherung **gilt**: Je jünger die versicherte Person bei Abschluss des Vertrags ist, umso günstiger ist der Beitrag.

13.8.1 Risikolebensversicherung

Mit einer Risikolebensversicherung sorgt der Therapeut für seine Hinterbliebenen. Bei einer Risikolebensversicherung wird die vereinbarte Versicherungssumme bei **Tod der versicherten Person** ausbezahlt und zwar an die im Versicherungsvertrag namentlich erwähnten Bezugsberechtigten. Sinnvoll ist eine **Risikolebensversicherung**

▶ Auszahlung nur bei Tod der versicherten Person

- für Existenzgründer mit Familie und
- als zusätzliche Absicherung von Krediten der versicherten Person.

Die Hinterbliebenen können dann mit der Versicherungssumme die Restschuld tilgen.

Die **Beiträge** für eine Risikolebensversicherung sind abhängig von der vereinbarten Versicherungssumme und vom Eintrittsalter der versicherten Person. Die Beiträge sind günstiger als die Beiträge zu einer kapitalbildenden Lebensversicherung.

▶ Beiträge sind günstig

13.8.2 Kapitalbildende Lebensversicherung

Kapitalbildende Lebensversicherungen sichern zum einen die Hinterbliebenen für den Fall des Todes der versicherten Person ab, zum anderen dienen sie der **Ansparung von Kapital**, das der versicherten Person im Erlebensfall zu einem genau vereinbarten Zeitpunkt ausgezahlt wird.

▶ Angespartes Kapital wird im Erlebensfall ausgezahlt

Beispiel

Physiotherapeut Richard Zielke hat eine Kapitallebensversicherung mit einer Versicherungssumme von 50.000 € abgeschlossen. Die Versicherung soll zum 1.12.2025 fällig werden.

→ Erlebt Physiotherapeut Zielke den 01.12.2025, dann wird ihm zu diesem **Stichtag** die Versicherungssumme von 50.000 € zuzüglich Verzinsung ausbezahlt. Welchen Betrag Physiotherapeut Zielke tatsächlich ausbezahlt bekommt, hängt von der Verzinsung ab, die die Versicherung während der Laufzeit zahlt. Die Verzinsung kann von einem Jahr zum anderen schwanken.

→ Stirbt Physiotherapeut Richard Zielke vor dem 01.12.2025, wird die Versicherungssumme von 50.000 € in voller Höhe an die **Hinterbliebenen** ausbezahlt. Auf die Höhe der Auszahlung hat die bis zum Tod verstrichene Laufzeit keinen Einfluss. Die Hinterbliebenen erhalten die Versicherungssumme auch, wenn der Tod z.B. 6 Jahre nach Abschluss der Versicherung eintritt.

→ Hat Physiotherapeut Zielke während der Laufzeit der Versicherung finanzielle Probleme und benötigt Geld, kann er die **Versicherung kündigen**. Dies führt zu erheblichen finanziellen Nachteilen, weil die Versicherung bei einer vorzeitigen Beendigung durch Kündigung nur den sog. **Rückkaufswert** auszahlen muss.

→ Hat Physiotherapeut Zielke während der Laufzeit der Versicherung finanzielle Probleme und kann »nur« die Beiträge zur Lebensversicherung nicht mehr zahlen, kann er die **Versicherung beitragsfrei stellen**. Dies hat in der Regel auch Auswirkungen auf die Versicherungssumme.

▶ In welchen Fällen soll die Versicherung greifen?

Ob der Abschluss einer kapitalbildenden Lebensversicherung sinnvoll und welcher konkrete Vertrag der passende ist, sollte erst nach einer umfassenden Beratung und **Prüfung der Ziele**, die mit der Versicherung erreicht werden sollen, entschieden werden. Nur bedingt als Entscheidungskriterium taugen die Beispielberechnungen der Versicherer zum Wert der Versicherung bei Erleben.

Dieser Wert hängt nämlich von der Gesamtverzinsung während der Laufzeit der Versicherung ab. Diese ist nur in Höhe des **gesetzlich vorgeschriebenen Garantiezinses** für den Sparanteil sicher. Während der Laufzeit der Versicherung gilt der bei Vertragsschluss geltende Garantiezins.

▶ Garantiezins ist gesetzlich vorgeschrieben, aber gering

Der **Garantiezins** ist der Zinssatz, mit dem der Versicherer den Sparanteil der gezahlten Beiträge (dies ist nie der gesamte monatlich gezahlte Beitrag!) verzinsen muss, um die mindestens zugesagten Versicherungsleistungen zu erreichen. Der Garantiezins wird vom Bundesfinanzministerium festgelegt. Er wird in regelmäßigen Abständen an die Marktentwicklung angepasst und orientiert sich an festverzinslichen Wertpapieren.

Erwirtschaftet der Versicherer einen **höheren Zinssatz**, dann kann er diesen ganz oder teilweise an die Versicherten weitergeben. Darüber hinaus zahlen viele Versicherer noch **Überschussanteile** an die Versicherten aus.

Praxistipp		

Andere Anlageformen können eine **höhere Rendite** haben, schon allein deswegen, weil bei kapitalbildenden Lebensversicherungen, die nach dem 31.12.2004 abgeschlossen wurden, die **Gewinne** bei Auszahlung versteuert werden müssen.

13.9   Pflegeversicherung

Die Pflegeversicherung ist eine **Pflichtversicherung**. Jede Person muss sich gegen das Risiko der Pflegebedürftigkeit versichern:

▶ Pflichtversicherung für die eigene Pflegebedürftigkeit

- Wer in der gesetzlichen Krankenkasse als **freiwilliges Mitglied** versichert ist, kann bei dieser seine Pflegeversicherung abschließen. Er kann dies aber auch bei einer privaten Pflegeversicherung tun.
- Wer bei einem **privaten Versicherer** gegen Krankheit versichert ist, kann bei diesem eine Pflegeversicherung abschließen, aber auch bei einem anderen Versicherer.

Die Pflegeversicherung stellt die **Grundversorgung im Pflegefall** sicher. Wie auch bei der Krankenversicherung können bei der Pflegeversicherung über die Grundversorgung hinausgehende **Bedürfnisse/Kosten** versichert werden, z.B. durch Abschluss einer

▶ Nur als Grundversorgung im Pflegefall

- **Pflegetagegeldversicherung:**
  Diese leistet für jeden Tag der Pflege den vereinbarten Tagessatz. Das Pflegetagegeld wird unabhängig von den Leistungen der Pflegeversicherung gezahlt.
- **Pflegerentenversicherung:**
  Es handelt sich i.d.R. um eine Lebensversicherung, aus der man eine monatliche Rente gezahlt bekommt, wenn man pflegebedürftig wird.
- **Pflegekostenversicherung:**
  Diese zahlt die Differenz zwischen den tatsächlichen Kosten und den von der Pflegeversicherung erstatteten Kosten.

Die Höhe des zu zahlenden Beitrags hängt vom versicherten Leistungsumfang ab.

13.10   Rentenversicherung

Grundsätzlich muss sich jeder selbstständige Therapeut um seine **Altersversorgung** selbst kümmern:

▶ Planen Sie die Altersversorgung!

- **Logopäden** sind in ihrer Entscheidung hinsichtlich der Altersversorgung völlig **frei**, denn sie gelten nicht als Pflegepersonen im Sinne des § 2 Satz 1 Nr. 2 SGB VI. Sie können durch eine private Versicherung für das Alter vorsorgen oder als freiwilliges Mitglied der gesetzlichen Rentenversicherung beitreten.
- **Physio- und Ergotherapeuten** können auch als Selbstständige in der gesetzlichen Rentenversicherung **versicherungspflichtig** sein nach § 2 Satz 1 Ziffer 2 SGB VI. Sind die gesetzlichen Voraussetzungen erfüllt, tritt die Versicherungspflicht ein. Die Betroffen müssen dann Beiträge zur gesetzlichen Rentenversicherung zahlen. Sie können zusätzlich noch mittels einer privaten Versicherung für das Alter vorsorgen.

▶ Pflichtversicherung bei Physiotherapeuten und Ergotherapeuten möglich

13.10.1   Gesetzliche Renten(pflicht)versicherung für Physiotherapeuten und Ergotherapeuten

[§ 2 SGB VI Selbstständig Tätige (Auszug)]

Versicherungspflichtig sind selbstständig tätige

1. Lehrer und Erzieher, die im Zusammenhang mit ihrer selbstständigen Tätigkeit regelmäßig keinen versicherungspflichtigen Arbeitnehmer beschäftigen,
2. Pflegepersonen, die in der Kranken-, Wochen-, Säuglings- oder Kinderpflege tätig sind und im Zusammenhang mit ihrer selbstständigen Tätigkeit regelmäßig keinen versicherungspflichtigen Arbeitnehmer beschäftigen,
3. …,
4. …,
5. …,
6. …,
7. …,
8. …,
9. Personen, die
   a) im Zusammenhang mit ihrer selbstständigen Tätigkeit regelmäßig keinen versicherungspflichtigen Arbeitnehmer beschäftigen, und
   b) auf Dauer und im Wesentlichen nur für einen Auftraggeber tätig sind; bei Gesellschaftern gelten als Auftraggeber die Auftraggeber der Gesellschaft,
10. …

Als Arbeitnehmer im Sinne des Satzes 1 Nr. 1, 2, 7 und 9 gelten

1. …
2. nicht Personen, die als geringfügig Beschäftigte nach § 5 Abs. 2 Satz 2 auf die Versicherungsfreiheit verzichtet haben,
3. …

Als **Pflegepersonen nach § 2 Satz 1 Ziffer 2 SGB VI** gelten auch **Angehörige von Heilhilfsberufen,** bei denen sich pflegerische und therapeutische Betreuung überschneiden:. Dies ist der Fall bei

- Masseuren, Masseuren und med. Bademeistern, die Massagen zu Heilzwecken verabreichen,
- Physiotherapeuten/Krankengymnasten und
- Ergotherapeuten/Beschäftigungs- und Arbeitstherapeuten, die Kranke behandeln,

wenn sie überwiegend aufgrund ärztlicher Verordnungen behandeln.

Dabei spielt es keine Rolle, ob Privatpatienten oder gesetzlich versicherte Patienten behandelt werden. Beschäftigen diese Berufsgruppen regelmäßig **keine versicherungspflichtigen Arbeitnehmer,** sind sie auf jeden Fall **rentenversicherungspflichtig** nach § 2 Satz 1 Ziffer 2 SGB VI. Die Vorschrift des § 2 Satz 1 Ziffer 9 SGB VI wird bei diesen Berufsgruppen dann gar nicht mehr geprüft, weil sie als allgemeinere Vorschrift hinter § 2 Satz 1 Ziffer 2 SGB VI zurücktritt.

Folgende **Berufsgruppen/Tätigkeiten** fallen dagegen **nicht unter § 2 Satz 1 Ziffer 2 SGB VI:**

- Sportmasseure,
- Krankengymnasten/Physiotherapeuten, die Gesunden Unterricht erteilen; sie können allerdings nach § 2 Satz 1 Ziffer 1 SGB VI versicherungspflichtig sein;
- medizinische Fußpfleger, wenn es sich bei der von ihnen ausgeübten Tätigkeit überwiegend um eine pflegerische Tätigkeit im Sinne einfacher Körperpflege oder der Kosmetik handelt und die Fußpflege somit nicht der Behandlung einer Krankheit dient;
- Heilkundige (Ärzte und Heilpraktiker),
- Angehörige weiterer Heilberufe sowie ähnlicher Berufe, z.B. Heilpädagogen, Logopäden, Psychologen und Psychotherapeuten.

Beispiel

Physiotherapeutin Christina Reit eröffnet ihre eigene Praxis.

– Sie beschäftigt eine Reinigungskraft im Rahmen eines Minijobs sowie einen freien Mitarbeiter. Weder der freie Mitarbeiter noch die Reinigungskraft werden in einem sozialversicherungspflichtigen Beschäftigungsverhältnis beschäftigt.

→ Physiotherapeutin Reit ist **versicherungspflichtig** in der gesetzlichen Rentenversicherung.

– Sie beschäftigt eine Reinigungskraft im Rahmen eines Minijobs sowie eine Physiotherapeutin in Teilzeit mit einem Bruttoverdienst von 900 €.

→ Physiotherapeutin Reit ist **nicht versicherungspflichtig** in der gesetzlichen Rentenversicherung, weil sie mindestens einen versicherungspflichtigen Arbeitnehmer beschäftigt.

Die gesetzliche Versicherungspflicht für Physiotherapeuten und Ergotherapeuten entfällt immer dann, wenn **mindestens ein versicherungspflichtiger Arbeitnehmer** beschäftigt wird. **Minijobber** gelten nicht als versicherungspflichtige Arbeitnehmer, obwohl auch hier der Arbeitgeber verpflichtet ist, Kranken- und Rentenversicherungsbeiträge abzuführen.

▶ Minijobber gelten nicht als versicherungspflichtig

Praxistipp

Ab einem **Verdienst von 400,01 €** wird ein Arbeitnehmer in einem versicherungspflichtigen Arbeitsverhältnis beschäftigt. Wenn Sie sowieso einen Minijobber mit 400 € einstellen wollten, zahlen Sie ihm etwas mehr, dann können Sie der Rentenversicherungspflicht entkommen.

Der zu zahlende **Beitrag** zur Rentenversicherung ist abhängig vom Einkommen des Therapeuten sowie dem jeweils gültigen Beitragssatz. Der **Beitragssatz** wird gesetzlich festgelegt. Für einen selbstständigen Therapeuten gilt der gleiche Beitragssatz wie für angestellte Therapeuten. Während ein Angestellter den Beitrag aber nur zur Hälfte aus eigener Tasche zahlen muss, zahlen selbstständige Therapeuten den vollen Beitrag aus eigener Tasche.

Ohne Nachweis konkreten Einkommens geht die Rentenversicherung davon aus, dass ein monatliches Einkommen in Höhe der jeweils geltenden Bezugsgröße vorliegt. Hiervon ausgehend wird dann der sog. **Regelbeitrag** berechnet. Kann der Therapeut ein geringeres Einkommen nachweisen, wird der zu zahlende Beitrag hieraus berechnet.

▶ Beitrag ist einkommensabhängig

13.10.2 Gesetzliche Renten(pflicht)versicherung für Logopäden

Selbstständige Logopäden gelten nicht als Krankenpflegepersonen im Sinne des § 2 Satz 1 Ziffer 2 SGB VI (LSG Baden-Württemberg, Urteil vom 27.06.2006, L 12 R 4151/05). Daher findet diese Vorschrift auf sie keine Anwendung. Logopäden, die keine versicherungspflichtigen Arbeitnehmer beschäftigen, könnten aber unter die Vorschrift des § 2 Satz 1 Ziffer 9 SGB VI fallen, was zu einer Rentenversicherungspflicht führen würde. § 2 Satz 1 Ziffer 9 SGB VI greift aber für selbstständige Logopäden nicht, weil sie nicht überwiegend für einen Auftraggeber arbeiten, sondern **mehrere Auftraggeber** haben. Denn jeder Patient, der mit dem Logopäden einen Behandlungsvertrag abschließt, ist ein Auftraggeber.

▶ Selbstständige Logopäden

13.10.3   Freiwillige Versicherung in der gesetzlichen Rentenversicherung

[§ 7 SGB VI Freiwillige Versicherung (Auszug)]

1. Personen, die nicht versicherungspflichtig sind, können sich für Zeiten von der Vollendung des 16. Lebensjahres an freiwillig versichern. ...
2. Personen, die versicherungsfrei oder von der Versicherung befreit sind, können sich nur dann freiwillig versichern, wenn sie die allgemeine Wartezeit erfüllt haben. [2]Dies gilt nicht für Personen, die wegen Geringfügigkeit einer Beschäftigung oder selbstständigen Tätigkeit versicherungsfrei sind.
3. ...

▶ Antrag auf freiwillige Versicherung ist möglich

Grundsätzlich kann ein selbstständiger Therapeut, der in der gesetzlichen Rentenversicherung nicht versicherungspflichtig ist, einen **Antrag auf freiwillige Versicherung** stellen. Ob dies sinnvoll ist, hängt von den Umständen des Einzelfalls ab. Hat ein Therapeut schon einige Jahre in einem Arbeitsverhältnis gestanden und Beiträge zur Rentenversicherung eingezahlt, sollte **zumindest geprüft werden**, ob in der gesetzlichen Rentenversicherung schon Anwartschaften erworben wurden, oder ob es notwendig ist, zur Begründung von Ansprüchen noch einige Monate einzuzahlen.

13.10.4   Private Altersvorsorge

▶ Grundversorgung ist abzusichern

Da die Rente aus der gesetzlichen Rentenversicherung in der Regel auch nur die Grundversorgung im Alter abdeckt, sollte auch bei Versicherungspflicht in der gesetzlichen Rentenversicherung darüber nachgedacht werden, wie und in welcher Form **Rücklagen für das Alter** gebildet werden können. Für Therapeuten, die nicht rentenversicherungspflichtig sind, stellt sich diese Frage verschärft, weil sie auf **keine Grundversorgung** zurückgreifen können. Eine **private Altersversorgung** kann bestehen aus

- bei privaten Versicherungsunternehmen abgeschlossenen Rentenversicherungen,
- kapitalbildenden Lebensversicherungen,
- Sparverträgen, Wertpapieren und anderen wenig spekulativen Geldanlagen,
- Aktien,
- Immobilen.

> **Praxistipp**
>
> Fangen Sie gleich mit Gründung der Praxis an, monatlich Geld für die private Altersvorsorge zur Seite zu legen oder schon konkret anzulegen.

13.11   Unfallversicherung

13.11.1   Gesetzliche Unfallversicherung

▶ Berufs- und Wegeunfälle sind in der BGW versichert

Die gesetzliche Unfallversicherung sichert das **Risiko von Berufs- und Wegeunfällen** sowie die **Folgen von Berufskrankheiten** ab. Zuständig für Logopäden, Ergotherapeuten und Physiotherapeuten ist die Berufsgenossenschaft für Gesundheits- und Wohlfahrtspflege, Hamburg (http://www.bgw-online.de).

Praxisinhaber müssen ihre Arbeitnehmer bei der BGW zwingend anmelden. Wird die Anmeldung unterlassen, besteht bei einem Arbeitsunfall kein Versicherungsschutz!

Nicht pflichtversicherte Praxisinhaber und Selbstständige können sich in der gesetzlichen Unfallversicherung **freiwillig** versichern. Im Versicherungsfall trägt die **gesetzliche Unfallversicherung** dann Kosten z.B. für

- medizinische, berufliche und soziale Rehabilitation,
- Verletztengeld während einer medizinischen Rehabilitation,
- Rente im Falle einer Minderung der Erwerbsfähigkeit.

Die **Beitragshöhe** ist abhängig von der jeweiligen Gefahrenklasse und von der Höhe der Entgelte der Versicherten. Freiwillig Versicherte in der gesetzlichen Unfallversicherung können sich – gegen einen höheren Beitrag – höher versichern.

▶ Beitragshöhe richtet sich nach Gefahrklasse des Berufs

Praxistipp

Das Wichtigste hierzu finden Sie im Internet unter http://www.bgw-online. de. Dort steht eine **Broschüre zur freiwilligen Höherversicherung** zum Download bereit.

13.11.2 Private Unfallversicherung

Die private Unfallversicherung deckt weit mehr ab als die gesetzliche Unfallversicherung. Die private Unfallversicherung greift bei **Unfällen während der beruflichen Tätigkeit** genauso wie bei **Unfällen während der Freizeit oder zu Hause**. Die private Unfallversicherung ist zur Leistung verpflichtet, wenn infolge eines Unfalls die Erwerbsfähigkeit vermindert ist. Gezahlt wird bereits ab einem **Minderungsgrad von 1%**.

Da schon bei einer geringen Beeinträchtigung der Erwerbsfähigkeit Leistungen aus der Unfallversicherung fließen, ist diese eine sinnvolle Ergänzung zu einer Berufsunfähigkeitsversicherung.

Im **Schadensfall** zahlt die private Unfallversicherung je nach Versicherungsvertrag

- einen einmaligen Betrag, dessen Höhe vom Grad der Invalidität (= Minderung der Erwerbsfähigkeit) abhängt, oder
- eine Unfallrente.

Der **Leistungsumfang** bei Unfallversicherungen kann sich erheblich unterscheiden. Daher ist es ratsam, von verschiedenen Anbietern Angebote einzuholen. Prüfen sollte man jedoch nicht nur den monatlichen Beitrag, sondern auch, welche Leistungen im Schadensfall von der Versicherung zu erwarten sind.

▶ Unfälle während der beruflichen Tätigkeit und in der Freizeit

▶ Leistungsumfang der Versicherer sehr unterschiedlich

Praxistipp

Achten Sie darauf, dass **keine Doppelversicherung** z.B. im Bereich des Krankentagegeldes auftritt. Das Risiko, das schon abgesichert ist, muss nicht nochmals versichert werden!

13.12 Versicherungsschutz-Checkliste

In diesem Kapitel konnten nur die Grundzüge der einzelnen Versicherungsarten geschildert werden. Das Angebot an Versicherungen ist sehr vielfältig, und die Produkte sind manchmal trotz ähnlicher Bezeichnungen nur begrenzt vergleichbar. Da man sich mit dem Abschluss einer Versicherung nicht nur für lange Dauer bindet, sondern auch noch monatlich Geld zahlen muss, ist **Information vor Abschluss des Vertrags** das A und O. Eine Versicherung sollte nicht spontan, sondern immer erst nach reiflicher Überlegung abgeschlossen werden. In ▶ Übersicht 13.1 ist eine Checkliste zusammengestellt, die bei der Suche nach der passenden Versicherung hilfreich ist.

Übersicht 13.1. Checkliste: So finden Sie die passende Versicherung

- Stellen Sie die Risiken zusammen, die Sie mit einer Versicherung abdecken wollen.
- Holen Sie bei mehreren Versicherungsunternehmen Angebote ein.
- Lassen Sie sich zu einer Produktgruppe auch von mehreren Versicherungsfachleuten beraten.
- Vergleichen Sie die Angebote inhaltlich. Was ist gleich, worin liegen die Unterschiede?
- Prüfen Sie, worin sich eine preiswerte und eine teure Versicherung unterscheiden.
- Prüfen Sie, welche Versicherungsbedingungen gelten.
- Lesen Sie auch das Kleingedruckte, also die Versicherungsbedingungen, insbesondere auch zu den Pflichten und Rechten im Schadensfall.
- Prüfen Sie, ob eine oder mehrere der Risiken nicht schon durch andere bestehende Versicherungen abgedeckt sind. Falls ja: Welche Versicherung bietet die besseren Leistungen? Können Sie die bestehende Versicherung kündigen?
- Wenn Sie alle Informationen gesammelt und sich für eine Versicherung entschieden haben, prüfen Sie vor Unterzeichnung des Vertrags noch ein letztes Mal, ob die Versicherung auch wirklich das von Ihnen ins Auge gefasste Risiko abdeckt.

14 Werbung und Marketing

»Werbung ist die Quelle des Reichtums.« (Gustave Flaubert [1821–1880], französischer Erzähler und Novellist)

Marketing und Werbung sind nicht nur grundsätzlich erlaubt, sondern auch **erforderlich**, um im härter werdenden Wettbewerb zu bestehen. Wettbewerb ist grundsätzlich zwar frei, aber doch durch gesetzliche Vorschriften und Richterrecht wieder eingeschränkt. Die Einschränkungen sollen verhindern, dass Wettbewerb und Werbung – egal in welcher Form sie durchgeführt werden – zu unbilligen und deswegen von unserer Rechtsordnung nicht gebilligten Ergebnissen führt. Das **allgemeine Wettbewerbsrecht** gilt in seinen Grundzügen für alle Werbenden, ist also auch von den Heilmittelerbringern zu beachten. Für einige Berufsgruppen – und zu diesen gehören die Heilmittelerbringer – gibt es darüber hinaus weiterführende **gesetzliche Regelungen**, die bei Werbemaßnahmen zu beachten sind.

14.1 Marketing

Auch ein Therapeut muss mittlerweile seine Person und seine Dienstleistungen vermarkten, um die Patienten – gerade bei Gründung einer Praxis – auf sich aufmerksam zu machen. Dies geschieht im Rahmen des Zulässigen durch Werbung und Marketing.

14.1.1 Begriff des Marketings

 Marketing ist das Werben und Ausrichten der eigenen Praxis auf den Markt und die Patienten.

▶ Marketing ist mehr als nur Werbung und Verkauf

Der Begriff des Marketings umfasst mehr als nur Werbung und Verkauf. Marketing bezeichnet **alle Aktivitäten** einer Praxis, die darauf gerichtet sind, Ärzte- und Patientenbeziehungen aufzubauen, zu festigen und zu erhalten. Mit Marketingmaßnahmen richtet ein Heilmittelerbringer seine Praxis auf die Bedürfnisse der Patienten aus.

▶ Marketingziele klar definieren

Daher gehört als erster Schritt zu einem guten Marketing, sich schon vor der Praxisgründung zu überlegen, wo und mit welchen Schwerpunkten man als Therapeut seine Praxis an dem vorgesehenen Standort positionieren will. Es gilt, für die eigene Person und die Praxis ein **Marketingziel** zu formulieren! Welches Marketingziel für jeden individuell das richtige ist, kann man z.B. mittels der Fragen in ▶ Übersicht 14.1 klären.

> **Übersicht 14.1. Marketingziele**
>
> — Wer oder was sind wir?
> — Wofür stehen wir/steht die Praxis?
> — Wodurch unterscheiden wir uns von anderen Praxen?
> — Warum soll der Patient gerade zu uns kommen?
> — Warum soll ein Arzt gerade unsere Praxis empfehlen?
> — Was bieten wir dem Patienten mehr/besser an als andere Praxen?
> — Wie können wir dem Arzt vermitteln, dass gerade wir für seine Patienten der richtige Therapeut sind?

14.1.2 Marketingkonzept

Ein Marketingkonzept enthält alle Informationen über die Praxis und die Maßnahmen der Praxis. Es muss nicht kompliziert sein. Auch ein **einfaches Marketingkonzept** kann eine Praxis schnell erfolgreich am Markt einführen.

▶ Marketingkonzept kann einfach sein

- Inhalte eines Marketingkonzepts
- - Marketingziel

Was will ich mit dem Marketing erreichen? Die gesetzten Ziele sollten mittel- und langfristig sein. Nicht nur der Praxisinhaber selbst, sondern auch seine Mitarbeiter müssen die Ziele verinnerlichen und bewusst umsetzen. Ärzte und Patienten müssen das Ziel erkennen können. Je nachdem, welches Ziel der Praxisinhaber für sich und seine Praxis formuliert, greifen unterschiedliche Marketingstrategien.

▶ Ziel: Marketingziel

- - Marketingstrategie

Wie und mit welchen Mitteln kann ich – ausgehend vom Ist-Zustand – mein persönliches Marketingziel erreichen? Will ich mich auf den Kunden (Patienten), die Konkurrenz oder mögliche Kooperationspartner (z.B. Ärzte) konzentrieren?

▶ Weg: Marketingstrategie

- - Marketingmaßnahmen/-instrumente

Mit Marketingmaßnahmen wird die Marketingstrategie zur Erreichung des Marketingziels verwirklicht.

▶ Umsetzung: Marketingmaßnahmen

- - Marketingcontrolling

Marketingcontrolling dient dazu, die umgesetzten Marketingmaßnahmen auf ihre Wirksamkeit zu prüfen und Veränderungen oder neue, weitere Vorgehensweisen zu planen.

▶ Kontrolle: Marketingcontrolling

14.1.3 Oberstes Marketingziel: Patientenzufriedenheit

Wenn ein Therapeut erreicht hat, dass die Patienten zufrieden sind, wiederkommen oder ihn weiterempfehlen, hat er viel erreicht. Zufrieden ist ein Patient, wenn seine Erwartungen erfüllt werden. Zu einem guten Marketing gehört es daher auch, alles zu tun, um die Zufriedenheit des Patienten zu erreichen.

Die **Vorstellungen der meisten Patienten** lassen sich unter folgenden Punkten zusammenfassen:

▶ Das wollen die Patienten

- Patienten wollen einen **problemlosen Zugang** zur Behandlung.
  Sie mögen keine Probleme bei der Terminvereinbarung, keine langen Wartezeiten, keine Auseinandersetzungen mit der Krankenkasse.
- Patienten wollen mit ihren eigenen, **individuellen Bedürfnissen** respektiert werden.
  Sie erwarten, dass trotz oder gerade wegen ihrer Krankheit ihre eigenen Vorstellungen und Werte bei der Behandlung berücksichtigt werden. Gerade wenn Patienten unter Schmerzen oder einer Behinderung leiden, erwarten sie, dass alle Maßnahmen ergriffen werden, um diese Leiden zu lindern.
- Patienten wollen, dass die **Versorgungsleistungen** koordiniert werden.
  Ob ein Therapeut als kompetent gilt, entscheidet der Patient weniger anhand der Qualität der Behandlung (diese kann er mangels Fachwissen nicht ausreichend beurteilen) als daran, ob der Therapeut einzelne Versorgungsleistungen koordiniert aufeinander abstimmt.

- Patienten wollen **Information, Aufklärung** und ggf. **Mitbestimmung** bei der Therapie.
  Sie möchten umfassend über den momentanen Zustand ihrer Erkrankung und mögliche Behandlungsmethoden aufgeklärt werden. Sie möchten meistens auch eine Prognose über den Behandlungsverlauf und das voraussichtliche Behandlungsergebnis.
- Patienten wollen **emotional** unterstützt werden.
- Patienten wollen **Kontinuität** bei den behandelnden Therapeuten.

14.2 Werbung

▶ Keine täuschende oder irreführende Werbung

Für Heilmittelerbringer gelten, wenn sie werben wollen, zunächst einmal dieselben wettbewerbsrechtlichen Regelungen, die auch für andere Werbende gelten. Diese lassen sich vereinfacht in folgenden **Grundsätzen** zusammenfassen:

- Ein **Marktteilnehmer** darf durch seine Werbung nicht täuschen und hierdurch irreführen!
- Den Heilmittelerbringern sind **Wettbewerb** und **Werbung** grundsätzlich **erlaubt**. Allerdings ist nicht jedes Werbeverhalten erlaubt.
- Ergotherapeuten, Logopäden oder Physiotherapeuten müssen bei Werbemaßnahmen **drei Rechtskreise** beachten:
  - **Gesetz gegen den unlauteren Wettbewerb (UWG):** Dieses Gesetz gilt für alle, die am Wettbewerb teilnehmen, enthält also keine für Heilmittelerbringer speziellen Regeln.
  - **Heilmittelwerbegesetz (HWG):** Dieses Gesetz gilt für Ergotherapeuten, Logopäden, Physiotherapeuten und Heilpraktiker – aber auch z.B. für Ärzte, Zahnärzte, Apotheken.
  - **Rahmenverträge mit den Krankenkassen:** Die Verträge sehen u.a. vor, dass nicht mit der Übernahme von Leistungen durch die Krankenkassen geworben werden darf.

🛈 Das **Wettbewerbsrecht** ist stark durch die Rechtsprechung der Gerichte geprägt. Dies bedeutet, dass sich **keine allgemein gültigen Aussagen** aus den gesetzlichen Vorschriften herauslesen lassen. Jede Werbemaßnahme muss anhand der Umstände des konkreten Einzelfalls überprüft werden, ob sie zulässig ist oder nicht.

Irrt sich der Therapeut bei **Inhalt oder Form seiner Werbemaßnahme**, verstößt er möglicherweise durch eine Handlung gegen das Gesetz gegen den unlauteren Wettbewerb, das Heilmittelwerbegesetz und die Rahmenvereinbarung. Das heißt der Therapeut wird u.U. angegriffen von

- Wettbewerbern wegen eines Verstoßes gegen UWG,
- Polizei und Staatsanwaltschaft wegen strafbarer Werbung im Sinne des HWG,
- Bußgeldbehörde wegen ordnungswidrigen Verhaltens im Sinne des HWG und
- Krankenkasse wegen Verstoßes gegen einen Rahmenvertrag.

14.2.1 Begriff der Werbung

▶ Keine gesetzliche Definition

Wichtig ist es, zwischen Inhalt und Form der Werbung zu unterscheiden. Eine gesetzliche Definition des Begriffs **Werbung** gibt es nicht. Eine **häufig anzutreffende Definition** ist nachfolgend widergegeben.

> **Definition**
>
> **Werbung** ist eine Form der beeinflussenden Kommunikation, durch die versucht wird, Einstellungen und Verhaltensweisen der Adressaten im Sinne der Ziele der Werbung zu verändern.

In der **Theorie** gibt es (zumindest) **zwei Arten** von Werbung:

- **Absatzwerbung:** Diese ist leistungs- oder produktbezogen.
- **Imagewerbung/Unternehmenswerbung:** Diese bezieht sich auf das Unternehmen, die Praxis, selbst.

In der **Praxis** lassen sich diese beiden Arten von Werbung häufig kaum trennen:

- Bei einer Absatzwerbung wird (mittelbar) auch für die Therapiepraxis geworben.
- Bei einer unternehmensbezogenen Werbung wird i.d.R. auch für die Leistung/das Produkt Werbung gemacht.

14.2.2 Heilmittelwerbegesetz (HWG)

Das Heilmittelwerbegesetz betrifft nicht (direkt) bestimmte Personengruppen (Ärzte, Zahnärzte, Apotheker, Ergotherapeuten, Logopäden, Physiotherapeuten, Heilpraktiker u.a.m.), sondern geht von den **Produkten und Dienstleistungen** aus.

▶ Ausgangspunkt: Produkte und Dienstleistungen

[§ 1 HWG]

1. Dieses Gesetzt findet Anwendung auf die Werbung für
   1. Arzneimittel im Sinne des § 2 Arzneimittelgesetzes,
   1a) Medizinprodukte im Sinne des § 3 des Medizinproduktegesetzes,
   2. andere Mittel, Verfahren, Behandlungen und Gegenstände, soweit sich die Werbeaussage auf die Erkennung, Beseitigung oder Linderung von Krankheiten, Leiden, Körperschäden oder krankhaften Beschwerden bei Mensch oder Tier bezieht, sowie operative plastisch-chirurgische Eingriffe, soweit sich die Werbeaussage auf die Veränderung des menschlichen Körpers ohne medizinische Notwendigkeit bezieht.
2. Andere Mittel im Sinne des Absatzes 1 Nr. 2 sind kosmetische Mittel im Sinne des § 4 des Lebensmittel- und Bedarfsgegenständegesetzes. Gegenstände im Sinne des Absatzes 1 Nr. 2 sind auch Gegenstände zur Körperpflege im Sinne des § 5 Absatz 1 Nr. 4 des Lebensmittel- und Bedarfsgegenständegesetzes.
3. Eine Werbung im Sinne dieses Gesetzes ist auch das Ankündigen oder Anbieten von Werbeaussagen, auf die dieses Gesetz Anwendung findet.
4. Dieses Gesetz findet keine Anwendung auf die Werbung für Gegenstände zur Verhütung von Unfallschäden.
5. Dieses Gesetz findet keine Anwendung auf den Schriftwechsel und die Unterlagen, die nicht Werbezwecken dienen, und die zur Beantwortung einer konkreten Anfrage zu einem bestimmten Arzneimittel erforderlich sind.
6. Das Gesetz findet ferner keine Anwendung beim elektronischen Handel mit Arzneimitteln auf das Bestellformular und die dort aufgeführten Angaben, soweit diese für eine ordnungsgemäße Bestellung notwendig sind.

Das Gesetz beschäftigt sich also nicht nur mit den für die Heilmittelerbringer wichtigen Bereichen, sondern auch mit **Arzneimitteln**.

> ❯❯ Wichtig für Therapeuten ist § 1 **Absatz 1 Nr. 2 HWG:**
> »… andere Mittel, Verfahren, Behandlungen und Gegenstände, soweit sich die Werbeaussage auf die Erkennung, Beseitigung oder Linderung von Krankheit, Leiden, Körperschäden oder krankhaften Beschwerden bei Mensch oder Tier bezieht …«
> Da sich Ergotherapeuten, Logopäden, Physiotherapeuten und auch die Heilpraktiker mit der Behandlung von Krankheiten, Leiden, Körperschäden oder krankhaften Beschwerden beschäftigen, trifft das **Heilmittelwerbegesetz** auf all diese Berufsgruppen zu.

▶ Gilt nur für Absatzwerbung

Das Heilmittelwerbegesetz betrifft aber nur die **Absatzwerbung** (Leistungen, Produkte), nicht die Image- und Unternehmenswerbung. Dies bedeutet:

- Einzelne Verfahren, Mittel und/oder Behandlungen dürfen in der vom HWG untersagten Art überhaupt nicht beworben werden.
- Therapeuten dürfen jedoch grundsätzlich für sich und ihre eigene Praxis werben.

Es kann sein, dass aus der Imagewerbung ein **Rückschluss auf das angebotene Produkt** gezogen werden kann. In diesen Fällen wird im konkreten Einzelfall geprüft, ob die Produktwerbung oder die Imagewerbung im Vordergrund steht.

Adressaten der Werbung

▶ Fachkreiswerbung freier als Publikumswerbung

Das HWG stellt verschiedene **Verbotsnormen** für unterschiedliche Fälle auf. Nach diesen Verbotsnormen sind Werbeaussagen, die sich nur an Fachkreise richten (**Fachkreiswerbung**), in größerem Umfang erlaubt als Werbeaussagen, die sich an Personen außerhalb der Fachkreise richten. Personen außerhalb der Fachkreise sind in erster Linie die Patienten. Bei Werbung für Patienten (**Publikumswerbung**)) muss der Therapeut daher ganz besondere Vorsicht walten lassen und jede Formulierung prüfen, ob sie gegen eine Vorschrift des HWG verstößt.

Beispiel

Physiotherapeut Hermann Kaiser informiert die Ärzte in seiner näheren Umgebung über sein Leistungsangebot mittels eines Flyers.
→ Physiotherapeut Kaiser wendet sich mit seinem Flyer an Fachkreise. Er kann deswegen z.B. mit **fremd- und fachsprachlichen Leistungen** werben.
→ Verwendet Physiotherapeut Kaiser in seinem Flyer fremd- und fachsprachliche Begriffe, darf er diesen Flyer **nicht an die Patienten aushändigen**, weil ihm § 11 Absatz 1 Ziffer 6 HWG dies verbietet.

Fachkreiswerbung

▶ Fachkreise sind gesetzlich definiert

Der Begriff der **Fachkreise** ist in § 2 HWG ausdrücklich definiert:

[§ 2 HWG]

Fachkreise im Sinne dieses Gesetzes sind Angehörige der Heilberufe oder des Heilgewerbes, Einrichtungen, die der Gesundheit von Mensch oder Tier dienen, oder sonstige Personen, soweit sie mit Arzneimitteln, Medizinprodukten, Verfahren, Behandlungen, Gegenständen oder anderen Mitteln erlaubterweise Handel treiben oder sie in Ausübung ihres Berufes anwenden.

Gegenüber Fachkreisen ist eine »**breitere**« **Werbung** erlaubt. Dies geht als Umkehrschluss auf § 11 HWG hervor. Diese Vorschrift verbietet bestimmte

Werbemaßnahmen für den Fall, dass diese außerhalb von Fachkreisen angewendet werden. Innerhalb der Fachkreise sind die genannten Werbemaßnahmen also erlaubt.

Krankheit im Sinne des HWG?

Bei der Frage, ob eine bestimmte Werbemaßnahme gegen das Heilmittelwerbegesetz verstößt, ist neben der Frage, ob es sich um Fachkreis- oder Publikumswerbung handelt, noch die Frage von Bedeutung, was als **Krankheit im Sinne des HWG** gilt. Denn Werbung für Behandlungen, soweit sie sich auf die Beseitigung oder Linderung von Krankheiten richtet, wird vom HWG erfasst (§ 1 Absatz 2 Ziffer 2 HWG).

Ist eine »kleine Verspannung«, sind »alltägliche kleine Beschwerden« Krankheiten im Sinne des HWG?

Die **Rechtsprechung** fasst den Begriff der Krankheit sehr weit. Eine **Krankheit** liegt bei allen gesundheitlichen Normabweichungen vor. Es kommt nicht darauf an, ob die Beschwerden nur geringfügig sind oder nur kurzzeitig vorliegen. Die Rechtsprechung hat entschieden, dass eine Krankheit – im Sinne des Heilmittelwerberechts – jede, also auch eine nur unerhebliche oder vorübergehende Störung der normalen Beschaffenheit oder der normalen Tätigkeit des Körpers ist, die geheilt, d.h. beseitigt oder gelindert werden kann.

▶ Krankheit ist gesundheitliche Normabweichung

Die Begriffe **Beschwerden**, **Leiden**, **Körperschäden** im Sinne des Heilmittelwerbegesetzes können auf der Basis ergangener Urteile wie folgt definiert werden.

Definition

- Eine krankhafte **Beschwerde** liegt vor bei einem Zustand, der von der Norm abweicht, aber nicht als Krankheit bezeichnet oder empfunden wird.
- Ein **Körperschaden** eine irreparable Veränderung des Zustandes oder der Funktion von Organteilen, einzelner Organe oder des Körpers, die keine Krankheit sind.
- Ein **Leiden** ist eine lang anhaltende, häufig kaum oder gar nicht mehr therapeutisch beeinflussbare Störung der normalen Tätigkeit oder normalen Beschaffenheit des Körpers.

Ausgehend von diesen Definitionen sind beispielsweise **Abgespanntheit, Nackenschmerzen oder Nervosität** Krankheiten im Sinne des Heilmittelwerbegesetzes.

❗ **Vorsicht ist geboten**, wenn ein Therapeut z.B. Massagen zur Entspannung anbietet – in der Auffassung, das Heilmittelwerbegesetz finde keine Anwendung, weil keine Erkrankung vorliegt. Zu seiner eigenen Sicherheit sollte ein Therapeut davon ausgehen, dass auch bei Werbemaßnahmen für **Entspannungsangebote** das Heilmittelwerbegesetz Anwendung findet.

Ein Therapeut kann sich auch nicht – zur Vermeidung der Anwendung des Heilmittelwerbegesetzes – darauf berufen, er sei »Handwerker«, stelle weder eine Diagnose noch behandle er. Denn nach der Rechtsprechung wird auch die **therapeutische Arbeit handwerklicher Art** vom Gesetz erfasst. Mit anderen Worten: Auch für Masseure und medizinische Bademeister findet das Heilmittelwerbegesetz Anwendung.

Das Heilmittelwerbegesetz kann auch nicht dadurch umgangen werden, dass statt der Behandlung mit den eigenen Händen z.B. ein **Massagegerät** benutzt wird. Dies ergibt sich bereits aus dem Gesetz, das (andere) Mittel, Verfahren, Behandlungen und Gegenstände umfasst.

Verbot der irreführenden Werbung (§ 3 HWG)

[§ 3 HWG]

Unzulässig ist eine irreführende Werbung. Eine Irreführung liegt insbesondere dann vor,

1. wenn Arzneimitteln, Medizinprodukten, Verfahren, Behandlungen, Gegenständen oder anderen Mitteln eine therapeutische Wirksamkeit oder Wirkungen beigelegt werden, die sie nicht haben,
2. wenn fälschlich der Eindruck erweckt wird, dass
   a) ein Erfolg mit Sicherheit erwartet werden kann,
   b) bei bestimmungsgemäßem oder längerem Gebrauch keine schädlichen Wirkungen eintreten,
   c) die Werbung nicht zu Zwecken des Wettbewerbs veranstaltet wird,
3. wenn unwahre oder zur Täuschung geeignete Angaben
   a) über die Zusammensetzung oder Beschaffenheit von Arzneimitteln, Medizinprodukten, Gegenständen oder andern Mitteln oder über die Art und Weise der Verfahren oder Behandlungen oder
   b) über die Personen, Vorbildung, Befähigung oder Erfolge des Herstellers, Erfinders oder der für sie tätigen oder tätig gewesenen Personen

gemacht werden.

Wer gegen das Verbot der irreführenden Werbung verstößt, muss mit **straf- und zivilrechtlichen Sanktionen** rechnen:

- Nach § 14 HWG wird mit **Freiheitsstrafe bis zu einem Jahr oder mit Geldstrafe** bestraft, wer dem Verbot der irreführenden Werbung (§ 3 HWG) vorsätzlich zuwiderhandelt. Der Gesetzgeber sieht Verstöße gegen das Verbot der irreführenden Werbung also nicht als »Kavaliersdelikte« an.
- Nach § 15 HWG handelt ordnungswidrig, wer gegen andere Vorschriften des HWG verstößt oder fahrlässig dem Verbot der irreführenden Werbung zuwiderhandelt. Eine Ordnungswidrigkeit kann mit einer **Geldbuße zwischen 20.000 € und 50.000 €** geahndet werden.
- Wer gegen Vorschriften des HWG verstößt, kann von einem Wettbewerber abgemahnt werden und hat bei berechtigter **Abmahnung** die Kosten hierfür zu tragen.

▶ Sicht des Patienten entscheidet

Aber auch die zivilrechtliche Auslegung der Bestimmungen durch die Rechtsprechung ist streng. Bei der **Auslegung der Bestimmungen** kommt es nicht darauf an, was sich der Therapeut bei der Werbemaßnahme gedacht hat. Maßgebend ist vielmehr, wie die Werbemaßnahme aus Sicht der Umworbenen (Patienten) verstanden wird. Es kommt auch nicht darauf an, ob der Therapeut bei der Werbemaßnahme gutgläubig war. Das Merkmal der »Irreführung« hängt also nicht davon ab, dass dem Therapeuten bewusst war, eine Irreführung zu begehen.

Irrtum ist dabei das Auseinanderfallen zwischen Vorstellung und Wirklichkeit beim Adressaten der Werbeangabe.

> Es ist nicht erforderlich, dass die angesprochenen Verkehrskreise sich tatsächlich falsche Vorstellungen machen. Ausreichend ist, dass die Werbeangabe **zur Irreführung geeignet** ist.

■ Fallgruppen zu § 3 HWG

▶ Aufzählung in § 3 HWG nicht abschließend

§ 3 HWG ist führt verschiedene Fallgruppen auf, bei denen eine Irreführung des Adressaten der Werbung anzunehmen ist. Die **Aufzählung in § 3 HWG** ist nicht abschließend, d.h., auch eine auf den ersten Blick nicht unter die Fallgruppen des § 3 HWG fallende Werbung kann irreführend sein. Deswegen ist jede konkrete Werbemaßnahmen objektiv darauf zu überprüfen, ob in ihr enthaltene Aussagen vielleicht missverständlich formuliert sind, deswegen bei dem angesprochenen Personenkreis falsche Vorstellungen hervorrufen und somit irreführend im Sinne von § 3 HWG sind.

> Die nachfolgend beispielhaft aufgeführten Aussagen können einen **Verstoß** gegen das Verbot der irreführenden Werbung darstellen. Die Aufzählung ist nicht abschließend. **Die beispielhaften Formulierungen dürfen nicht verwendet werden!**

■■ 1.   Irreführung durch ein sog. Garantieversprechen (§ 3 Nr. 2a HWG)

Eine Irreführung liegt immer dann vor, wenn fälschlich der Eindruck erweckt wird, dass ein Erfolg mit Sicherheit erwartet werden kann.

▶ Garantieversprechen sind verboten

Beispiel

Unzulässige Formulierung: »Meine Massage wird Ihre Schmerzen beseitigen.«

Ein solches Garantieversprechen ist verboten. Allerdings muss das Garantieversprechen nicht ausdrücklich – wie im Beispiel – erfolgen. Es ist ausreichend, dass **mittelbar der Eindruck** eines sicheren Erfolgs beim Patienten hervorgerufen wird.

Beispiel

Unzulässige Formulierung: »Ich versprechen Ihnen nichts. Aus meiner langjährigen Erfahrung heraus weiß ich aber, dass meine Massage auch Ihnen helfen könnte.«

■■ 2.   Irreführung über schädliche Wirkungen (§ 3 Nr. 2b HWG)

Eine Irreführung liegt vor, wenn **fälschlich der Eindruck** erweckt wird, dass bei bestimmungsgemäßem oder längerem Gebrauch keine schädlichen Wirkungen eintreten.

▶ Schädliche Wirkungen besser nennen

Beispiel

Unzulässige Formulierung: »Diese Anwendung ist für Sie völlig harmlos. Nebenwirkungen treten nicht auf.«

■■ 3.   Irreführung über Person, Vorbildung, Befähigung (§ 3 Nr. 3b HWG)

Ohne Ausbildung darf sich niemand Ergotherapeut, Logopäde, Physiotherapeut oder Heilpraktiker nennen. Diese Berufsgruppen müssen erst eine bestimmte Ausbildung durchlaufen und erfolgreich abschließen. Unzulässig sind auch Bezeichnungen, für die es keine entsprechende Ausbildung, keinen entsprechenden Abschluss gibt.

▶ Vorbildung, Befähigung müssen stimmen

Beispiel

Unzulässige Formulierung: Physiotherapeut Groß nennt sich in einer Zeitungsanzeige »Ärztlich geprüfter Physiotherapeut«.

Verbot konkreter Werbemaßnahmen außerhalb der Fachkreise

Neben § 3 HWG ist § 11 HWG für Therapeuten eine weitere wichtige Vorschrift. **§ 11 HWG** verbietet ganz konkrete einzelne Werbeaussagen, sofern sich die Werbung nicht an Fachkreise wendet. § 11 HWG ist daher besonders wichtig bei Werbemaßnahmen gegenüber Patienten. § 11 HWG ist in **15 einzelne Fallgruppen** aufgeteilt, die grundsätzlich alle für Therapeuten und Heilpraktiker gelten.

▪ Fallgruppen zu § 11 HWG

▪▪ 1. Unzulässige Werbung mit Gutachten (§ 11 Absatz 1 Nr. 1 HWG)

► Keine Werbung mit Gutachten

Wortlaut: »Außerhalb der Fachkreise darf für Arzneimittel, Verfahren, Behandlungen, Gegenstände oder andere Mittel nicht geworben werden mit Gutachten, Zeugnissen, wissenschaftlichen oder fachlichen Veröffentlichungen sowie mit Hinweisen darauf.«

Der Grund für dieses Verbot liegt unter anderem darin, dass die angesprochenen Verkehrskreise – dies sind die Patienten als Laien – in der Regel glauben, dass es bei Gutachten, Zeugnissen und wissenschaftlichen Veröffentlichungen ausschließlich um objektive Tatschen geht. Dies ist häufig nicht der Fall. In vielen Fällen handelt es sich um sog. **Gefälligkeitsgutachten**, die vom Aufraggeber bezahlt wurden. In anderen Fällen gibt es andere abweichende wissenschaftliche Meinungen, die jedoch in der Veröffentlichung verschwiegen werden.

Beispiel

Unzulässige Formulierungen:

▬ »In der Forschung wird mittlerweile bestätigt, dass …«

▬ »Geprüft von …«

❯ Als Therapeut – Ergotherapeut, Logopäde, Physiotherapeut, Heilpraktiker – darf man **gegenüber Patienten** nicht mit Gutachten, Zeugnissen und Veröffentlichungen werben.

▪▪ 2. Unzulässige Werbung mit fachlichen Empfehlungen oder Prüfungen (§ 11 Absatz 1 Nr. 2 HWG)

► Keine fachliche Empfehlungen

Wortlaut: »Außerhalb der Fachkreise darf für Arzneimittel, Verfahren, Behandlungen, Gegenstände oder andere Mittel nicht geworben werden mit Angaben, dass das Arzneimittel, das Verfahren, die Behandlung, der Gegenstand oder das andere Mittel ärztlich, zahnärztlich, tierärztlich oder anderweitig fachlich empfohlen oder geprüft ist oder angewendet wird«.

Praxistipp

Unterlassen Sie in Ihren Werbemaßnahmen **Aussagen** wie:

▬ »Ärzte empfehlen … .«

▬ »Experten raten … .«

▬ »In Krankenhäusern getestet … .«

▬ »Klinisch/wissenschaftlich erprobt.«

▪▪ 3. Unzulässige Werbung mit der Wiedergabe von Krankengeschichten (§ 11 Absatz 1 Nr. 3 HWG)

► Keine Wiedergabe von Krankengeschichten

Wortlaut: »Außerhalb der Fachkreise darf für Arzneimittel, Verfahren, Behandlungen, Gegenstände oder andere Mittel nicht geworben werden mit der Wiedergabe von Krankengeschichten sowie mit Hinweisen darauf.«

❯ Eine Krankengeschichte enthält die Wiedergabe einer Abfolge von Ereignissen. Die Schilderung eines einzigen – **punktuellen** – Krankheitszustandes, von Symptomen oder eines Krankheitserfolgs genügt diesen Anforderungen nicht.

■ ■ 4.   Unzulässige Werbung mit der bildlichen Darstellung von Personen in Berufskleidung (§ 11 Absatz 1 Nr. 4 HWG)

Wortlaut: »Außerhalb der Fachkreise darf für Arzneimittel, Verfahren, Behandlungen, Gegenstände oder andere Mittel nicht geworben werden mit der bildlichen Darstellung von Personen in der Berufskleidung oder bei der Ausübung der Tätigkeit von Angehörigen der Heilberufe, des Heilgewerbes oder des Arzneimittelhandels.«

▶ Keine bildliche Darstellung von Personen in Berufskleidung

❯ Verboten ist also z.B. die **Abbildung eines Physiotherapeuten in Berufskleidung** bei der Behandlung eines Patienten. Für die therapeutische Tätigkeit gibt es keine vorgeschriebene Berufskleidung. Es kommt also auch hier nicht auf den Willen des werbenden Therapeuten, sondern auf den Eindruck der angesprochenen Verkehrskreise, also der Patienten, an.

■ ■ 5.   Unzulässige Werbung mit der bildlichen Darstellung von Veränderungen des menschlichen Körpers (§ 11 Absatz 1 Nr. 5 HWG)

Wortlaut: »Außerhalb der Fachkreise darf für Arzneimittel, Verfahren, Behandlungen, Gegenstände oder andere Mittel nicht geworben werden mit der bildlichen Darstellung

▶ Keine Darstellung von Veränderungen des menschlichen Körpers

a) von Veränderungen des menschlichen Körpers oder seiner Teile durch Krankheit, Leiden oder Körperschäden,
b) der Wirkung eines Arzneimittels, eines Verfahrens, einer Behandlung, eines Gegenstandes oder eines andern Mittels durch vergleichende Darstellung des Körperzustandes oder des Aussehens vor und nach der Anwendung,
c) des Wirkungsvorganges eines Arzneimittels, eines Verfahrens, einer Behandlung, eines Gegenstandes oder eines anderen Mittels am menschlichen Körper oder an seinen Teilen.«

❯ Als Therapeut müssen Sie beispielsweise
  ▬ jede Abbildung eines erkennbar kranken Menschen unterlassen,
  ▬ jede vergleichende Abbildung (vor der Behandlung/nach der Behandlung) eines Menschen unterlassen.

  Aber: Nach dem Wortlaut des Gesetzes ist es zulässig, einen kranken Menschen abzubilden, sofern die beteiligten Verkehrskreise – der Patient – keine Veränderung des Aussehens durch die Krankheit erkennen können (vgl. BGH Urteil vom 01.03.2007, Aktenzeichen 1 ZR 51/04).

■ ■ 6.   Unzulässige Werbung mit fremd- oder fachsprachlichen Bezeichnungen (§ 11 Absatz 1 Nr. 6 H WG)

Wortlaut: »Außerhalb der Fachkreise darf für Arzneimittel, Verfahren, Behandlungen, Gegenstände oder andere Mittel nicht geworben werden, mit fremd- oder fachsprachlichen Bezeichnungen, soweit sie nicht in den allgemeinen deutschen Sprachgebrauch eingegangen sind.«

▶ Keine fremd- oder fachsprachlichen Bezeichnungen

Den Therapeuten sind zahlreiche **Begriffe** vertraut. Aber hierauf kommt es nicht an! Wichtig ist, ob bei den beteiligten Verkehrskreisen die **Gefahr der Irreführung** besteht.

Fremdsprachliche oder fachsprachliche Begriffe sind jedoch dann **nicht verboten**, wenn sie in ausreichender Nähe verständlich gemacht werden. Diese Verdeutlichung kann durch einen erläuternden Zusatz in deutscher Sprache geschehen. Sie kann sich aber auch aus dem Gesamtzusammenhang der Werbung ergeben.

222 Kapitel 14 · Werbung und Marketing

Beispiel

Fachbegriffe, die nicht verwendet werden dürfen, sind:

- Alkalisierung,
- antiseptisch,
- Apoplex,
- aromatherapeutisch,
- cranio sacral
- Iontophorese
- Pädiatrie.

Die Verwendung von Begriffen wie z.B. **Bobath-** oder **Vojta-Behandlung** ist gegenüber Fachkreisen erlaubt. **Außerhalb von Fachkreisen** stellt ihre Verwendung einen Verstoß gegen § 11 Absatz 1 Nr. 6 HWG dar, wenn nicht erklärt wird, um was es sich dabei handelt. Der »normale« Patient kann ohne Erläuterung nicht erkennen, was sich hinter diesen Begriffen verbirgt.

> **Praxistipp**
>
> **Fachsprachliche** oder **fremdsprachliche Bezeichnungen**, die vor einigen Jahren bei Laien völlig unbekannt waren (und deren Verwendung von der Rechtsprechung untersagt wurde), könnten **heute** zulässig sein. Ratsam ist es, sich vor Durchführung von Werbemaßnahmen bei einem Rechtsanwalt zu informieren, wo die **aktuelle Grenze** zwischen zulässigem und unzulässigem Werbeverhalten liegt. Aber auch für einen Anwalt ist es oft schwierig, zukünftige Entscheidungen einschätzen zu können. Wenn ein Therapeut nicht besonders »risikofreudig« ist, oder die Verwendung der Bezeichnung in der Werbung für ihn gar nicht so wichtig ist, sollte er auf »Experimente« verzichten.

■ ■ **7.   Unzulässige Werbung mit Angstgefühlen**
(§ 11 Absatz 1 Nr. 7 HWG)

▶ Keine Werbung mit Angstgefühlen

Wortlaut: »Außerhalb der Fachkreise darf für Arzneimittel, Verfahren, Behandlungen, Gegenstände oder andere Mittel nicht geworben werden mit einer Werbeaussage, die geeignet ist, Angstgefühle hervorzurufen oder auszunutzen.«

Beispiel

Unzulässige Formulierungen:

- »Schlanke Menschen leben länger als Dicke. Darum ... .«
- »Bewegen Sie sich! Immer mehr Menschen sterben an einem Herzinfarkt. Also ... .«

■ ■ **8.   Unzulässige Werbung durch Werbevorträge**
(§ 11 Absatz 1 Nr. 8 HWG)

▶ Keine Werbevorträge

Wortlaut: »Außerhalb der Fachkreise darf für Arzneimittel, Verfahren, Behandlungen, Gegenstände oder andere Mittel nicht geworben werden durch Werbevorträge, mit denen ein Feilbieten oder eine Entgegennahme von Anschriften verbunden ist.«

Beispiel

Ergotherapeutin Barsch hält vor Patienten und potenziellen Patienten einen **Vortrag** über die Möglichkeiten, die Ergotherapie älteren Menschen bietet. Sie verspricht, den Zuhörern eine Zusammenfassung ihres Vortrags zukommen zu lassen – und erhält dafür die **Adressen** der Zuhörer.

Der Inhalt des Vortrags war rein fachlich, insoweit also nicht zu beanstanden. Aber auch bei Werbevorträgen ist die Rechtsprechung streng. Es handelt sich auch dann um einen **Werbevortrag** im Sinne des Heilmittelwerbegesetzes, wenn dieser zwar einen fachlichen Inhalt hat, er aber als Nebenzweck der Gewinnung von Patients dient.

> **Praxistipp**
>
> Halten Sie als Therapeut **Vorträge**, um auf Ihre fachliche Kompetenz aufmerksam zu machen. Verzichten Sie aber auf das Einsammeln von Adressen!

■■ 9.   Unzulässige Werbung mit Veröffentlichungen
(§ 11 Absatz 1 Nr. 9 HWG)

Wortlaut: »Außerhalb der Fachkreise darf für Arzneimittel, Verfahren, Behandlungen, Gegenstände oder andere Mittel nicht geworben werden mit Veröffentlichungen, deren Werbezweck missverständlich oder nicht deutlich erkennbar ist.«

■■ 10.   Unzulässige Werbung mit Veröffentlichungen zur
Selbstbehandlung (§ 11 Absatz 1 Nr. 10 HWG)

Wortlaut: »Außerhalb der Fachkreise darf für Arzneimittel, Verfahren, Behandlungen, Gegenstände oder andere Mittel nicht geworben werden mit Veröffentlichungen, die dazu anleiten, bestimmte Krankheiten, Leiden, Körperschäden oder krankhafte Beschwerden beim Menschen selbst zu erkennen und mit den in der Werbung bezeichneten Arzneimitteln, Gegenständen, Verfahren, Behandlungen oder andern Mitteln zu behandeln, sowie mit entsprechenden Anleitungen in audiovisuellen Medien.«

■■ 11.   Unzulässige Werbung mit Äußerungen Dritter
(§ 11 Absatz 1 Nr. 11 HWG)

Wortlaut: »Außerhalb der Fachkreise darf für Arzneimittel, Verfahren, Behandlungen, Gegenstände oder andere Mittel nicht geworben werden mit Äußerungen Dritter, insbesondere mit Dank-, Anerkennungs- oder Empfehlungsschreiben, oder mit Hinweisen auf solche Äußerungen.«

▶ Keine Werbung mit Äußerungen Dritter

Beispiel
Unzulässige Formulierungen:
Physiotherapeut Blume **zitiert** in Werbemaßnahmen **frühere Patienten** wie folgt:
- »Durch Ihre Behandlung sind meine Schmerzen wie weggeblasen.«
- »Vielen Dank für die erstklassige Behandlung und Betreuung. Ich empfehle Sie gerne weiter.«

■■ 12.   Unzulässige Werbung mit Werbemaßnahmen für Kinder
(§ 11 Absatz 1, Nr. 12 HWG)

Wortlaut: »Außerhalb der Fachkreise darf für Arzneimittel, Verfahren, Behandlungen, Gegenstände oder andere Mittel nicht geworben werden mit Werbemaßnahmen, die sich ausschließlich oder überwiegend an Kinder unter 14 Jahren richten.«

▶ Keine Werbemaßnahmen für Kinder

Beispiel

Logopädin Frey hält vor **Grundschülern** einen fachlichen Vortrag, in dem sie auf ihre Leistungen und Befähigungen hinweist. Der Vortrag ist fachlich in Ordnung und verstößt nicht gegen sonstige Vorschriften. Als Werbemaßnahme ist ihr der Vortrag gegenüber **Kindern unter 14 Jahren** aber untersagt.

▪▪ 13. Unzulässige Werbung mit Preisausschreiben
(§ 11 Absatz 1 Nr. 13 HWG)

▶ Keine Preisausschreiben

Wortlaut: »Außerhalb der Fachkreise darf für Arzneimittel, Verfahren, Behandlungen, Gegenstände oder andere Mittel nicht geworben werden mit Preisausschreiben, Verlosungen oder anderen Verfahren, deren Ergebnis vom Zufall abhängig ist.«

Beispiel

Ergotherapeutin Lang verteilt bei der Feier zum 10-jährigen Bestehen ihrer Praxis **Gutscheine**, die auszufüllen und zurückzuschicken sind. Die ersten 10 Rücksender erhalten eine **kostenlose Behandlung**. Die Werbmaßnahme verstößt gegen § 11 Absatz 1 Nr. 13 HWG.

▪▪ 14. Unzulässige Werbung mit Mustern und Proben von Arzneimitteln
(§ 11 Absatz 1 Nr. 14 HWG)

▶ Keine Muster und Proben von Arzneimitteln

Wortlaut: »Außerhalb der Fachkreise darf für Arzneimittel, Verfahren, Behandlungen, Gegenstände oder andere Mittel nicht geworben werden durch die Abgabe von Mustern oder Proben von Arzneimitteln oder durch Gutscheine dafür.«

▪▪ 15. Unzulässige Werbung mit Mustern und Proben von anderen Mitteln (§ 11 Absatz 1, Nr. 15 HWG)

»Außerhalb der Fachkreise darf für Arzneimittel, Verfahren, Behandlungen, Gegenstände oder andere Mittel nicht geworben werden durch die nicht verlangte Abgabe von Mustern oder Proben von anderen Mitteln oder Gegenständen oder durch Gutscheine dafür.«

Vorsichtsmaßnahmen

Therapeuten dürfen für ihre Praxis werben. Sie müssen dabei aber die **durch das HWG gesetzten Grenzen** beachten – bei Werbung gegenüber Fachkreisen, besonders aber bei der Werbung gegenüber Patienten. Relativ einfach ist das Beachten der Verbote, wenn der Therapeut Flyer, Visitenkarten oder Ähnliches entwirft. Dann kann er nämlich in aller Ruhe seine Formulierungen und Abbildungen daraufhin überprüfen, ob irgendein Punkt gegen § 11 HWG oder § 3 HWG verstößt.

Schwieriger wird die Einhaltung der Werberegeln, wenn z.B. zur Eröffnung der Praxis ein **Artikel in der örtlichen Zeitung** erscheinen soll. In diesen Fällen soll der Artikel meistens durch ein Bild abgerundet werden. Hier ist Vorsicht geboten! Denn leicht kann der **Inhalt des Bildes** gegen § 11 Absatz 1 Nr. 4 HWG verstoßen.

Der Therapeut, der mit seiner Werbung **gegen** eine Vorschrift des HWG verstoßen hat, kann

▬ mit einem Ordnungsgeld belegt werden,
▬ zivilrechtlich zur Unterlassung aufgefordert werden.

Die Aufforderung, ein bestimmtes wettbewerbsrechtlich zu beanstandendes Verhalten zu unterlassen, kommt meistens von einem **Mitbewerber** in Form eines Abmahnungsschreibens. Damit wird der Therapeut aufgefordert, das beanstandete Verhalten zu unterlassen, sich für den Fall eines erneuten Verstoßes eine Vertragsstrafe zu zahlen und die Kosten der Abmahnung zu zahlen.

> **Praxistipp**
>
> Unterwerfen Sie sich nicht gleich der Abmahnung. Lassen Sie zuvor durch einen **Rechtsanwalt** prüfen, ob überhaupt ein Wettbewerbsverstoß vorliegt. Wenn kein Wettbewerbsverstoß vorliegt, ist die Abmahnung unberechtigt, und Sie müssen auch die Kosten des Abmahnenden nicht zahlen.

14.2.3 Rahmenverträge mit den Krankenkassen

Rahmenverträge werden zwischen den Landesverbänden der Krankenkassen und den Verbänden der Ersatzkassen mit den Leistungserbringern oder Verbänden der Leistungserbringer abgeschlossen.

■ Verbot von Werbemaßnahmen

In vielen Rahmenverträgen mit den Krankenkassen ist für die Heilmittelerbringer ausdrücklich aufgeführt, dass eine **Werbemaßnahme**, die v.a. gegen das Heilmittelwerbegesetz und das Werberecht verstößt, unzulässig ist.

Eine solche **Formulierung in Rahmenverträgen** lautet z.B.: »Werbung für die im Rahmen dieses Vertrages zu erbringenden Leistungen, die insbesondere gegen das Werberecht oder das Heilmittelwerbegesetz verstößt, ist nicht zulässig.«

▶ Rahmenverträge beachten

❯ Die **Formulierungen** der im konkreten Fall für den Therapeuten geltenden Rahmenverträge können sich unterscheiden. Je nach gewählter Formulierung können daher unter Rahmenvertrag A andere Werbeaussagen erlaubt sein als unter Rahmenvertrag B. Prüfen Sie daher genau, welche Werbung in dem für Sie geltenden Rahmenvertrag erlaubt ist.

■ Verbot des Werbens mit der Leistungspflicht der Krankenkassen

Die Rahmenverträge enthalten teilweise auch **Vorschriften**, nach denen das Werben mit der Leistungspflicht der Krankenkassen verboten ist. Der **Text** lautet in diesen Fällen: »Mit der Leistungspflicht der Krankenkassen darf nicht geworben werden.«

Grundsätzlich darf ein Therapeut darüber informieren, dass er Kassenleistungen erbringt. Er darf auch darauf hinweisen, welche Kassenleistungen erbracht werden. **Untersagt** ist es aber, hervorzuheben, dass die Leistungen von den Kassen bezahlt werden. **Nicht erlaubt** ist es auch, Behandlungsmethoden, die die Kassen erstatten und solche, die sie nicht erstatten, nebeneinander aufzuführen – wenn darauf hingewiesen wird, dass eine Kassenzulassung vorhanden ist.

Beispiel
Unzulässige Werbeaussagen: »Fango, Feldenkrais, Krankengymnastik, Massagen, Shiatsu – alle Kassen«.

Eine (krasse) **unzulässige Werbeaussage** ist: »Sie wissen ja, die Krankenkassen bezahlen Ihre Massage! Also kommen Sie zu mir und lassen Sie sich verwöhnen!«

Da es vielen Krankenkassen wirtschaftlich nicht gut geht, ist es verständlich, dass die Kassen sich vor noch höheren Ausgaben schützen wollen. Also ist es **verboten**, mit der Leistungspflicht der Krankenkassen zu werben.

Beispiel
Zulässig ist: »Massagepraxis Möller – zugelassen bei allen Kassen«.

Der »neutral« formulierte **Hinweis auf die Kassenzulassung** ist nicht nur richtig (Herr Möller hat die Zulassung), sondern aus Patientensicht auch erforderlich, da der Patient sicher gehen will, dass die Kosten der Behandlung von seiner gesetzlichen Krankenkasse übernommen werden.
Bedenklich ist es aber, den Hinweis »zugelassen bei allen Kassen« drucktechnisch (fett, kursiv, groß) hervorzuheben.

14.2.4 Unlauterer Wettbewerb: Gesetz gegen den unlauteren Wettbewerb (UWG)

Jeder Therapeut muss – neben dem Heilmittelwerbegesetz und den Rahmenverträgen – auch das Gesetz gegen den unlauteren Wettbewerb berücksichtigen. Schutzzweck des Heilmittelwerbegesetzes ist in erster Linie der Schutz der Gesundheit. Das **Gesetz gegen den unlauteren Wettbewerb** dient dagegen dem **Schutz**
- der Mitbewerber,
- der Verbraucherinnen und Verbraucher sowie
- der sonstigen Marktteilnehmer

vor unlauteren geschäftlichen Handlungen. Es schützt auch das Interesse der Allgemeinheit an einem unverfälschten Wettbewerb (§ 1 UWG).

- **Was droht dem Therapeuten bei einem Verstoß gegen das UWG?**

▶ Mitbewerber kann Unterlassung verlangen

Der Therapeut, der mit seiner Werbung gegen das UWG verstößt, kann auf Beseitigung und Unterlassung in Anspruch genommen werden (§ 8 UWG). Der **Unterlassungsanspruch** kann durchgesetzt werden:
- außergerichtlich durch eine wettbewerbsrechtliche Abmahnung,
- gerichtlich in einem »Eilverfahren« durch eine einstweilige Verfügung,
- gerichtlich – wenn keine Eilbedürftigkeit gegeben ist – mittels einer Unterlassungsklage.

Neben dem Unterlassungsanspruch können gegenüber dem gegen das UWG verstoßenden Therapeuten auch **Schadensersatzansprüche** geltend gemacht werden.

> **[§ 9 Absatz 1 UWG]**
> Wer vorsätzlich oder fahrlässig eine nach den § 3 oder § 4 unzulässige geschäftliche Handlung vornimmt, ist den Mitbewerbern zum Ersatz des daraus entstehenden Schadens verpflichtet.

> **Praxistipp**
>
> Seien Sie bei Ihren Werbemaßnahmen vorsichtig! In Wettbewerbssachen setzen die Gerichte **hohe Streitwerte** an. Nach diesen Streitwerten bemessen sich die Gerichts- und Anwaltskosten. Lassen Sie sich lieber vor Ihrer geplanten Maßnahme beraten.

[§ 8 UWG]

Wer eine nach den

- § 3 UWG (= Verbot unlauterer Handlungen) oder
- § 7 UWG (= Unzumutbare Belästigungen)

unzulässige geschäftliche Handlung vornimmt, kann auf Beseitigung und bei Wiederholungsgefahr auf Unterlassung in Anspruch genommen werden.

■ Verbot unlauterer geschäftlicher Handlungen (§ 3 UWG)

Unlautere geschäftliche Handlungen sind nach § 3 Absatz 1 UWG unzulässig, wenn sie geeignet sind, die Interessen von Mitbewerbern, Verbrauchern und sonstigen Marktteilnehmern spürbar zu beeinträchtigen. In den §§ 4 und 5 UWG sind **Beispiele für unlautere geschäftliche Handlungen** aufgeführt: So regelt z.B. Nr. 1 des § 4 UWG, dass unlauter handelt, wer die Entscheidungsfreiheit der Verbraucher oder sonstiger Marktteilnehmer durch **Ausübung von Druck** beeinträchtigt. Unlauter handelt auch, wer eine irreführende geschäftliche Handlung vornimmt. Eine geschäftliche Handlung ist irreführend, wenn sie **unwahre Angaben** enthält oder sonstige zur Täuschung geeignete Angaben über bestimmte im Gesetz aufgeführte Umstände enthält (§ 5 Absatz 1 UWG).

▶ Irreführung, Täuschung oder Druck sind verboten

■ Unzumutbare Belästigungen (§ 7 UWG)

Eine geschäftliche Handlung, durch die ein Marktteilnehmer in unzumutbarer Weise belästigt wird, ist unzulässig. Dies gilt besonders für **Werbung**, obwohl erkennbar ist, dass der angesprochene Marktteilnehmer diese Werbung nicht wünscht (§ 7 Absatz 1 UWG). Das Gesetz gegen den unlauteren Wettbewerb sieht **Fallgruppen** vor, bei denen eine unzumutbare Belästigung stets anzunehmen ist (§ 7 Abs. 2 UWG).

Praxistipp

Unterwerfen Sie sich nicht gleich der Abmahnung. Lassen Sie zuvor durch einen Rechtsanwalt prüfen, ob überhaupt ein Wettbewerbsverstoß vorliegt. Wenn kein Wettbewerbsverstoß vorliegt, ist die Abmahnung unberechtigt und Sie müssen auch die Kosten des Abmahnenden nicht zahlen.

14.3 Zulässige Werbemaßnahmen

Nicht verboten – auch nicht nach dem UWG – sind u.a. die nachfolgend beschriebenen Werbemaßnahmen.

■■ Öffentliche Verkehrsmittel

Die Werbung auf Bus und Bahn ist grundsätzlich erlaubt – es sei denn sie verstößt gegen besondere Bestimmungen, z.B. im Heilmittelwerbegesetz.

■■ Postwurfsendungen

Werbung mit diesen Medien ist grundsätzlich erlaubt. Der Inhalt der Postwurfsendungen darf nicht gegen die Verbote des HWG und nicht gegen Werbeverbote in Rahmenverträgen mit den Krankenkassen verstoßen.

■■ Praxisschild

Es gibt keine Bestimmung – weder in einem Gesetz noch in den Rahmenempfehlungen – das eine bestimmte Größe, Form oder Farbe vorschreibt.

■ ■ Rundfunk-, Fernseh-, Kinospots

Werbung in diesen Medien ist erlaubt. Der Inhalt der Spots darf nicht gegen die Verbote des HWG und nicht gegen Werbeverbote in Rahmenverträgen mit den Krankenkassen verstoßen.

■ ■ Schilder im Praxisumfeld

Schilder oder Wegweiser im Praxisumfeld sind grundsätzlich erlaubt, wenn ihr Inhalt nicht gegen das HWG, UWG oder die Rahmenverträge mit den Krankenkassen verstößt. Wenn die Aufstellung auf einem fremden Grundstück erfolgt, ist hierzu die Genehmigung des Grundstückeigentümers erforderlich.

■ ■ Zeitungsanzeigen

Hinsichtlich der Häufigkeit der Anzeigen gibt es keine Einschränkungen. Wer will, kann täglich eine Anzeige schalten. Der Inhalt der Anzeige darf nicht gegen die Verbote des HWG und nicht gegen Werbeverbote in Rahmenverträgen mit den Krankenkassen verstoßen.

14

15 Zulassung

»Arbeit ist die Hälfte der Gesundheit! Die andere Hälfte deckt die Krankenkasse!«
(Willy Meurer [*1934], deutscher-kanadischer Kaufmann, Aphoristiker und Publizist)

Für Heilmittelerbringer gibt es keine Niederlassungsbeschränkungen, d.h., jeder Therapeut, der die **fachlichen Voraussetzungen** erfüllt, kann eine Praxis eröffnen. Für die Behandlung von Privatpatienten gibt es keine besonderen Anforderungen – weder an den Therapeuten noch an Praxisräume noch an Praxisausstattung.

▶ Wer gesetzliche Krankenversicherte behandeln will, benötigt Zulassung

Wer als Therapeut aber nicht nur Privatpatienten behandeln will, sondern auch in der gesetzlichen Krankenkasse versicherte Patienten, benötigt eine Zulassung durch die gesetzliche Krankenversicherung. Diese wird nur erteilt, wenn der Therapeut bestimmte Voraussetzungen erfüllt. Diese sind geregelt in den »Empfehlungen gemäß § 124 Absatz 4 SGB V zur einheitlichen Anwendung der Zulassungsbedingungen nach § 124 Absatz 2 SGB V für Leistungserbringer von Heilmitteln, die als Dienstleistungen an Versicherte abgegeben werden« (letzte Fassung vom 01.07.2008).

Diese **Zulassungsempfehlungen** dienen zur einheitlichen Anwendung der Zulassungsbedingungen nach § 124 Absatz 2 SGB V und fußen auf Absatz 4 der genannten Bestimmung.

Die Zulassungsempfehlungen haben zum **Ziel**, eine einheitliche Anwendung der Zulassungsbedingungen sicherzustellen sowie eine qualitätsgesicherte, dem allgemeinen Stand der medizinischen Erkenntnisse entsprechende Versorgung der Versicherten der gesetzlichen Krankenkassen mit Heilmitteln zu gewährleisten (Abschnitt I. Allgemeine Zulassungsempfehlungen Absatz 1).

▶ Es gibt 6 Kassenarten

Die **gesetzlichen Krankenkassen** sind nach § 4 SGB V in folgende **Kassenarten** gegliedert:
- Allgemeine Ortskrankenkassen,
- Betriebskrankenkassen,
- Innungskrankenkassen,
- Landwirtschaftliche Krankenkassen,
- Deutsche Rentenversicherung Knappschaft-Bahn-See als Träger der Krankenversicherung,
- Ersatzkassen.

15.1   Antrag auf Zulassung

Die Zulassung berechtigt zur Versorgung der Versicherten der gesetzlichen Krankenkassen mit Heilmitteln. Wer als **Heilmittelbringer** die für seinen Bereich
- persönlichen Voraussetzungen,
- räumlichen Voraussetzungen und
- die Voraussetzungen der Praxisausstattung

erfüllt, kann seine Zulassung beantragen.

▶ Keine gemeinsame Zulassung möglich

Im Regelfall sind Patienten entweder in einer sog. **Primärkasse** (z.B. AOK) oder bei einer **Ersatzkasse** (z.B. BarmerGEK, DAK) versichert. Eine gemeinsame Zulassung für alle Kassenarten sieht das Gesetz nicht vor. Der Heilmittelerbringer muss daher seine Zulassung bei mindestens **zwei unterschiedlichen Stellen** beantragen.

Nach § 124 Absatz 5 SGB V wird die Zulassung von den Landesverbänden der Krankenkassen und den Ersatzkassen erteilt. Die am 30. Juni 2008 bestehenden Zulassungen, die von den Verbänden der Ersatzkassen erteilt wurden, gelten als von den Ersatzkassen gemäß § 124 Absatz 5 SGB V erteilte Zulassungen weiter.

In der **Praxis** hat sich ergeben, dass die Landesverbände der Primärkassen (Orts-, Betriebs-, Innungskrankenkassen, landwirtschaftliche Krankenkassen) und die Knappschaft ein **einheitliches Zulassungsverfahren** praktizieren, indem eine Kassenart für eine Gruppe der Heilmittelerbringer federführend aufgrund einer Bevollmächtigung tätig wird.

Der Ersatzkassenbereich sieht dagegen ein **eigenständiges Zulassungsverfahren** vor. Dort entscheiden auf Landesebene die Ersatzkassen über die Zulassung. Ersatzkassen können sich auf eine gemeinsame Vertretung auf Landesebene einigen. Für gemeinsam und einheitlich abzuschließende Verträge auf Landesebene müssen sich die Ersatzkassen auf einen gemeinsamen Bevollmächtigten mit Abschlussbefugnis einigen (§ 212 Abs. 5 Satz 5, 6 SGB V).

Ein **Widerruf der Zulassung** ist möglich:

- Die Zulassung kann widerrufen werden, wenn der Leistungserbringer nach Erteilung der Zulassung die **Voraussetzungen** nach § 124 Absatz 2 Nr. 1, 2 oder 3 SGB V nicht mehr erfüllt.
- Die Zulassung kann auch widerrufen werden, wenn der Leistungserbringer die **Fortbildung** nicht innerhalb der Nachfrist gemäß § 125 Abs. 2 Satz 3 SGB V erbringt.

15.2 Prüfung der persönlichen Eignung und Zuverlässigkeit

Die **Zulassungsvoraussetzungen** für **alle Heilmittelerbringer** sind in § 124 SGB V geregelt. Mit Urteil vom 13.12.2001 hat das Bundessozialgericht (BSG, Urteil vom 13.12.2001, B 3 KR 19/00 R) entschieden, dass eine Zulassung zur Abgabe von Leistungen zu Lasten der Krankenkassen besondere Anforderungen an die Eignung und Zuverlässigkeit des Leistungserbringers stellt. Daher umfasst die Prüfung der Zulassungsvoraussetzungen nach § 124 SGB V auch die Prüfung der persönlichen Eignung und Zuverlässigkeit durch die zulassende Stelle.

▶ Zulassungsvoraussetzungen sind gesetzlich geregelt

Die zulassende Stelle kann zur **Prüfung der persönlichen Eignung und Zuverlässigkeit** die Vorlage weiterer Unterlagen verlangen, z.B.:

- Vorlage eines aktuellen Führungszeugnisses,
- Vorlage eines aktuellen Gesundheitszeugnisses über die Eignung zur Ausübung des Berufs,
- Nachweis über die Anmeldung der Tätigkeit bei der zuständigen Aufsichtsbehörde und der Berufsgenossenschaft,
- Nachweis einer ausreichenden und laufend anzupassenden Haftpflichtversicherung für Verletzungen der Haupt- und Nebenpflichten aus dem Vertragsverhältnis.

Die Verpflichtung zum Abschluss einer **Berufshaftpflichtversicherung** ergibt sich aus § 11 Absatz 6 der gemeinsamen Rahmenempfehlungen gemäß § 125 Abs. 1 SGB V.

15.3 Zulassungsbedingungen für alle Heilmittelerbringer

Rechtsgrundlage für die Zulassung ist **§ 124 Absatz 2 SGB V**. Ergotherapeuten, Logopäden und Physiotherapeuten sind **zuzulassen**, wenn

- sie die für die Leistungserbringung erforderliche **Ausbildung** sowie eine entsprechende zur Führung der Berufsbezeichnung berechtigende Erlaubnis besitzen,
- sie über eine **Praxisausstattung** verfügen, die eine zweckmäßige und wirtschaftliche Leistungserbringung gewährleistet,

▶ Voraussetzungen sind u.a. abgeschlossene Ausbildung und Praxisausstattung

> sie die für die Versorgung der Versicherten geltenden **Vereinbarungen** (§ 125 SGB V) anerkennen,

> die jeweilige Tätigkeit des Zugelassenen (oder des fachlichen Leiters) von **wirtschaftlicher Bedeutung** ist sowie zeitlich die übrige Erwerbstätigkeit übersteigt.

Der Zugelassene/fachliche Leiter hat als Behandler **ganztägig** in der Praxis zur Verfügung zu stehen oder die **qualifizierte Durchführung** der Behandlung der Anspruchsberechtigten (= Patienten) in seiner Praxis sicherzustellen. Hiervon ausgenommen sind Zeiten von Krankheit, Urlaub oder beruflicher Fortbildung bis zur Dauer von 8 Wochen.

Zugelassene Leistungserbringer von Heilmitteln sind in einem **weiteren Heilmittelbereich** zuzulassen, sofern sie für diesen Bereich die Voraussetzungen des § 124 Absatz 2 Nr. 2 und 3 SGB V erfüllen und mindestens eine Person beschäftigen, die die Voraussetzungen des § 124 Absatz 2 Nr. 1 SGB V nachweisen kann.

■ Anzuerkennen sind Rahmenempfehlungen und Rahmenverträge

▶ Rahmenempfehlungen sichern eine einheitliche Versorgung mit Heilmitteln

Die für die »Versorgung der Versicherten geltenden Vereinbarungen« sind die Rahmenempfehlungen und Rahmenverträge zu § 125 Absatz 1 SGB V. Der GKV-Spitzenverband und die maßgeblichen Spitzenorganisationen der Heilmittelerbringer auf Bundesebene geben gemäß § 125 Absatz 1 SGB V gemeinsame **Rahmenempfehlungen für eine einheitliche Versorgung mit Heilmitteln** ab (Fassung vom 22. Mai 2007). Diese Empfehlungen bilden die **Grundlage für die Verträge** nach § 125 Absatz 2 SGB V zwischen den Krankenkassen, ihren Landesverbänden oder Arbeitsgemeinschaften einerseits und den Leistungserbringern, Verbänden oder sonstigen Zusammenschlüssen der Leistungserbringer andererseits (lesen Sie hierzu ▶ Kap. 5.3).

▶ Rahmenempfehlungen regeln Einzelheiten

In den **Rahmenempfehlungen** wird u.a. geregelt:

> Inhalt der einzelnen Heilmittel einschließlich Umfang und Häufigkeit ihrer Anwendung im Regelfall sowie deren Regelbehandlungszeit,

> Maßnahmen zur Fortbildung und Qualitätssicherung, die die Qualität der Behandlung, der Versorgungsabläufe und der Behandlungsergebnisse umfassen,

> Inhalt und Umfang der Zusammenarbeit des Heilmittelerbringers mit dem verordnenden Vertragsarzt,

> Maßnahmen der Wirtschaftlichkeit der Leistungserbringung und deren Prüfung,

> Vorgaben der Vergütungsstrukturen.

▶ Rahmenverträge regeln u.a. die Preise

In den **Rahmenverträgen** wird u.a. geregelt:

> Einzelheiten der Versorgung mit Heilmitteln,

> Preise und deren Abrechnung,

> Verpflichtung der Leistungserbringer zur Fortbildung (lesen Sie hierzu ▶ Kap. 5.3.4).

■ Zulassung und Rechtsform

Nach Abschnitt I. **Allgemeine Zulassungsempfehlungen** Nummer 2 bis 6 können zugelassen werden:

> **Natürliche Personen**, wenn diese die Zulassungsvoraussetzungen erfüllen. Die Zulassung ist auf die antragstellende Person bezogen.

> **Juristische Personen/Personengesellschaften**, wenn darin eine natürliche Person tätig ist, die die Zulassungsvoraussetzungen erfüllt (= fachlicher Lei-

ter). Auf diese Person wird die Zulassung ausgestellt. Der fachliche Leiter wird in der Zulassung namentlich benannt. Der **fachliche Leiter** darf in der Ausübung seiner Tätigkeit nicht eingeschränkt werden. Mit dem Ausscheiden des fachlichen Leiters aus der juristischen Person endet deren Zulassung. Etwas anderes gilt nur, wenn unverzüglich ein neuer fachlicher Leiter gegenüber den zulassenden Stellen die Erfüllung der persönlichen Anforderungen nachweist und wenn dieser neue fachliche Leiter die Tätigkeit unmittelbar nach Ausscheiden des bisherigen fachlichen Leiters übernimmt.

- **Partnerschaftsgesellschaften**, wenn der Gesellschaft **mindestens ein Partner** angehört, der die persönlichen Anforderungen erfüllt. Dieser Partner wird in der Zulassung namentlich benannt. Scheidet dieser Partner aus der Gesellschaft aus, endet die Zulassung.
  Erfüllen **mehrere Partner** die persönlichen Voraussetzungen für eine Zulassung, werden diese Partner alle in der Zulassung genannt. Die Zulassung endet erst, wenn der letzte in der Zulassung benannte Partner ausscheidet.
- **Gesellschaft bürgerlichen Rechts (GdbR) in Form einer Praxisgemeinschaft:** Jeder Leistungserbringer, der die persönlichen Zulassungsvoraussetzungen erfüllt, erhält eine Zulassung.
- **Gesellschaft bürgerlichen Rechts (GdbR) in Form einer Gemeinschaftspraxis:** Die Heilmittelerbringer erhalten gemeinsam eine Zulassung, wenn die persönlichen Voraussetzungen erfüllt sind.

- Unterlagen für die Zulassung
(Abschnitt I. Allgemeine Zulassungsempfehlungen Nr. 7)
Bei **Beantragung der Zulassung** sind folgende Unterlagen vorzulegen:
- **Nachweis der Ausbildung:** Beglaubigte Abschrift oder beglaubigte Kopie der jeweiligen Urkunde zur Führung der Berufsbezeichnung. Das Abschlusszeugnis allein reicht nicht aus.
- **Praxisräume und Praxisausstattung:** Nachweis über das Eigentum an den Praxisräumen oder über das Recht, diese Räume nutzen zu dürfen (z.B. Pachtvertrag), Raumskizze, Praxisbeschreibung sowie eine Aufstellung über die vorhandenen Geräte und Einrichtungsgegenstände.
- Bei **Partnerschaftsgesellschaften oder GmbH:** Kopie des aktuellen Partnerschaftsgesellschaftsvertrags oder GmbH-Gesellschaftsvertrags und Auszug aus dem Partnerschafts- oder Handelsregister.

Die Handhabung kann je nach Bundesland und beteiligten Krankenkassn unterschiedlich sein. Manche Bundesländer verlangen einen Abnahmebericht des Berufsverbandes (»Praxisprüfung«), manche Krankenkassen haben Formulare für die Beantragung der Zulassung.

15.4 Zwingende weitere Zulassungsbedingungen für Therapeuten

15.4.1 Besondere Zulassungsvoraussetzungen für Ergotherapeuten

Ergotherapeuten, die eine Kassenzulassung beantragen wollen, müssen neben den allgemeinen Zulassungsvoraussetzungen **zusätzliche Anforderungen** erfüllen.

- Ausbildung
Ergotherapeuten (Beschäftigungs- und Arbeitstherapeuten).

▶ Wie die Praxis auszustatten ist, wird detailliert geregelt

■ **Allgemeine und räumliche Anforderungen an Praxisausstattung**

- Für die ergotherapeutische Praxis ist eine **Nutzfläche** von mindestens **40 m²** nachzuweisen.
- Die Praxisräume müssen eine **Therapiefläche** von mindestens **30 m²** aufweisen.
- Die räumlichen Mindestvoraussetzungen sind auf den Zugelassenen ausgerichtet. Für jede **zusätzlich gleichzeitig tätige Fachkraft** ist ein weiterer Therapieraum von mindestens **12 m²** erforderlich. Teilzeitbeschäftigte sind entsprechend ihrer wöchentlichen Arbeitszeit zu berücksichtigen.
- Die **Raumhöhe** muss durchgehend mindestens **2,40 m** – lichte Höhe – betragen.
- Alle Räume müssen ausreichend **be- und entlüftbar** sowie **beheizbar** und **beleuchtbar** sein.
- Ein **Warteraum** mit ausreichend Sitzgelegenheiten.
- **Toilette** und **Handwaschbecken**.
- Die Praxis muss **in sich abgeschlossen** und von anderen Praxen sowie privaten Wohn- und gewerblichen Bereichen räumlich getrennt sein.
- Die Praxis sollte **behindertengerecht** zugänglich sein, um insbesondere Gehbehinderten und Behinderten im Rollstuhl einen Zugang ohne fremde Hilfe zu ermöglichen.
- Patientendokumentation.
- Erste-Hilfe-Verbandskasten.

▶ Diese Gegenstände müssen vorhanden sein

■ **Grundausstattung (Pflichtausstattung)**

- Therapiematte oder Liege,
- Arbeitstisch (adaptierbar),
- Arbeitsstuhl (adaptierbar),
- Werktisch,
- Webrahmen mit Zubehör,
- Spiegel,
- funktionelles Spielmaterial für alle Altersstufen,
- Material zur taktilen, taktil-kinästhetischen, propriozeptiven, vestibulären, auditiven und visuellen Wahrnehmung,
- Werkzeug und Materialien für
  - Papp- und Papierarbeiten,
  - graphische Arbeiten,
  - Modellierarbeiten,
  - textile Techniken,
  - Flechtarbeiten,
  - Holzarbeiten,
  - Webarbeiten,
- psychomotorisches Übungsmaterial,
- Schienenmaterial nach Bedarf.

Sämtliche in der Praxis eingesetzten Geräte müssen den **Anforderungen des Medizinproduktegesetzes (MPG)** in der jeweils gültigen Fassung entsprechen, soweit sie unter die Bestimmungen dieses Gesetzes fallen. Daneben sind die Medizinprodukte-Betreiberverordnung (MPBetreibV) sowie sonstige Sicherheitsvorschriften in der jeweils gültigen Fassung vom Heilmittelerbringer zu beachten.

15.4.2 Besondere Zulassungsvoraussetzungen für Logopäden

Logopäden, die eine Kassenzulassung beantragen wollen, müssen neben den allgemeinen Zulassungsvoraussetzungen **zusätzliche Anforderungen** erfüllen.

▪ Ausbildung

Zur Abgabe von **Sprachtherapie** werden zugelassen:

- Logopäden,
- Staatlich anerkannte Sprachtherapeuten,
- Staatlich geprüfte Atem-, Sprech- und Stimmlehrer (Schule Schlaffhorst-Andersen),
- Medizinische Sprachheilpädagogen,
- Diplom-Sprechwissenschaftler (Ausbildung an der Martin-Luther-Universität, Halle-Wittenberg, staatlicher Abschluss bis zum 3.10.1990; auch mit vor dem 3.10.1990 begonnener Weiterbildung zum Klinischen Sprechwissenschaftler).

▶ Anerkannte Ausbildungen für Sprachtherapie

Zur Abgabe **sprachtherapeutischer Leistungen bei Sprachentwicklungsstörungen, Stottern und Poltern bei Kindern** können zugelassen werden:

- Sprachheilpädagogen (Diplompädagogen und Sonderschullehrer nach der 2. Staatsprüfung jeweils mit dem Studienschwerpunkt 1. Fachrichtung Sprachbehindertenpädagogik bzw. Magister Artium (Schwerpunkt Sprachbehindertenpädagogik),
- Diplomlehrer für Sprachgeschädigte/Sprachgestörte,
- Diplomerzieher für Sprachgeschädigte/Sprachgestörte.

Die **Zulassung zur Behandlung weiterer Störungsbilder** kann Angehörigen dieser Berufsgruppen im Einzelfall erteilt werden, wenn sie detailliert die für eine Zulassung erforderlichen theoretischen Kenntnisse und praktischen Erfahrungen nachweisen können. Die Verfahrensregelungen sind in IV 3 der Empfehlungen enthalten.

Wurden **nach dem 3.10.1990** Ausbildungen zum

- Diplomlehrer für Sprachgeschädigte/Sprachgestörte,
- Diplomvorschullehrer für Sprachgeschädigte/Sprachgestörte oder
- Diplomerzieher für Sprachgeschädigte/Sprachgestörte

abgeschlossen, ist das Vorliegen der Zulassungsvoraussetzungen für die Abgabe der Sprachtherapie insgesamt zu prüfen.

Dies gilt auch für **Diplom-Sprechwissenschaftler mit Ausbildung an der Martin-Luther-Universität**, Halle-Wittenberg, die ihre Ausbildung **nach dem 3.10.1990** beendet und anschließend eine Weiterbildung zum Klinischen Sprechwissenschaftler erfolgreich beendet haben, sowie für Klinische Linguisten (BLK).

Absolventen von Bachelor-/Masterstudiengängen können zur Abgabe von **Sprachtherapie** für sämtliche oder einzelne Indikationen (Sprachstörungen) zugelassen werden, sofern sie die Anforderungen gemäß IV. Ziffer 4 erfüllen. In der Anlage zu den Empfehlungen ist dargestellt, zur Therapie welcher Indikationen die einzelnen Studiengänge qualifizieren. Die Zulassung für weitere Indikationen kann Absolventen dieser Studiengänge im Einzelfall erteilt werden, wenn sie detailliert die in IV. Ziffer 4 genannten theoretischen Kenntnisse und praktischen Erfahrungen nachweisen.

Zum **Prüfungsverfahren** hat der GKV-Spitzenverband mit dem Medizinischen Dienst eine Empfehlung gemäß § 282 Absatz 2 SGB V abgestimmt

(Stand 1.10.2008). Eine jeweils spezialisierte MDS-/MDK-Arbeitsgruppe übernimmt danach die Bewertung, um eine bundeseinheitliche Bewertung zu ermöglichen.

■ Praxisausstattung

▶ Einzelheiten der Praxisausstattung

▬ Für eine Praxis als Leistungserbringer der Stimm-, Sprech- und Sprachtherapie ist eine **Nutzfläche** von mindestens **30 m²** nachzuweisen.

▬ Die Praxisräume müssen eine **Therapiefläche** von mindestens **20 m²** aufweisen.

▬ Die räumlichen Mindestvoraussetzungen sind auf den Zugelassenen ausgerichtet. Für jede **zusätzlich gleichzeitig tätige Fachkraft** ist eine weitere Therapiefläche von mindestens **12 m²** erforderlich.

▬ Die **Raumhöhe** muss durchgehend mindestens **2,40 m** – lichte Höhe – betragen.

▬ Alle Räume müssen ausreichend **be- und entlüftbar** sowie angemessen **beheizbar** und **beleuchtbar** sein.

▬ Ein **Warteraum** mit ausreichend Sitzgelegenheiten.

▬ **Toilette** und **Handwaschbecken**.

▬ Die Praxis muss **in sich abgeschlossen** und von anderen Praxen sowie privaten Wohn- und gewerblichen Bereichen räumlich getrennt sein.

▬ Die Praxis sollte **behindertengerecht** zugänglich sein, um insbesondere Gehbehinderten und Behinderten im Rollstuhl einen Zugang ohne fremde Hilfe zu ermöglichen.

■ Grundausstattung (Pflichtausstattung)

▶ Das ist zwingend anzuschaffen

▬ Verbandskasten für Erste Hilfe,

▬ Patientendokumentation,

▬ Artikulationsspiegel,

▬ Hilfsmittel zur Entspannungstherapie (z.B. Liege, Matte),

▬ Diagnostikmaterial,

▬ therapeutisches Bild- und Spielmaterial,

▬ Material zu auditiven, visuellen, taktilen und taktil-kinästethischen Wahrnehmungen,

▬ Kassettenrekorder.

■ Zusatzausstattung (nicht verpflichtende Ausstattung)

▶ Nicht verpflichtende Ausstattung

▬ Tasteninstrument,

▬ Reizstromgerät (für die Durchführung der Stimmtherapie),

▬ Stimmfeldmessgerät,

▬ Videotechnik (Kamera und Monitor),

▬ Computer für therapeutische Mittel.

Sämtliche in der Praxis eingesetzten Geräte müssen den **Anforderungen des Medizinproduktegesetzes (MPG)** in der jeweils gültigen Fassung entsprechen, soweit sie unter die Bestimmungen dieses Gesetzes fallen. Daneben sind die Medizinprodukte-Betreiberverordnung (MPBetreibV) sowie sonstige Sicherheitsvorschriften in der jeweils gültigen Fassung vom Heilmittelerbringer zu beachten.

15.4.3 Besondere Zulassungsvoraussetzungen für Physiotherapeuten

Physiotherapeuten, die eine Kassenzulassung beantragen wollen, müssen neben den allgemeinen Zulassungsvoraussetzungen **zusätzliche Anforderungen** erfüllen.

■ Ausbildung

Der Antragsteller muss über eine abgeschlossene Ausbildung zum Physiotherapeuten/Krankengymnasten verfügen. Er muss im Besitz der **staatlichen Anerkennung** als Physiotherapeut/Krankengymnast sein. Im Allgemeinen wird die notwendige Ausbildung durch die Urkunde nachgewiesen, die zur Führung der Berufsbezeichnung berechtigt.

▶ Ausbildung muss abgeschlossen sein

■ Praxisausstattung

Eine Zulassung ohne Praxisräume und Praxisausstattung entspricht nicht den Anforderungen.

▶ Anforderungen an Praxisräume und Praxisausstattung müssen erfüllt sein

- Für eine Physiotherapie-/Krankengymnastikpraxis muss eine **Nutzfläche** von mindestens **50 m²** nachgewiesen werden.
- Die Praxisräume müssen eine **Therapiefläche** von mindestens **32 m²** aufweisen. Ein Behandlungsraum muss eine Therapiefläche von mindestens **20 m²** umfassen. Es müssen **2 Behandlungsräume** (Kabinen) mit Behandlungsbänken vorhanden sein. Die Größe der Behandlungsräume (Kabinen) muss eine ordnungsgemäße Behandlung am Patienten gewährleisten und darf eine Größe von **6 m²** nicht unterschreiten. Die Behandlungsräume müssen aus festen Wänden oder im Boden verankerten Stellwänden bestehen. Es ist sicherzustellen, dass kein Einblick möglich ist. Im Zutrittsbereich können Vorhänge verwendet werden, die abwaschbar sind.
- Die räumlichen Mindestvoraussetzungen sind auf den Zugelassenen und höchstens eine Vollzeitkraft ausgerichtet. Für **jede zusätzlich gleichzeitig tätige Fachkraft** ist eine weitere Therapiefläche von mindestens **12 m²** erforderlich.
- Sofern **geräteunterstützte Krankengymnastik** durchgeführt wird, ist zusätzlich ein Raum von mindestens **30 m²** vorzuhalten. Werden neben der Gerätemindestausstattung **weitere Geräte** vorgehalten, erhöht der zusammenhängende Raumbedarf jeweils um **6 m²**. Zusätzlich ist zwischen den Geräten ein Sicherheitsabstand von einem Meter erforderlich.
- Die **Raumhöhe** der Mindestnutzfläche muss durchgehend mindestens **2,50 m** – lichte Höhe – betragen.
- Alle Räume müssen ausreichend **be- und entlüftbar** sowie angemessen **beheizbar** und **beleuchtbar** sein.
- Ein Warteraum mit ausreichend Sitzgelegenheiten.
- **Toilette** und **Handwaschbecken**.
- Trittsichere, fugenarme und desinfizierbare **Fußböden** im Behandlungstrakt, **rutschhemmender Belag im Nassbereich** sowie ausreichende Bodenentwässerung.
- Im **Nassbereich** muss mindestens bis zu einer Höhe von **2,50 m** gefliest sein.
- **Handwaschbecken** für den Behandler mit fließend kaltem und warmen Wasser im Behandlungstrakt.
- **Sitzgelegenheit** und eine ausreichende **Kleiderablage** in den Behandlungsräumen (Kabinen).
- Soweit **Warmpackungen** abgegeben werden: Separater Arbeitsbereich mit der entsprechenden Einrichtung für die Aufbereitung von medizinischen

Wärmepackungen. Soweit wiederverwendbare medizinische Wärmepackungen eingesetzt werden, ist ein zusätzliches **Waschbecken** mit fließend kaltem und warmen Wasser zu installieren.

▬ **Vorrats-** und **Abstellraum**.

▬ Die Praxis muss **in sich abgeschlossen** und von anderen Praxen sowie privaten Wohn- und gewerblichen Bereichen räumlich getrennt sein.

▬ Die Praxis sollte **behindertengerecht** zugänglich sein, um insbesondere Gehbehinderten und Behinderten im Rollstuhl einen Zugang ohne fremde Hilfe zu ermöglichen.

■ Grundausstattung (Pflichtausstattung)

▶ Anforderungen an die Pflichtausstattung

Mit der Grundausstattung können alle üblichen phyikalisch-therapeutischen Leistungen abgegeben werden. Zur **Grundausstattung** zählen:

▬ **Zwei Behandlungsliegen** in getrennten Behandlungsräumen oder Behandlungskabinen. Die Behandlungskabinen müssen von mindestens drei Seiten zugänglich sein; zusätzlich muss eine zusammenklappbare, transportable Behandlungsliege für Hausbesuche vorhanden sein. Für jede Behandlungsliege muss eine Nacken- und Knierolle vorhanden sein.

▬ Gerät für Wärmebehandlung.

▬ Eine Kurzzeituhr je Behandlungsraum (Kabine).

▬ Eine **Notrufanlage** in den Behandlungsräumen (Kabinen), in denen Leistungen abgegeben werden, die nicht die ständige Präsenz des Therapeuten erfordern. Die Notrufanlage muss einen akustischen Signalton abgeben, der vom Behandler abzustellen ist.

▬ Geräte zur Durchführung der Krankengymnastik (Sprossenwand, Übungsgeräte wie Gymnastikbälle, Gymnastikbänder, Gymnastikhocker, Keulen, Stäbe, Spiegel, Therapiekreisel, Therapiematten).

▬ Gerät zur Durchführung von Traktionsbehandlungen (Extensionen) für die Hals- und Lendenwirbelsäule.

▬ Technische Möglichkeiten für die Eisanwendung (Kyrotherapie).

▬ Laken, Tücher, Lagerungskissen, Polster und Decken in ausreichender Menge.

■ Zusatzausstattung (nicht verpflichtende Ausstattung)

▶ Nicht verpflichtende Ausstattung

▬ **Anlage zur Abgabe von Vierzellenbädern:** Spezielle Teilbadewannen mit stabilen oder beweglichen Elektroden mit Einschalt-, Elektrodenwahl und Stromausfallsperre; Bestandsverzeichnis und Gerätebuch nach MPBetreibV.

▬ **Chirogymnastik:** Standfeste Spezialbehandlungsliege mit den Konstruktionsmerkmalen der »Original-Chirogymnastik-Bank«; die Liege ist ein einem gesonderten Raum von mindestens 8 m² aufzustellen. Die Liege muss von allen Seiten zugänglich sein.

▬ **Einrichtung zur Abgabe von Wärmetherapie:** VDE-geprüftes elektrisches Wärmegerät, das eine Desinfektion der Packungsmassage gewährleistet (bei Wärmepackungen) oder VDE-geprüftes Spezialerwärmungsgerät (bei Einweg-Naturmoorpackungen); Ultraschallwärmegerät mit einer Frequenz von 800–3000 kHz.

▬ **Elektrotherapie:** Geräte zur Durchführung von Elektrobehandlungen (Mittel- und Niederfrequenzbereich, z.B. Reizstrom, Interferenzstrom, diadynamischer Strom); Bestandsverzeichnis und Gerätebuch nach MPBetreibV.

▬ **Gerätegestützte Krankengymnastik:** Universalzugapparat, doppelt (zwei Universalzugapparate nebeneinander im Abstand von ca. 1 Meter angeordnet als Möglichkeit zum gleichzeitigen Training beider Körperhälften), mit Trainingsbank und Zubehör (Fußmanschette oder Fußgurt, Handmanschette oder Handgurt); Funktionsstemme, Winkeltisch oder hinterer Rumpfheber, Vertikalzugapparat.

- **Hydroelektrische Vollbäder:** Spezialwanne mit einem Fassungsvermögen von mindestens 600 l, 6–9 stabilen und/oder beweglichen Elektroden, einer Einschalt-, Elektrodenwahl und Stromausfallsperre sowie Temperaturmesseinrichtung. Je Wanne ist ein Behandlungsraum von mindestens 10 m² notwendig. Die Wanne muss von drei Seiten zugänglich sein. Je Wanne ist eine Ruheliege erforderlich; Bestandsverzeichnis und Gerätebuch nach MP-BetreibV.
- **Krankengymnastik im Wasser:** Schmetterlingswanne für Einzelbehandlung und/oder in Therapiebecken für Einzel- und Gruppenbehandlung (Wasseroberfläche mindestens 12 m², kleinste Seitenlänge mindestens 3 m, Wassertiefe nicht mehr als 1,35 m); den Erfordernissen entsprechende Haltestangen; trittsichere, gut begehbare Einsteigtreppe; ggf. Patientenhebeeinrichtung; Dusche.
  Es können auch Kombinationsbadeanlagen (z.B. mit Wanneneinsatz zur Anpassung an das erforderliche Fassungsvermögen) eingesetzt werden.
- **Unterwasserdruckstrahlmassage:** Spezialwanne mit einem Fassungsvermögen von mindestens 600 l bis zum Überlauf, einer Aggregatleistung von mindestens 100 l/min, einer Druck- und Temperaturmesseinrichtung und Haltegriffen für trittsicheren Einstieg der Patienten. Die elektrischen Anlagen sind nach den Bestimmungen für das Einrichten elektrischer Anlagen in medizinisch genutzten Räumen zu installieren (VDE 0107). Je Wanne ist ein Behandlungsraum von mindestens 10 m² notwendig. Die Wanne muss von drei Seiten zugänglich sein. Je Wanne ist eine Ruheliege erforderlich.

15.5   Zulassung in einem weiteren Heilmittelbereich

Ein bereits zugelassener Heilmittelerbringer kann nach Abschnitt I. Allgemeine Zulassungsempfehlungen Nr. 8 die **Zulassung in einem weiteren Heilmittelbereich** erhalten, wenn er

- für diesen Heilmittelbereich über die notwendige **Praxisausstattung** verfügt, also z.B. Mindesttherapiefläche; Pflichtausstattung für den weiteren Heilmittelbereich,
- die für die Versorgung der Versicherten geltenden **Vereinbarungen** (d.h. Rahmenempfehlungen und Rahmenverträge) anerkennt, und
- mindestens **eine Person** beschäftigt, die die persönlichen allgemeinen und speziellen Zulassungsvoraussetzungen nachweisen kann (= fachlicher Leiter).

Dieser **fachliche Leiter** für den neuen Heilmittelbereich muss in einem sozialversicherungspflichtigen abhängigen Beschäftigungsverhältnis für den Praxisinhaber tätig sein.

15.6   Zulassung für BG-Behandlungen

In der gesetzlichen Unfallversicherung Versicherte haben nach einem Arbeitsunfall oder bei einer Berufskrankheit u.a. auch Anspruch auf Heilmittel. **Heilmittel** sind alle ärztlich verordneten Dienstleistungen, die einem Heilzweck dienen oder einen Heilerfolg sichern und nur von entsprechend ausgebildeten

Personen erbracht werden dürfen (§ 30 SGB VII). Unter welchen Voraussetzungen ein Therapeut für die gesetzliche Unfallversicherung Behandlungen durchführen und abrechnen darf, ist durch Verträge zwischen den Berufsgenossenschaften und den Verbänden der Heilmittelerbringer geregelt.

[§ 34 Absatz 8 SGB VII]

Die Beziehungen zwischen den Unfallversicherungsträgern und anderen als den in Absatz 3 genannten Stellen, die Heilbehandlung durchführen oder an ihrer Durchführung beteiligt sind, werden durch Verträge geregelt.

[2]Soweit die Stellen Leistungen zur medizinischen Rehabilitation ausführen oder an ihrer Ausführung beteiligt sind, werden die Beziehungen durch Verträge nach § 21 des Neunten Buches geregelt.

Damit der behandelnde Therapeut die Behandlung mit der zuständigen Berufsgenossenschaft abrechnen darf, benötigt er u.a. eine sog. **BG-Zulassung** (lesen Sie hierzu bitte ▸ Kap. 8.4.2).

15.7   Zweigniederlassungen

Für eine Zweigniederlassung muss eine **eigene Zulassung** beantragt werden (§ 124 Absatz 1 Satz 2 SGB V und I. Allgemeine Zulassungsempfehlungen Nr. 9). Diese wird erteilt, wenn

- in der Zweigniederlassung die **räumlichen Voraussetzungen** erfüllt sind,
- für die Zweigniederlassung die für die Versorgung der Versicherten geltenden **Vereinbarungen** (d.h. Rahmenempfehlungen und Rahmenverträge) anerkannt werden und
- ein fachlicher Leiter in der Zweigniederlassung beschäftigt wird, der die persönlichen allgemeinen und speziellen **Zulassungsvoraussetzungen** erfüllt.

15

Stichwortverzeichnis

» O ewiges Geheimnis!
Was wir sind und suchen,
Können wir nicht finden,
Was wir finden, sind wir nicht. «
(Johann Christian Friedrich Hölderlin [1770–1843], deutscher evangelischer Theologe, Lyriker
und Dramatiker)

Printing and Binding: Stürtz GmbH, Würzburg

Printed in the United States
By Bookmasters